栄養科学イラストレイテッド

臨床栄養学

基礎編

第3版

編/本田佳子，曽根博仁

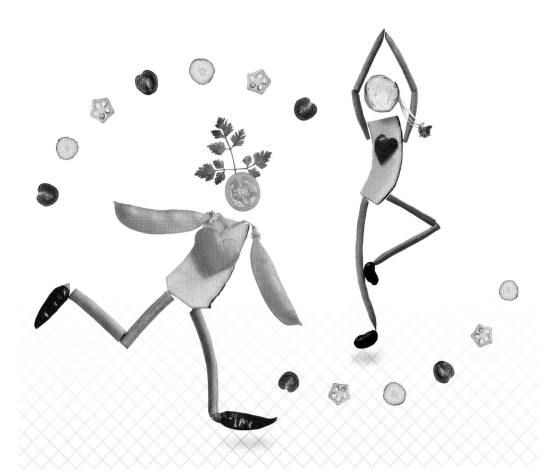

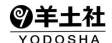羊土社
YODOSHA

第3版の序

　臨床栄養学は，傷病者・要介護者の栄養指導をその業とする管理栄養士の育成に重要な学問である．臨床栄養学を学ぶには，「人体の構造と機能及び疾病の成り立ち」の専門基礎科目群を履修し，さらに，臨床医学を履修し，疾病の原因，病態生理，症状，診断，治療法を学び，理解している必要がある．つまり，臨床栄養学は人体の構造と機能及び疾病の成り立ちを理解し，疾病に対して栄養学的にどのように対応するのかを明らかにする学問である．したがって，臨床栄養学の実践となる栄養食事療法，あるいは栄養食事療法への栄養指導には，食品学，栄養学，調理学，給食経営管理論の知識を疾病への治療と関連づけて理解することが望まれる．

　『栄養科学イラストレイテッド 臨床栄養学』は，厚生労働省による「管理栄養士国家試験出題基準（ガイドライン）」をもとに，「基礎編」と「疾患別編」の2編により臨床栄養学の内容を網羅した．『第3版』では，2019年改定のガイドラインに沿った章立てへと全面的に変更を加えた．

　本書（基礎編）では，管理栄養士の臨床現場での活動の流れに沿って項目を構成した．これにより，臨床のイメージトレーニングが叶い，学習への意欲が高まることを期待したい．また，臨地校外実習の事前学習として活用し，実践学としての臨床栄養学への理解を容易にする．

　また，姉妹版の疾患別編では，疾患ごとの栄養管理に沿って項目を構成した．「臨床医学の復習」では，疾患の原因，症状，診断，治療，治療の指標を要約し，解説した．次に臨床栄養学の根幹となる「栄養食事療法」では，栄養評価，栄養基準，栄養補給を各疾患に関連した医学会による最新のガイドラインに整合して解説した．

　そして，栄養科学イラストレイテッドシリーズの他科目と同様に，各章の冒頭には「Point」を呈示し，何を学ぶべきかの目標を明確にした．また，章末には「チェック問題」により学びを振り返る構成を配し，学習法を意図して本書に織り込んだ．改訂にあたり栄養管理に関連する診療報酬・介護報酬の改定への対応や，経腸栄養剤の一覧表の追加などを行い，臨床においても役立てることを狙った．さまざまな疾患を同一の項目で解説するための執筆には苦慮し，かつ，工夫が図られた．幸いにも，本書の執筆は，臨床栄養を現場で実践し，専門性を高めて活躍している管理栄養士の諸先生，あるいは管理栄養士養成校にて「臨床栄養学」の教育・研究にかかわり，当該疾患を専門の研究領域とする諸先生である．

　本書で解説した内容を理解し，臨床栄養学に興味をもち，医学ならびに栄養学の日進月歩に感動し，臨床栄養学の知識や理論を実践されることを願っている．

2022年10月

本田佳子
曽根博仁

栄養科学イラストレイテッド

臨床栄養学
基礎編
第3版

Column

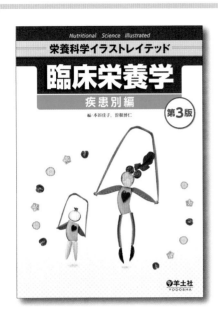

本書姉妹版のご案内

臨床栄養学 疾患別編
第3版

編／本田佳子，曽根博仁

目次概略

■ 正誤表・更新情報

https://www.yodosha.co.jp/textbook/book/6997/index.html

本書発行後に変更，更新，追加された情報や，訂正箇所のある場合は，上記のページ中ほどの「正誤表・更新情報」を随時更新しお知らせします．

■ お問い合わせ

https://www.yodosha.co.jp/textbook/inquiry/other.html

本書に関するご意見・ご感想や，弊社の教科書に関するお問い合わせは上記のリンク先からお願いします．

執筆者一覧

▨ 編 者

本田　佳子	ほんだ　けいこ	女子栄養大学栄養学部実践栄養学科 教授
曽根　博仁	そね　ひろひと	新潟大学大学院医歯学総合研究科血液・内分泌・代謝内科学分野 教授

▨ 執 筆 （掲載順）

本田　佳子	ほんだ　けいこ	女子栄養大学栄養学部実践栄養学科 教授
鞍田　三貴	くらた　みき	武庫川女子大学食物栄養科学部食物栄養学科 准教授
清水　扶美	しみず　ふみ	神戸女子大学家政学部管理栄養士養成課程 准教授
井尻　吉信	いじり　よしのぶ	大阪樟蔭女子大学健康栄養学部健康栄養学科 教授
山東　勤弥	さんどう　きんや	大阪樟蔭女子大学 名誉教授／ 滋慶医療科学大学医療科学部臨床工学科 教授
水元　芳	みずもと　かおり	中村学園大学栄養科学部フード・マネジメント学科 教授
安武健一郎	やすたけ　けんいちろう	中村学園大学栄養科学部栄養科学科 准教授
竹内　真理	たけうち　まり	高崎健康福祉大学健康福祉学部健康栄養学科 准教授
佐藤　敏子	さとう　としこ	東都大学管理栄養学部管理栄養学科 准教授
宮本佳代子	みやもと　かよこ	金沢学院大学栄養学部栄養学科 特任教授
金胎　芳子	こんたい　よしこ	東京家政大学栄養学部管理栄養学科 非常勤講師
鎌田　由香	かまだ　ゆか	宮城学院女子大学生活科学部食品栄養学科 准教授
中島　啓	なかじま　けい	日本女子大学家政学部食物学科 教授
久保ちづる	くぼ　ちづる	元 札幌保健医療大学保健医療学部栄養学科 教授
土江　節子	つちえ　せつこ	元 神戸女子大学大学院家政学研究科食物栄養学専攻
清水　亮	しみず　りょう	青森県立保健大学健康科学部栄養学科 准教授

栄養科学イラストレイテッド

臨床栄養学

基礎編

第3版

第1章 臨床栄養学の基礎

Point

1 内部環境の恒常性を保ち，障害による残存機能を最大限に発揮させ，疾患の回復への栄養学的な対応となる学問領域が臨床栄養学であることを理解する．

2 生命倫理の基本原則は自律の尊重，無危害，善行，正義である．一方，患者は良質な医療を受け，診断や治療への自己決定の権利を有することを理解する．

3 外部環境の変化に対応して生体の内部環境の恒常性を維持する作用（ホメオスタシス）がはたらくことを理解する．

4 ストレス，侵襲などではたんぱく質およびエネルギーの分解・合成・代謝の機序は異なることを理解する．

5 症状の悪化や再発を防止し，治癒率の向上，合併症発症率の回避には，欠乏している栄養素の早期かつ適正量の補充をする栄養支援が必要となることを理解する．

6 生活習慣病は，不適正な生活習慣が危険因子となり発症する疾病であり，治療は危険因子の除去あるいは軽減にあたることを理解する．

7 栄養障害の誘因は，食欲の低下，消化吸収能の低下，疾患・病態による代謝の変化，不適切な治療などがあることを理解する．

概略図 生体環境と栄養の概念

---

1 意義と目的

臨床栄養学は，**低下した内部環境の保持機能や生体防御機能を回復させ，あるいは残存機能を最大限に発揮させ，よりよい栄養状態を維持し，疾患の回復を図るために栄養学的に対応する**ことを目的とする学問領域である．また，臨床栄養学は，医学，看護学，薬学などとともに，医療の一翼を担うものであり，その実践である栄養食事療法は，外科的療法，放射線療法，理学療法，薬物療法，作業療法，心理療法，運動療法などさまざまな治療法の1つとして位置する．

そして，医療は生命の尊重と個人の尊厳を保持して行う医学的行為であるので，"医療の担い手"と"医療を受ける患者"との間に信頼関係を築き，生命倫理（バイオエシックス）の基本原則に則らなければならない（表1）．一方，医療を受ける患者は，良質な医療を受け，診断や治療への自己決定の権利を有している（**リスボン宣言，p.18 Advanced 参照**）．

日本における臨床栄養学の歴史は，1877年，明治政府によってドイツ医学導入が決定し，栄養学者のフォイト（Foit）による「食事というのは好みにしたがって食べるのは悪く，成分によって食べる」こととする栄養学の考え方の紹介に始まる（表2）．その後，1898

表1 生命倫理の基本原則（ビーチャム・チルドレス）

1.	自律の尊重（respect for autonomy）
	個人の自己決定権を尊重し，判断能力に制限のある人を保護する
2.	無危害（nonmaleficence）
	当事者に対して有害なものを取り除き，防ぎ，少なくとも有害なものを最小限にする
3.	善行（beneficence）
	個人の福祉，幸福を守ることを最優先させ，彼らの健康に寄与すべく最善を尽くす
4.	正義（justice）
	個人を公正，かつ公平に扱い，保健に関する便益と負担を，対社会的にできるだけ公正に配分する

〔「生命医学倫理」（Beauchamp TL, 他／著，永安幸正，立木教夫／監訳），成文堂，1997[1]）より引用〕

表2 日本における臨床栄養学関連の歴史的変遷

年	事項
1877	ドイツ医学を日本国に導入することが決定し，フォイト（Foit）による「食事というのは好みにしたがって食べるのは悪く，成分によって食べる」という栄養学の考え方が紹介される
1898	順天堂医院の平野千代吉により日本人に適する病院食「食餌療法新論」が刊行される
1920	栄養研究所（現 国立健康・栄養研究所）が内務省内に設置される
1922	糖尿病の食事療法に含水炭素投与の必要性が発見される（坂口康蔵）
1924	慶應義塾大学医学部内に食養研究所設立が決定（初代主任：大森憲太）
1926	食養研究所完成
1926	病院栄養士がはじめて千葉大学附属病院（給食主任：山崎徳三），日赤病院（山本八重）に着任する
1931	総合的な食品成分表としてはじめて日本食品成分要覧が刊行される
1941	厚生科学研究所国民栄養部（現 国立健康・栄養研究所）が日本人栄養要求量標準を発表する
1947	事業場附属寄宿舎規定・労働安全衛生規則公布により1回300食以上または1日500食以上の給食を行う場合の栄養士必置義務が規定される
1947	栄養士法が公布される
1948	医療法公布により病院は給食施設を有しなければならないと規定される（100床以上の病院に栄養士1名配置）
1949	病人栄養に関する協議会が"病人の栄養所要量"を決定する
1950	社会保障制度拡充に伴い，病院における完全給食制度が実施される
1958	基準給食制度が導入される
1961	基準給食に特別食加算制度が設置される
1985	診療報酬に栄養食事指導料が新設される
1994	基準給食制度が廃止され，入院時食事療養制度が新たに実施される
2006	診療報酬の入院基本料に栄養管理実施加算がされる
2010	診療報酬にNST実施加算がされる
2012	栄養管理実施加算は入院基本料に包括される．栄養管理体制の確保が入院基本料の要件となる

年，順天堂医院の平野千代吉により「食餌療法新論」が刊行され，1926年には，慶應義塾大学医学部に食養研究所が開所され，病人食の研究が行われた．ついで，栄養食事療法を患者自身が実践するための栄養指導が実施された．現在では，**単なる栄養補給ではなく，食事としての満足度，人間としての尊厳という視点を取り入れた栄養食事療法の実施**が求められている．

A. 内部環境の恒常性と栄養支援

1）内部環境の恒常性

ヒトの生体環境には，外部環境と内部環境がある．外部環境には，温度，振動，放射線，一酸化炭素などの物理的・化学的なもの，そして，不安，恐怖，緊張，怒りや悲しみなど心理的・精神的なものがある．内部環境（生体内部）では物質の代謝による生体を構成する成分の合成と分解により，均衡が維持されている．そして，ヒトは，外部環境の変化があっても安定した活動ができるように，**恒常性を維持する作用（ホメオスタシス）**をもっている．例えば，発汗に伴う体熱の放散による体温の維持，飲み水や食塩摂取に起因する電解質濃度の変化に対する視床下部による浸透圧の一定保持，あるいは呼吸による炭酸ガスの排泄，腎臓での水素イオンの排泄などが挙げられる．

順応とは外部環境が変動した場合に，生存に最も適した状態となるよう内部環境を変化させる生体反応をいい，**順化**は外部環境が大きく変化した場合に持続的に適応することをいう．しかし，ヒトは適応できる外部環境の限界を超えると内部環境の恒常性を維持できなくなり，生命が危険な状態に陥る．

2）栄養支援

ストレス下では基礎代謝は30〜40％亢進し，エネルギー源としての糖質，たんぱく質，脂質の消費が高まる．さらに，ストレスの程度が大きいほどたんぱく質の分解は亢進し，窒素喪失が増加する．糖質（グルコース）は，絶食時に補給することが重要であり異化の抑制に有効となる．また，外傷，手術，感染などの

侵襲が加わると代謝は亢進し，グルコース消費量は飢餓時よりも亢進する．侵襲時に生体内で産生されるメディエーター（サイトカインや異化ホルモンなど）は筋細胞内のたんぱく質分解酵素を活性化し，筋たんぱくを分解する．血液中に放出されたアミノ酸は肝臓やその他の組織において新たなたんぱく質の合成とエネルギー産生に利用される．

栄養食事療法の実施にあたり，このような生体状況の評価が重要となる．この際，エネルギー基質のほかに，アルギニン，グルタミンなどのアミノ酸，n-3系脂肪酸，核酸などにより特定の臓器機能や免疫機能を維持・強化する "immunonutrition"※1 を行う必要もある．そして，栄養成分の投与のみならず，摂食が容易となる食形態，食嗜好などを考慮した食事の調理・調整を行う．これらは，終末期を迎えた患者に残された，"味覚・視覚" などの感覚，"気持ち・心" などの感情を刺激し，人間としての尊厳を保持し，患者の精神的安定に寄与し，QOL（quality of life，生活の質）を高めることにつながる．

B. 自然治癒の促進

身体に損傷，感染などの侵襲が加わると生体は種々の自己防御反応を示し，代謝の亢進と異化が促進され，生合成されたたんぱく質により免疫機構の発動や傷害組織の修復が起こり，治癒を促進しようとする．この自然治癒の促進と症状の改善には侵襲時の栄養状態が大きく影響する．エネルギー基質，身体構成成分となる栄養素，その他の各種栄養素の不足は，治癒の遅延や症状の悪化につながる．さらに，基礎疾患を有する場合は，外科的療法，放射線療法，化学療法などにより容易に栄養不良に陥り自然治癒が遅延し，結果，それぞれの療法の予後を不良にする．

このような**症状の悪化や再発を防止し，治癒率の向上，合併症発症の回避には，欠乏している栄養素の早期かつ適正な補充により，自然治癒力や創傷治癒力を回復させることが必要である．**

C. 傷病者や要支援・要介護者への栄養ケア

傷病者は，正常な身体機能や形態が内因または外力

によって損なわれた状態である．身体上，あるいは，精神上の障害により，入浴や排泄，食事などの日常生活が困難あるいは支障が見込まれる状態，状態の悪化防止のための支援を要すると見込まれる状態の者を**要支援者**または**要介護者**という．健康寿命を延ばし平均寿命との差の縮小には，低栄養状態を回避し，要介護状態への予防を図り，身体機能の回復など自立した生活の実現が必要となる．

栄養ケアとは，栄養の摂取・補給およびこれに伴う内部環境，消化，吸収，代謝から栄養評価，栄養診断を行い，栄養状態の改善，疾患の回復を図ることである．あるいは残存機能を最大限に発揮するために栄養学的アプローチを図り，低下した内部環境の保持機能や生態防御機能を回復につなげる．

D. 症状の悪化・再発の防止

外科的療法の実施により，多くの場合大きな侵襲が加わるため種々の栄養素の必要量は増大あるいは減少する．この侵襲に対応した栄養の補給は，病状の回復を促進し，薬物の使用量の増加を阻止する．

一方，内科的療法の対象となる多くの慢性疾患は，治療により主訴となる症状が消失しても，疾患の進行による病態の悪化や再燃する可能性が大きい．そのため症状の悪化や再燃の予防に，例えば，腎不全ではたんぱく質の摂取制限や電解質の調節，炎症性腸疾患では炎症緩和のためのn-3系脂肪酸の投与，肝不全では分枝アミノ酸（分岐鎖アミノ酸）投与による肝性脳症の防止，腸管粘膜の萎縮防止を目的としたグルタミンの投与などの持続的な栄養食事療法が必要となる．

E. 症状の改善

栄養食事療法によりもたらされる症状の改善は，褥瘡，炎症性腸疾患，慢性閉塞性肺疾患，2型糖尿病，脂質異常症などで確認できる．具体的には，褥瘡患者における，亜鉛・ビタミンCの強化による褥瘡部位の治癒の促進，炎症性腸疾患患者における成分栄養剤の使用による症状改善，慢性閉塞性肺疾患患者における糖質制限による症状改善，脂質異常症患者における一価不飽和脂肪酸の投与による血清脂質濃度の改善などである．

※1 **immunonutrition**：immune（免疫）とnutrition（栄養）からなる造語であり，免疫栄養という意味になる．

F. 摂食支援

経口からの摂食による栄養補給は，低下した内部環境の保持機能や生体防御機能を回復させる．さらに，摂食の行動に伴う，味・視・嗅・聴・触覚などの感覚への刺激そのものが，摂食への意欲を高め，規則正しい適正な時刻における摂食により生体リズムの適正化につながり，QOL の保持・向上の効果をもたらす．

そのため，栄養摂取量の確保を優先し，経腸・経静脈からの栄養補給を安易に薦めることは避ける．認知機能，嚥下・咀嚼などの摂食機能を評価し，機能に対応した食物の大きさおよびゲル・ゾル状など形態を調整し，経口からの摂食を支援する．

G. 社会的不利とノーマライゼーション

社会的不利（handicap）は，機能障害や能力障害の結果として生じた社会生活上の不利益（disadvantage）であって，その個人にとり（年齢，性別，社会文化的因子からみて）正常な役割を果たすことが制限されたり妨げられたりすることである[5]．

わが国では，障害者でも一般住民と同様の生活や権利が保障されている社会をめざし，障害者を「people with disabilities」として，障害をもつ，あるいは障害とともに生きる人という「個性」と捉え，社会全体で受け入れる環境に努めている．高齢者，障害の有無といった年齢や社会的マイノリティといったことに関係なく生活や権利などが保障された環境をつくっていく考え方をノーマライゼーションという．

H. QOL（生活の質，人生の質）の向上

QOL（quality of life）は，"生活の質""人生の質"をさし，直接的に健康状態に関連するQOL（health-related QOL：HRQL）と，環境や経済など治療に直接影響を受けないQOL（non-health-related QOL）に分類される（表3）．

QOLの低下は，医学的検査では不明瞭な感覚的障害（痛み，痺れ，倦怠感など）や，運動・視力・食事・排泄などの障害による日常生活動作（activities of daily living：ADL）の低下によりもたらされる．

QOLを高めることとなる"生きていることの生活感"は，摂食量がきわめて少量であり補助的な栄養補給であっても経口からの摂食により得ることができる．消化管の機能不全例であっても，味・視・嗅・聴・触覚などの感覚を満たす食事環境の提供はQOLの保持・向上につながり，患者のスピリチュアルによい効果をもたらす．

I. ターミナルケア（終末期医療）

患者は，人道的なターミナルケアを受ける権利ならびに尊厳と安寧を保ちつつ死を迎えるために，あらゆる可能な支援を受ける権利を有する．

患者自身がより尊厳を保つ生活ができるようにQOLを保持する援助（ケア）に重点を移した治療となるのがターミナルケアである．そのため，痛みやさまざまな身体的，心理・社会的，スピリチュアルな問題を早期に発見し，的確なアセスメントと処置により全人的にケアする緩和ケアが行われる．QOLを改善し高めることが，治療過程によい影響を与え，治癒力を高め，身体的苦痛，精神的苦痛，社会的苦痛を軽減・緩和し，さらに患者が抱えるスピリチュアルペイン[※2]にも影響する．

2 疾患と栄養

A. 疾患の成因としての栄養

ヒトは飲食物を摂取することにより，エネルギーや栄養素を摂取し，生命活動を営んでいる．しかし，種々の原因により飲食物の摂取が偏り，エネルギーや各栄養素に過剰・不足が生じ，生体のホメオスタシスの維持が困難な状態が大きくあるいは長期間となると，さまざまな代謝障害を引き起こす．

表3 QOLの分類

health-related QOL (HRQOL)	身体機能，心の健康，社会生活機能，日常生活役割機能，痛み，活力，睡眠，食事，性生活など
non-health-related QOL	環境，経済

※2　スピリチュアル（spiritual）は「精神面」を意味する単語であり，スピリチュアルペインとは将来の喪失，他者の喪失，自律性の喪失から生じる苦悩のことである．つまり，自己の存在と意味の消滅から生じる苦悩である．

慢性的なエネルギー過剰は，内臓脂肪の蓄積による肥満症やインスリン抵抗性に起因する疾患などを発症する．一方，エネルギー，たんぱく質の不足をはじめとするビタミン・ミネラルの欠乏は，免疫能の低下など直接的に疾患の発症あるいは病態に影響し，かつ食欲，味覚，消化・吸収・代謝・排泄などの機能低下から疾患に影響する．

B. 生活習慣病

疾患が発症する原因には，遺伝的要因，外部環境要因，さらに生活習慣要因がある．生活習慣病は，**遺伝因子と加齢と外部環境要因に加え，食習慣，運動習慣，喫煙，飲酒など好ましくない生活習慣が危険因子となり発症する疾病をいう**（表4）．つまり，発症の原因が一要因ではなく，多様な危険因子が関与し，その内容や程度が個人によって異なり，さらに危険因子による曝露から発症までに一定の期間を有するのが特徴である．

そして，生活習慣病の治療には，これらの危険因子の除去あるいは軽減が効果的となる．一例で示すと，脳梗塞や心筋梗塞の原因は動脈硬化であり，その発症の要因は，高血圧症，脂質異常症，喫煙，2型糖尿病などがある．これらの発症の予防には，正常高値血圧，耐糖能異常，肥満などを阻止あるいは改善する必要がある．さらに，これらを誘因するエネルギー，飽和脂肪酸，食塩などの過剰な摂取，喫煙，運動不足などの生活習慣を改善することが重要となる．

C. 疾患の結果（病態）としての栄養障害

わが国の病院や福祉施設の入院患者や入所高齢者の30〜50%に低栄養障害が発症しており，これを入院低栄養障害（hospital malnutrition）という．

栄養障害の誘因は，疾患によりもたらされる食欲の低下や消化吸収能の低下，異常な排泄・損出，疾患に伴う過度の栄養食事療法，疾患・病態による代謝の変化に適応しないなど，不適正な栄養摂取や補給の持続による栄養障害をきたす．また，糖尿病や脂質異常症などの代謝性疾患の不適切な治療に起因する栄養障害もある（図1）．

このような栄養障害は，外科的療法の回復の遅れ，薬物療法の効果の低下，免疫能の低下，自然治癒力の低下，感染症の増大につながる．したがって，傷病者の栄養状態を良好にすることは，疾患の治療と重症化，さらに再発の防止に重要となる．

そのため，**疾患，病態ならびに栄養状態を総合的に評価し，栄養食事療法の包括的なマネジメントが必要となる**．

表4 主な生活習慣病

- 2型糖尿病
- 肥満症
- 脂質異常症（家族性を除く）
- 高尿酸血症
- 循環器疾患（先天性を除く）
- 大腸がん（家族性を除く）
- 高血圧症
- 肺扁平上皮がん
- 慢性気管支炎
- 肺気腫
- アルコール性肝障害
- 歯周病
- 骨粗鬆症

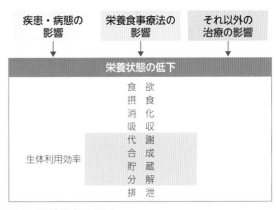

図1 栄養障害の原因

Advanced リスボン宣言に示された患者の権利

　リスボン宣言とは，「医師は，常に自らの良心にしたがい，また常に患者の最善の利益のために行動すべきであると同時に，それと同等の努力を患者の自律性と正義を保証するために払わねばならないとした，医師が是認し推進する患者の主要な権利に関する宣言」をいう．この宣言は1981年，ポルトガルのリスボンで開催された世界医師会総会で採択されたため，開催地の"リスボン宣言"と呼称されている．

　主要な患者の権利には，「良質の医療を受ける権利，選択の自由，自己決定権，意識喪失患者の代理人の権利，法的無能力者の代理人の権利，患者の意思に反する処置，情報に関する権利，秘密保持に関する権利，健康教育を受ける権利，尊厳性への権利，宗教的支援を受ける権利」の11項目を示した．

　この宣言により，医師および医療従事者，または医療組織は，この権利を認識し，擁護していくうえで共同の責任を担うものであり，あらゆる環境において患者のケアを助け，QOLを向上させることに貢献することが期待される．管理栄養士も医療従事者の一員として，この権利をしっかり理解する必要がある（第2章　4-B「患者・障害者の権利・心理」参照）．

（本田佳子）

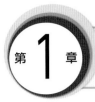

チェック問題

問 題

□ □ **Q1** 臨床栄養学の目的は何か説明しなさい.

□ □ **Q2** 生命倫理の基本原則は何か説明しなさい.

□ □ **Q3** リスボン宣言とは何か説明しなさい.

□ □ **Q4** 栄養支援によりもたらされる効果は何か説明しなさい.

□ □ **Q5** ターミナルケアとは何か説明しなさい.

□ □ **Q6** 生活習慣病とは何か説明しなさい.

□ □ **Q7** 栄養障害の誘因を挙げなさい.

解答&解説

A1 低下した内部環境の保持機能や生体防御機能を回復させ, あるいは残存機能を最大限に発揮させ, よりよい栄養状態を維持し, 疾患の回復を図るために栄養学的に対応することを目的とする.

A2 個人の自己決定権を尊重する"自律の尊重", 有害なものを最小限にする「無危害」, 患者の健康に寄与すべく最善を尽くす「善行」, 対社会的にできるだけ公正に配分する「正義」である.

A3 患者は「良質な医療を受け, 診断や治療への自己決定する権利」を有していることが宣言されている. 宣言の項目は, ①良質の医療を受ける権利, ②選択の自由, ③自己決定権, ④意識喪失患者の代理人の権利, ⑤法的無能力者の代理人の権利, ⑥患者の意思に反する処置, ⑦情報に関する権利, ⑧秘密保持に関する権利, ⑨健康教育を受ける権利, ⑩尊厳性への権利, ⑪宗教的支援を受ける権利などにより構成されている.

A4 自然治癒の促進, 症状の悪化・再発の防止, 症状の改善, QOLの維持・向上, 人道的な人としての尊厳の保持などの効果をもたらす.

A5 終末期を迎えた患者に対してQOLを保持する援助(ケア)に重点を移した治療のことである.

A6 遺伝的要因と外部環境要因を除去した, 食習慣, 運動習慣, 喫煙, 飲酒など, 生活習慣が危険因子となり発症する疾病をいう.

A7 疾患・病態, 治療, 栄養食事療法が誘因として分類できる. さらに, これらによる食欲, 摂食, 消化吸収能の低下, 生体内の利用効率・代謝・合成・貯蔵の低下, 腸管・腎からの異常な排泄・損出などが直接的な誘因となる.

第2章　チーム医療，在宅医療

Point

1. 栄養管理計画の作成は医師や看護師，薬剤師などの多職種と共同で行うことを理解する.

2. 栄養サポートチーム（NST）の役割は栄養障害患者を見出し，適切な栄養管理によって栄養状態や病態の改善を図ることを理解する.

3. 医療保険制度においては，入院時食事療養制度，栄養食事指導料に加え，栄養管理計画の策定・NSTなどの事項が算定の対象となることを理解する.

4. 管理栄養士や栄養士は，業務に関連する診療報酬の内容を毎年必ず確認して，改定内容に対応する必要があることを理解する.

5. 生命倫理（バイオエシックス）とは，生命に関する倫理的問題を扱う学問分野のことであり，特に社会倫理と医療との間において問題が山積していることを理解する.

6. 国際生活機能分類（ICF）は，障害（マイナス面）のみならず健康な状態（プラス面）も含めた「健康の構成要素」を評価できる分類であることを理解する.

概略図　チーム医療での管理栄養士の活動

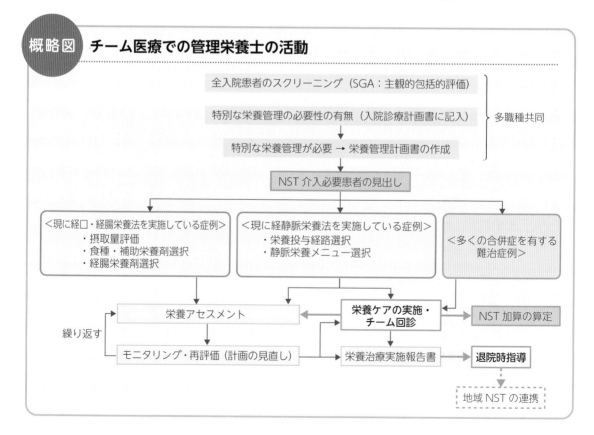

1 チーム医療，栄養サポートチーム（NST）

A. さまざまなチーム医療

1970年代，米国において，入院患者に占める低栄養患者の割合は約30％であると報告された[1]．低栄養患者は全身的な免疫反応が抑制され，合併症を発症し入院期間が延長すること，合併症を発症した患者に対する医療費が増加することが問題視された．このため米国の急性期病院では，医師を中心とする栄養に関する専門家の集団である**栄養サポートチーム**（nutritional support team：NST）を組織化した．わが国のNSTについては，次項「B．わが国の栄養サポートチーム（NST）」で詳しく述べる．

わが国においては2002年に急性期病院における入院患者に占める低栄養患者は約33％であると報告され[2]，「DCT（decubitus control team，褥瘡対策チーム）」や「ICT（infection control team，感染対策チーム）」，「PCT（palliative care team，緩和ケアチーム）」の未実施減算が制度化し，専任スタッフが選定され，活動がスタートしている．DCTは褥瘡が発生してからの局所ケアを目的としているが，局所ケアだけでは治癒しないケースも存在する．またICTは院内感染の感染源となりうる患者の報告を目的としているが，重要なことは発症予防である．栄養障害は褥瘡や感染症発生の重要な危険因子であり，良好な栄養状態の維持が発症予防，治癒促進に必須条件である[3]．褥瘡も感染症も，栄養状態が良好な患者にはほとんど発生しない．つまり，**栄養管理が褥瘡，感染対策の基本である**．

B. わが国の栄養サポートチーム（NST）

わが国は少子高齢化が進み，保険財政は危機的状態となっている．長期入院となると，患者のQOL（生活の質）は低下し，医療費は増加する．栄養療法が入院患者のアウトカム（結果・成果・転帰）を改善し，経費節減の効果があることが知られるようになり，わが国のNSTは1990年代より一部の病院で開始され，その後，増加の一途をたどっている（図1）．

NSTとは，**医師と看護師，管理栄養士，薬剤師，検査技師，理学療法士などのメディカルスタッフ（医師以外の医療従事者）をメンバーとする栄養療法の専門知識をもったチーム医療のシステム**である（表1）．病院におけるNST設立が増加した背景を表2に示す（栄養管理計画の策定，NST加算については，**本章3-A．「3）医療保険制度における栄養管理」**参照）．

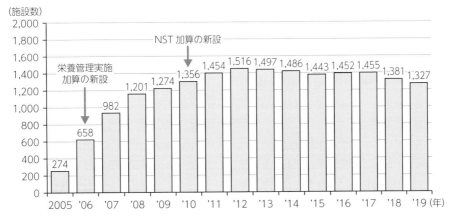

図1 NST稼働施設数の推移
2018年3月31日現在．日本臨床栄養代謝学会によるNSTプロジェクト参加施設数を示している
（東口髙志：伝統は革新の上に建つ！－JSPENの過去と現在から未来を想う－．日本静脈経腸栄養学会雑誌，34：320-328，2019[4]を参考に作成）

表1 NST（栄養サポートチーム）とは

- 「nutritional support team」（栄養サポートチーム）の略称
- 医師と看護師，薬剤師，管理栄養士，臨床検査技師，理学療法士などのメディカルスタッフがメンバーとなる
- 栄養療法の専門知識をもったチーム医療のシステムである
- 患者の栄養アセスメントを行い，最適な栄養療法を提供するチーム医療である
- 合併症（感染・褥瘡）減少などの患者QOLの向上，かつ医療費の抑制効果をめざす

表2 病院におけるNST設立増加の背景

- 病院において栄養管理が経費削減につながることが知られはじめた
- NSTの存在が病院機能評価認定条件となった
- 社会的入院を減らすような試みが行われている（入院日数が長いほど病院収入が減るしくみ）
- 日本臨床栄養代謝学会・日本病態栄養学会でNST施設認定が行われている
- DPC（診断群分類）*1 の導入
- NST活動に対し，保険上の加算が与えられた
  →栄養管理実施加算（2006年4月*2）
- チーム医療に対する加算の新設→NST加算（2010年4月）

* 1 DPC : diagnosis procedure combination
　　診断と治療行為を組み合わせた分類で，DPCによって定められた点数により1日の医療費が算定される.
* 2 2012年に入院基本料に包括化.

C. NSTにおける管理栄養士の役割

　NSTの役割は栄養障害患者を見出し，適切な栄養管理によって栄養状態や病態の改善を図ることである．また，**NSTにおける管理栄養士の役割は，栄養管理に関する唯一の専門職として実際の医療現場に立会い，よりよい栄養管理を提案し実践する**ことである．ほかのチームメンバーとスムーズなコミュニケーションを図り，対象患者の病態を把握し，適切な栄養補給量，栄養補給方法などを検討し，栄養管理を実践することが最も重要な役割である．

　入院時の栄養スクリーニングや入院診療計画における栄養管理の必要性の決定，栄養管理計画書を多職種共同で作成し，NSTの活動に結びつけることも管理栄養士の役割である．食事や補助栄養剤の選択，経腸栄養の実施については管理栄養士の本来業務であり，経静脈栄養剤や薬剤使用症例に対しては，薬剤師や医師と連携し，経腸栄養法や経口栄養法への移行対応ができなければならない．

2 クリニカルパスと栄養ケア

A. クリニカルパスの意義と歴史

　クリニカルパス（clinical path：CP）は患者状態と診療行為の目標，および評価・記録を含む標準診療計画であり，標準からの偏位を分析することで医療の質を改善する手法である．米国では医療を効率的に行い，入院日数の短縮と医療コストの削減を目的に普及した．

　わが国では急性期疾患の包括的定額払い制であるDRG/PPS*1 が試行され，CPの導入と活用がさかんに行われるようになってきた．

B. クリニカルパスの役割

　CPがさかんになったもう1つの理由は，平均在院日数を短縮させれば診療報酬上で大きなメリットが得られる点である．CPは在院日数をコントロールする目的以外にも医療の質を高め，医療を安全に進めるための手段としての役割を果たす（表3）．

表3 クリニカルパスのメリット

- 患者，家族へのインフォームド・コンセントに用いることができる
- 医療の標準化を図ることができる
- 医療の無駄が減少する
- 入院日数が短縮される
- 多職種間で情報の共有化を図ることができ，チーム医療が安全に促進される

　CPは，胃がん術後CP，糖尿病教育入院CP，透析導入CPなど多数の種類があり，一例を図2に示す．CPは時間軸，介入内容（検査，食事，指導など），バリアンス（CP逸脱：CPを遂行することができない状況が起きた場合，"バリアンス有"とする）で成り立ち，バリアンスが発生せず，CPどおり治療が進むと仮定すれば，あらかじめ退院日がわかる．

　患者用と医療従事者用で同じ時間軸のCPがあり，患者用CPは入院時のインフォームド・コンセント（本

※1 **DRG/PPS**：入院医療費の支払い方法として，医療機関が実際に行った医療行為ごとに支払われるのではなく，診断群分類（DPC）ごとの包括支払い方式を「DRG/PPS（diagnosis related group/prospective payment system）」という．

月日 経過	手術3～2日前	手術前日	当日（術前）	当日（術後）	術後1日目	術後2日目	術後3日目	4～6日目	7～9日目
検査	手術に必要な検査は外来で終了しています				胸腹部のレントゲンと血液検査を行います		胸腹部のレントゲンと血液検査を行います	胸腹部のレントゲンと血液検査を行います（5日目）	胸腹部のレントゲンと血液検査を行います（7日目）
観察・処置	体温・脈拍・血圧を測定します	必要に応じ除毛を行います／ネームバンドを手首に装着できます／お臍の処置をします	浣腸を行います	手術後翌朝まで酸素マスクをしています		創の処置をします／尿の管を抜去します（2～3日目）		お腹の管を抜去します（5～7日目）	抜糸します（7日目）
注射・内服		昼に下剤の水薬，就寝前に下剤を服用します／朝，夕に点滴を行います		引き続き点滴があります／手術後，抗生物質の点滴を行います	朝，夕に抗生物質の点滴を行います（約30分間）	朝，夕に抗生物質の点滴を行います（約30分間）	朝，夕に抗生物質の点滴を行います（約30分間）		8日目で点滴が終了します／7日目より内服薬が始まります
食事	制限ありません／2日前から流動食	絶食／眠前まで水分可	絶飲食となります		絶飲食となります	絶飲食となります	絶飲食となります	水飲みテスト	
清潔	制限ありません	入浴をしてください	トイレを済ませ，手術着に着替えてください		看護師が体を拭きます／手術着から寝着さに着替えます		看護師が体を拭きます	洗髪と足浴をします（4日目）／看護師が体を拭きます（5日目）／下半身のみシャワーできます（6日目）	入浴できます（7日目以後）
行動	制限ありません		ベッドで安静にしてください／トイレ歩行のみ，手術着に着替えてください		トイレ歩行のみ可	歩行可となります			
説明	医師より説明 手術と治療計画／麻酔科医師より説明 麻酔について／看護師より説明 入院生活について 術前オリエンテーション	薬剤師より説明 内服薬について		医師より説明 手術の結果について／術後，痛いときはお申し出ください				薬剤師より説明 内服薬について（6日目）	

図2 クリニカルパスの例（患者用：消化管術後パス）

章4-C.「インフォームド・コンセント」参照）に用いられる．医療従事者用のCPは多職種間の情報ツールとして用いられ，医療の標準化を図ることができる．つまり，すべての患者が標準的な医療を受けることができ，医療の無駄を省けることがCPのメリットである．

3 医療保険制度

A. 医療保険制度における
入院時食事療養制度・栄養食事指導料[6]

1）入院時食事療養制度
①概要

　医療保険制度における入院時食事療養制度は，医療の一環として患者に応じた栄養量の提供，食事の質の向上および患者サービスの改善をめざして行われている制度である．

　食事療養として食事が提供される場合，一定の要件を満たす保険医療機関（表4）であれば**入院時食事療養（Ⅰ）**として，1食単位で1日3食を限度として算定する（付録2 表1）．Ⅰ以外の保険医療機関に入院した場合，**入院時食事療養（Ⅱ）**として，1日3食を限度として算定できる．

表4　入院時食事療養（Ⅰ）および入院時生活療養（Ⅰ）が認められる保険医療機関の要件

- 常勤の管理栄養士または栄養士が食事療養に関する責任者である
- 食事提供に関する療養関係の各種書類（食事箋など）の帳簿が整備されている
- 適時の食事提供（夕食は原則として18時以降）
- 適温の食事提供
- 職員と患者に提供される食事が明確に区分されている
- 食品衛生法に定める基準以上の衛生管理がなされている　など

（補足）食事提供業務の委託は認められる

　長期にわたる療養のための病床に入院した場合には，食事提供の療養として一定の要件を満たす保険医療機関であれば，**入院時生活療養（Ⅰ）**または（Ⅱ）により算定する．

　ただし，経管栄養や濃厚流動食は，1日給与量の医療上の管理指示があれば，2回もしくは4回以上の食事であっても，3食として算定できる．

　医師の食事箋に基づく特別食提供時は，**特別食加算**として，1日3食を限度として加算する（表5）．また，食堂での食事療養には**食堂加算**が算定される．

　入院時食事療養に関連する診療報酬の概要を，栄養食事指導料および栄養管理の各概要とあわせて，**付録2 表1**に示す．

Column

診療報酬の改定とは？

　医療保険制度における医療従事者の業務のあり方や位置づけは，時代とともに常に変化し続けている．それらの変化に対応するかのように，診療報酬は2年に一度，改定されている．改定から改定までの2年の間にも，毎年部分的な改定が続く．そして，管理栄養士に関連する業務の位置づけもまた，その評価や期待を伴いながら変化し続けている．

　例えば，入院時食事療養制度は1994年に従来の基準給食制度の廃止に合わせ新設された．また，栄養管理や栄養治療の重要性が見直され評価されたことにより，栄養管理実施加算が2006年に開始となり，2012年には入院基本料に包括化された．またNST加算は2010年から開始となった．

　一方で，後期高齢者退院時栄養・食事管理指導料は，2010年に廃止になっている．したがって，管理栄養士や栄養士は，業務に関連する診療報酬の内容を毎年の改定時には必ず確認して，時代の変化に丁寧に対応していく必要がある．

　さて，このように，特に栄養管理に関する診療報酬の内容は，ここ数年間で大きく変化している．医療分野では，管理栄養士の活躍が求められ，認められ，その可能性は今後も広がってゆくだろう．これから活躍する管理栄養士や栄養士には，それらの期待に応えていけるように，また，自信と責任をもって業務にあたるためにも，それぞれの自身のうちに，努力と信念を積み重ねてほしい．

（清水扶美）

表5 特別食加算および栄養食事指導料の対象となる治療食

	特別食	注意点
特別食加算の対象となる治療食	腎臓食	心臓疾患，妊娠高血圧症候群等に対して減塩食食療法を行う場合は，腎臓食に準じて取り扱うことができる
	肝臓食	肝庇護食，肝炎食，肝硬変食，閉鎖性黄疸食（胆石症および胆のう炎による閉鎖性黄疸の場合も含む）等をいう
	代謝疾患，膵臓疾患の治療食	糖尿食，痛風食，膵臓食
	胃潰瘍食	流動食を除く．十二指腸潰瘍および侵襲の大きな消化管手術後に胃潰瘍食に準ずる食事を提供する場合を含む．クローン病，潰瘍性大腸炎等により腸管の機能が低下している患者に対する低残渣食を含む
	貧血食	血中ヘモグロビン濃度が10 g/dL以下であり，その原因が鉄分の欠乏に由来する患者を対象とする
	脂質異常症食	高度肥満症（肥満度が＋70%以上またはBMIが35以上）に対して食事療法を行う場合は，脂質異常症食に準じて取り扱うことができる．脂質異常症食の対象患者は，空腹時のLDLコレステロール値が140 mg/dL以上，HDLコレステロール値が40 mg/dL未満，中性脂肪値が150 mg/dL以上のいずれかである者
	てんかん食	難治性てんかん（外傷性を含む）の患者に対し，グルコースに代わりケトン体を熱量源として提供することを目的に炭水化物量の制限および脂質量の増加が厳格に行われた治療食をいう．ただし，グルコーストランスポーター1欠損症またはミトコンドリア脳筋症の患者に対し，治療食として当該食事を提供した場合を含む
	先天性代謝異常症の治療食	フェニルケトン尿症食，楓糖尿症（メープルシロップ尿症）食，ホモシスチン尿症食，ガラクトース血症食
	治療乳	治療乳を除く調乳，離乳食，幼児食，単なる流動食および軟食を除く．いわゆる乳児栄養障害（離乳を終わらない者の栄養障害）に対する直接調整する治療乳をいい，治療乳既製品（プレミルク等）を用いる場合および添加含水炭素の選定使用等は含まない
	無菌食	無菌治療室管理加算を算定している患者を対象とする
	特別な場合の検査食	主に潜血食をいう．大腸X線検査・大腸内視鏡検査のための残渣の少ない調理済食品を利用した場合を含む（外来患者への提供は保険給付対象外）
栄養食事指導料の対象となる治療食	右記の治療食	特別食加算の対象となる上記の治療食
		がん，摂食・嚥下機能低下，低栄養の患者に対する治療食
		高血圧の患者に対する減塩食（塩分総量が6 g未満のものに限る）
		高度肥満症（肥満度が＋40%以上またはBMIが30以上）の患者に対する治療食
	小児食物アレルギー食	小児食物アレルギー患者（9歳未満の小児に限る）に対する小児食物アレルギー食．ただし，集団食事栄養指導料は対象外

②特別食加算

特別食加算は，患者の病状などに対応して，医師の発行する食事箋に基づき，特別食が提供された場合に，1食単位で1日3食を限度として算定する．特別食加算の対象範囲となる治療食は，表5のとおりである．また，経管栄養であっても特別食加算の対象として提供される場合は，該当する特別食に準じて算定できる．ただし，流動食（市販されているものに限る）のみを経管栄養法により提供したときは，算定しない．

なお，**栄養食事指導料の対象となる治療食の範囲とは異なる部分があるので注意する．**

2）栄養食事指導料

①概要

栄養食事指導料に関連する診療報酬の概要を付録2 表1に示す．栄養食事指導料とは，対象となる特別食（表5）を医師が必要であると認めた者に対し，医師の指示に基づき管理栄養士が栄養食事療法や栄養管理についての指導を行った場合に算定する．

外来栄養食事指導料および**入院栄養食事指導料**は患者ごとの生活条件や嗜好を勘案した食事計画案等を，**在宅患者訪問栄養食事指導料**は食事計画案や具体的な献立等を示した栄養食事指導箋をそれぞれ交付し，**集団栄養食事指導料**は複数の患者（15人以下）を対象に，いずれも**付録2 表1**に示す所定時間の指導を行う．なお，指導後に患者ごとに栄養指導記録を作成し，指導内容の要点と指導時間を診療録に記載する．

②栄養食事指導料の対象となる特別食

栄養食事指導料の対象となる特別食としては，入院時食事療養制度において定められた特別食加算対象の治療食に加え，**高血圧症（食塩相当量6 g未満/日の減塩食）**および**小児食物アレルギー（9歳未満の小児対象，ただし集団栄養食事指導料は算定対象とならな**

表6 栄養管理体制の基準

基準	内容
管理栄養士の配置	常勤の管理栄養士が1名以上配置されていること．有床診療所においては，常勤でなくてもよい．
栄養管理計画の策定	患者の入院時に栄養状態の評価を行い，医師，管理栄養士，薬剤師，看護師その他の医療従事者が共同して，患者ごとの栄養状態，摂食機能および食形態を考慮した栄養管理計画を作成していること．入院日に策定できない場合は，入院後7日以内に策定する．栄養管理計画書の写しを診療録に添付する．
栄養管理計画の実施・記録・見直し	栄養管理計画に基づいた患者ごとの栄養管理を行い，栄養状態を定期的に記録していること．患者の栄養状態を定期的に評価し，必要に応じて当該計画を見直していること．
経過措置に関する補足	平成24年度改定において栄養管理実施加算が廃止されたが，有床診療所では管理栄養士確保が難しいことから，栄養管理体制等の施設基準に適合し，常勤の管理栄養士1名以上が配置されている場合には，今後も，入院患者1人につき，「栄養管理実施加算」（12点/1日）を算定することとなった．

〔「管理栄養士・栄養士必携―データ・資料集 2022年度版」（日本栄養士会／編），第一出版，2022[8] より引用〕

い）が含まれるので注意する．栄養食事指導料の対象となる特別食は，入院時食事療養の特別食と一部異なることに留意する．

3）医療保険制度における栄養管理

栄養管理に関連する診療報酬の概要を付録2 表1に示す．

①栄養管理計画の策定

入院基本料，特定入院料に包括化され，入院診療計画で特別な栄養管理が必要な場合に栄養管理計画を策定する．栄養管理計画の策定にあたり，表6に示す栄養管理体制の基準を満たさねばならない．

②入院栄養管理体制加算と栄養情報提供加算

入院栄養管理体制加算は，病棟に配置された常勤管理栄養士による患者の病態・状態に応じた栄養管理を実施できる体制の確保を評価して設けられた．病棟の管理栄養士は，次の管理が必要となる．

- 入院前の食生活等の情報収集，入退院支援部門との連携，入院患者に対するスクリーニング，食物アレルギーの確認，栄養状態の評価および栄養管理計画の策定を行う
- 栄養状態に関する定期的な評価，必要に応じたミールラウンド，栄養食事指導または当該患者の病態等に応じた食事内容の調整等の栄養管理を行う
- 医師や看護師等と連携し，当該患者の栄養管理状況等について共有を行う

また，**栄養情報提供加算**（付録2 表1参照）は，当該患者に対して退院後の栄養食事管理についての指導を行うなどの条件を満たした場合に，退院時1回に限り加算される．

③早期栄養介入管理加算・周術期栄養管理実施加算

周術期を含む特定集中治療室の入院患者に対し，早期からの回復に向けた栄養管理の取り組みを評価したものである．

④栄養サポートチーム加算

栄養サポートチーム（NST）加算は，栄養障害の予防と改善のために，栄養管理に関する専門知識をもった多職種チームにより行う．NSTによる栄養治療は，対象患者ごとに**栄養状態の評価**（スクリーニングとアセスメントなどによる栄養状態の把握），**栄養治療に関するカンファレンスと回診，栄養治療実施計画の作成，患者への説明，栄養治療の実施と評価，**という流れで行う．

NST加算の要件を付録2 表2に，対象患者および施設基準を付録2 表3に示す．

⑤糖尿病透析予防指導管理料

近年，透析導入患者の原疾患は糖尿病性腎症が最も多くなっている．糖尿病透析予防指導管理料は，外来における糖尿病患者の透析移行の予防を目的とし，医師，看護師または保健師，管理栄養士等が連携して，重点的な医学管理を行うことで算定できる．

糖尿病透析予防指導管理料の算定要件，対象患者および施設基準を付録2 表4に示す．

⑥個別栄養食事管理加算（緩和ケア診療加算の対象者）

緩和ケアを要する患者に対する必要な診療に加えて，緩和ケアについての栄養食事管理を行った場合に，加算される（付録2 表1参照）．

4 医療における倫理

A. 生命倫理, 医の倫理, 守秘義務

1) 生命倫理

"生命倫理（bioethics）"とは，**生命に関する倫理的問題を扱う学問分野**のことである．1970年代初め頃，特に体外受精，臓器移植，救急医療の面で，社会倫理と医療との間に問題点があることが明らかとなり，新しい学問分野として誕生した．

医学，看護学，生物学，法学，社会学，哲学，宗教学などさまざまな分野と関連性をもち，人命に限らず動植物などすべての生命体を対象とする．ただし，学問の特性として社会倫理と医療との間における諸問題が強調されることが多く，以下のような事項が論点となっている．

①人間生命の「始期」をめぐっての諸問題

体外受精，着床前の遺伝子診断，男女の産み分け，代理母出産など．

②人間生命の「質の向上」をめぐっての諸問題

臓器移植，疾病の遺伝子治療など．

③人間生命の「死期」をめぐっての諸問題

終末期医療（尊厳死や安楽死），脳死など．

④「研究」をめぐっての諸問題

ヒトゲノム・遺伝子解析研究，ヒト幹細胞を用いた臨床研究，実験動物の取り扱いなど．

2) 医の倫理

「医の倫理（medical ethics）」とは，前述の**生命倫理のなかで特に医療に関係した領域**のことをさす．「ヒポクラテスの誓い」（紀元前4世紀頃）に始まり，「ジュネーブ宣言」[10]（1948年第2回世界医師会総会で採択，2006年に最新修正），「ヘルシンキ宣言」[11]（1964年に第18回世界医師会総会で採択，2008年に最新修正），「リスボン宣言」[12]（1981年第34回世界医師会総会で採択，2005年に最新修正，第1章 Advanced 参照）に至るまで，医の倫理に関するいくつかの提言がなされてきた．

日本医師会は，上記の提言をふまえ，2000年に「医の倫理綱領」[13]を制定した．ここでは，「医学および医療は，病める人の治療はもとより，人びとの健康の維持もしくは増進を図るもので，医師は責任の重大性を認識し，人類愛を基にすべての人に奉仕するものである」とされている（**表7**）．

また，病院勤務の管理栄養士・栄養士の業務は対人業務が中心であり，生命倫理や医の倫理に関する理解や認識が必要不可欠である．そこで，日本栄養士会は2002年に「管理栄養士・栄養士の倫理綱領」を制定し発表．2014年に大幅な改訂が行われている[14]（**表8**）．

3) 守秘義務

医療従事者は，しばしば患者のプライバシーに深く立ち入って仕事を行わなければならない．その際に知り得た患者の**個人情報（診療録：カルテなど）**を他者に漏らした場合，患者の人権を侵すことになるので，医療従事者は業務によって知り得た情報の守秘義務（confidentiality）を負っている．

管理栄養士・栄養士も，個人情報を知ることが多いので，守秘は当然の義務である．

B. 患者・障害者の権利・心理

患者の権利は，1981年に開催された第34回世界医師会総会において「リスボン宣言」として明文化され，2005年に開催された第171回世界医師会理事会で編集上修正された[12]．日本語訳を**表9**に示す．

表7 医の倫理綱領（日本医師会，2000年）

1. 医師は生涯学習の精神を保ち，つねに医学の知識と技術の習得に努めるとともに，その進歩・発展に尽くす
2. 医師はこの職業の尊厳と責任を自覚し，教養を深め，人格を高めるように心掛ける
3. 医師は医療を受ける人びとの人格を尊重し，やさしい心で接するとともに，医療内容についてよく説明し，信頼を得るように努める
4. 医師は互いに尊敬し，医療関係者と協力して医療に尽くす
5. 医師は医療の公共性を重んじ，医療を通じて社会の発展に尽くすとともに，法規範の遵守および法秩序の形成に努める
6. 医師は医業にあたって営利を目的としない

〔「医の倫理綱領」（日本医師会），2000（http://www.med.or.jp/nichikara/kairin11.pdf）[13] より引用〕

表8　管理栄養士・栄養士倫理綱領（日本栄養士会，2014年改訂）

1. 管理栄養士・栄養士は，保健，医療，福祉及び教育等の分野において，専門職として，この職業の尊厳と責任を自覚し，科学的根拠に裏づけられかつ高度な技術をもって行う「栄養の指導」を実践し，公衆衛生の向上に尽くす．

2. 管理栄養士・栄養士は，人びとの人権・人格を尊重し，良心と愛情をもって接するとともに，「栄養の指導」についてよく説明し，信頼を得るように努める．また，互いに尊敬し，同僚及び他の関係者とともに協働してすべての人びとのニーズに応える．

3. 管理栄養士・栄養士は，その免許によって「栄養の指導」を実践する権限を与えられた者であり，法規範の遵守及び法秩序の形成に努め，常に自らを律し，職能の発揮に努める．また，生涯にわたり高い知識と技術の水準を維持・向上するよう積極的に研鑽し，人格を高める．

1) 管理栄養士・栄養士の使命
　管理栄養士・栄養士は，日本栄養士会に所属し，すべての人びとの「自己実現をめざし，健やかによりよく生きる」とのニーズに応え，保健，医療，福祉及び教育等の分野において，専門職として，この職業の尊厳と責任を自覚し，科学的根拠に裏づけられ，かつ高度な技術をもって行う「栄養の指導」を実践し，もって，公衆衛生の向上に寄与することを使命としている．

2) 管理栄養士・栄養士の責務
　管理栄養士・栄養士は，その免許によって「栄養の指導」を実践する権限を与えられた者であり，実践にあたっては，人びとの生きる権利，尊厳を保つ権利，等しく支援を受ける権利などの人権を尊重することが求められる．また，人びとの自己決定権とインフォームド・コンセントを尊重するとともに，科学的根拠に裏づけられた望ましい基準を設定し，持てる限りのより質の高い「栄養の指導」を行い，生命環境の問題について社会に貢献する．社会の期待と信頼に応えるため，自らの心身の健康の保持・増進に努め，常に人格の陶冶及び関係法を遵守する．さらに，生涯にわたり高い知識と技術の水準を維持するよう積極的に研鑽するとともに，先人の業績を顕彰し，後進の育成に努める．職務遂行にあたって，品位と信用を損なう行為，信義にもとる行為をしてはならない．また，職務上知り得た個人情報の保護に努め，守秘義務を遵守しなければならない．

3) 管理栄養士・栄養士の職能（栄養の指導）
　管理栄養士・栄養士の固有の業務は，「栄養の指導」である．「栄養の指導」は，健康の維持・増進，疾病の予防・治療・重症化予防及び介護予防・虚弱支援を実践するための基本となるものであり，個人及び集団を対象とし，栄養の評価・診断・計画に基づいた栄養食事療法・情報提供・食環境整備・食育活動等により，生涯を通してその人らしく生を全うできるように支援することである．

〔「管理栄養士・栄養士倫理綱領」（日本栄養士会），2014（https://www.dietitian.or.jp/career/guidelines/）[14] より引用〕

表9　患者の権利に関するリスボン宣言（世界医師会，2005年修正）

1.	良質の医療を受ける権利
2.	選択の自由の権利
3.	自己決定の権利
4.	意識のない患者の代理人の権利
5.	法的無能力患者の代理人の権利
6.	患者の意思に反する処置
7.	情報に対する権利
8.	守秘義務に対する権利
9.	健康教育を受ける権利
10.	尊厳に対する権利
11.	宗教的支援に対する権利

〔「リスボン宣言」（世界医師会），2005（http://www.med.or.jp/wma/lisbon.html）[12] より引用（日本語訳）〕

　本宣言には，患者は自分の状態について知り，治療や処置について**自己決定する権利**を有することが示されている．また，障害者にもこれらの権利が適応される．

　患者や障害者のもつ心理については，心理的要因（悩み，心配，恐怖や自己否定など）と社会的要因（対人関係上の葛藤，仕事上の問題，社会適応上の問題など）がある[15]．これらの要因は，患者の症状や障害者の状態を増悪させる因子になると考えられる．これらの増悪因子を取り除くため，医療従事者は努力することが大切である．

C. インフォームド・コンセント

　「インフォームド・コンセント（informed consent）」とは，**十分な説明を受けたうえでの患者の同意・承諾を意味する**．すなわち，患者が医師から医療行為の性質・危険性・利益，あるいはほかの方法の性質・危険性・利益について適切な説明を受けた後，十分に理解したうえで同意し，強制的ではなく自発的に受諾をすることをいう（**表10**）．医療従事者がインフォームド・コンセントを得るうえでの注意点を表11に示した．管理栄養士・栄養士が栄養管理業務などを行う場合についても同様に，この考え方に沿った十分な説明と同意が必要となる．

D. リスクマネジメント

1）医療におけるリスクマネジメントとリスクの原因

　医療におけるリスクとは，医療現場で起こりうるさまざまな事故や危険性を意味する．そして，これらの

表10 医療従事者に説明が求められる項目

1. 現在の症状および診断病名
2. 予後
3. 処置および治療の方針
4. 処方する薬剤について，薬剤名，服用方法，効能及び特に注意を要する副作用
5. 代替的治療法がある場合には，その内容及び利害得失（患者が負担すべき費用が大きく異なる場合には，それぞれの場合の費用を含む）
6. 手術や侵襲的な検査を行う場合には，その概要（執刀者および助手の氏名を含む），危険性，実施しない場合の危険性および合併症の有無
7. 治療目的以外に，臨床試験や研究などの他の目的も有する場合には，その旨および目的の内容

＊医療従事者は，患者が「知らないでいたい希望」を表明した場合には，これを尊重しなければならない
＊患者が未成年者などで判断能力がない場合には，診療中の診療情報の提供は親権者などに対してなされなければならない

〔「診療情報の提供等に関する指針」（厚生労働省），2004（https://www.mhlw.go.jp/shingi/2004/06/s0623-15m.html）[16] より引用〕

表11 医療従事者がインフォームド・コンセントを得るうえでの注意点

● 担当医師が直接患者からインフォームド・コンセントを得る
● 患者の理解を深めるため，動画やパンフレットを利用することが望ましい
● 説明書や同意書は書面として用意し，必ず署名を得て保管する
● 患者は同意を無条件で撤回することができる
● 患者の自己決定権は医師の裁量権より勝る

リスクの発生を防止するための対策や，発生時のすみやかな対応のための管理体制整備および医療の安全を確保するための組織的な取り組みを，リスクマネジメントという．

医療事故には，大きく分けて以下の4つのケース（タイプ，状況）が考えられる．1つめは，患者の安全性を脅かしたり精神的被害が生じる場合である．医療機器の不具合やコミュニケーション不足などのさまざまな原因が考えられる．2つめは，患者の転倒や自然災害などの医療行為とは関係ない状況で生じる事故によるケースである．3つめは，患者についてだけでなく，注射針の誤刺のような医療従事者側に被害が生じるケースである．現在では管理栄養士も病棟で栄養指導を行う機会も多く，注射針の誤刺のような状況のほかに，患者の吐瀉物などを介して感染症に感染する状況

も一つのリスクとして認識しておく必要がある．そして4つめが，個人情報などの情報漏えいである．最近は電子カルテシステムが整備された医療施設も多く，一般的には医療従事者のIDとパスワードで院内ネットワークに接続されたコンピュータであれば院内のどのコンピュータからでも電子カルテ閲覧が可能な環境が整いつつある．このような環境下では，医療従事者おのおのが患者情報を守るという高い意識をもたねばならない．

このようなリスク原因は，医療における多くの場面に潜んでいる．実際の事故につながる可能性があった事例や，実際には被害に至らなかったが「ヒヤリ」としたり「ハッと」した事例を，ヒヤリハット事例とよんでいる．これらの事例をスタッフ間で報告し合う機会をもち情報共有することは，同じような状況で医療に従事するスタッフに注意喚起を促し自分自身の医療行為を省みるよい機会として，医療事故防止に役立てることができる．

2）医療施設での取り組み

医療施設においては，リスクマネジメントを行う管理体制が求められる．例えば，医療事故防止対策規程の作成や医療事故防止対策委員会の設置，リスクマネジメント部会の設置などの整備が必要である[17]．

3）栄養管理におけるリスクマネジメント

医療における栄養管理のなかで生じるリスクには，食中毒や配膳ミス，異物混入などが考えられる．食中毒は，広範囲にわたって患者の健康状態を脅かす大きなリスクとなりうる．患者給食の管理において管理栄養士は，食中毒発生予防および万が一の発生にそなえ，調理スタッフの健康状態の確認や厨房内の洗浄などの実務的な内容，各方面への報告，食中毒の終息に向けた対応の流れ（マニュアル）を把握し，常に高い衛生管理意識をもたねばならない．また，食事提供の際に生じやすい配膳ミスは，アレルギー患者や経鼻経管栄養剤の使用患者，術後の食止めの患者に対して生じるリスクが考えられる．このような患者への配膳ミスは，状況によっては命にかかわる場合もあるため，配膳前のチェックを二度もしくは三度と行っている施設もある．

管理栄養士には，栄養ケアマネジメントのスクリーニング，アセスメント，ケアの実施，モニタリング，

カンファレンス，栄養食事指導での患者，他の医療職との関わりや給食管理など多くの場面において，医療事故防止のための高い管理意識と対策が求められている．

5 福祉・介護と在宅医療

A. 国際疾病分類（ICD），国際障害分類（ICIDH），国際生活機能分類（ICF）

1）国際疾病分類（ICD）

国際疾病分類（international classification of diseases：ICD）は，種々の地域や異なる時期の死亡原因や疾病を，世界共通の標準的な基準にしたがって記録し，相互比較や分析を可能にし，その予防や対策を講じることを目的として定められている疾病の国際分類である[18]．

ICDは，1893年に国際統計協会により制定された，人口動態統計の国際死因分類に始まり，1948年からは世界保健機関（world health organization：WHO）に所管が移され，医学の進歩や社会の変化に合わせて，おおむね10年のサイクルで改訂が行われている．

1950年を過ぎた頃より，寿命の延長，慢性疾患の増加，高齢障害者の増加，障害者に対する社会意識の変化などの条件が重なり合い，ICDによる疾患そのものの分類だけでは不十分であることが認識され，疾患の諸帰結をみた新しい分類が必要となった．そこで，1980年にICDの補助分類として，国際障害分類（international classification of impairments, disabilities and handicaps：ICIDH）がWHOから発表された．

2）国際障害分類（ICIDH）

ICIDHでは，障害者を①機能・形態障害（impair-ment），②能力障害（disability），③社会的不利（handicap）の3つのレベルに分類している．その概念は，図3に示すように「疾患・変調」が原因となって「機能・形態障害」が起こり，それによって「能力障害」が生じ，それが「社会的不利」を起こすことである[19]．また，「能力障害」がなくても，変形などの「機能・形態障害」がある場合に，直接「社会的不利」が生じる経路も示されている．

ICIDHは，従来，曖昧であった障害の構造に関する概念的枠組みを階層的に整理したが，問題点としては，主観的な障害要素（悩み，苦しみ，絶望感など）を評価できないことや環境因子が含まれていないこと，社会的不利の分類項目が著しく少ないことなどが指摘されている[19]．

その後，問題を解決するため，5年間にわたる現場試験や国際的議論を経て，2001年のWHO総会において，ICIDHの改訂版である国際生活機能分類（international classification of functioning disability and health：ICF）が発表されるに至った[20]．

3）国際生活機能分類（ICF）

ICFは，障害を「3つ」の階層的な次元でとらえている点ではICIDHと同様であるが，ICIDHが障害（マイナス面）のみを対象としていたのに対し，ICFでは健康な状態（プラス面）も含めた「健康の構成要素」が評価できる用語が用いられていることが大きな特徴である．

すなわち，図4に示したように，「機能・形態障害」の代わりに「心身機能・身体構造（body functions & structures）」，「能力障害」の代わりに「活動（activity）」，「社会的不利」の代わりに「参加（participation）」という表現が用いられるようになった．このような3階層を包括した中立的な概念が，「生活機能（functioning）」である．

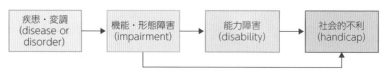

図3 国際障害分類（ICIDH）の概念
〔上田 敏：WHO国際障害分類改定の経過と今後の課題～ICIDHからICFへ．理学療法ジャーナル，36（1）：5-11，2002[19]より引用〕

また,「生活機能」のうち,心身機能・身体構造が障害された状態を「機能障害(構造障害を含む)(impairments)」,活動が障害された状態を「活動制限(activity limitations)」,参加が障害された状態を「参加制約(participation restrictions)」といい,これらの障害の3階層を包括した概念を「障害(disability)」と定義している.

さらにICFは「背景因子(contextual factors)」として「個人因子(personal factors)」と「環境因子(environmental factors)」を含んでおり,これはICFの「生活機能」と「障害」の構成概念と相互作用するものである.

ICFの構成要素について以下に具体的に述べる.

①生活機能

「生活機能」のなかの「心身機能」は身体系の生理的機能(心理的機能を含む),「身体構造」は器官,肢体とその構成成分などの身体の解剖学的部分,「活動」は個人による課題や行為の遂行のこと,「参加」は生活・人生場面へのかかわりのことである.

②障害

「障害」のなかの「機能障害(構造障害を含む)」は,著しい変異や喪失などの心身機能または身体構造上の問題,「活動制限」は個人が活動を行う際の困難さのこと,「参加制約」は個人が生活・人生場面にかかわる際に経験する問題である.

③背景因子

「背景因子」のなかの「個人因子」は性別,人種,年齢,体力,習慣など,個人の人生や生活の特別な背景,「環境因子」は人々が生活するうえでの物的・社会的環境を意味する.

④栄養学との関連項目

栄養学に関連する項目は,摂食機能,消化機能,同化機能,体重維持機能,水分・ミネラル・電解質バランスの機能などが挙げられ,これらは「心身機能」のなかに含まれる.

B. ノーマリゼーション

「ノーマリゼーション(normalization)」とは,**障害者が社会から隔離されたり特別視されたりすることなく,健常者と同等に生活し活動できる社会をめざす理念**である.1959年にデンマークの社会福祉法に登場後,スウェーデンや米国で発展し,今日では福祉の基本的な概念の1つになっている.具体的には,駅や道路など公共の場におけるスロープやエレベーターの設置なども含まれる.

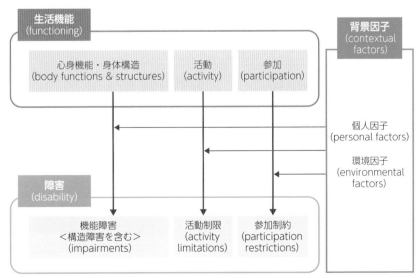

図4 国際生活機能分類(ICF)における「生活機能」と「障害」

C. 在宅医療，訪問看護

1）在宅医療

「在宅医療（home care）」とは，医療従事者の定期的かつ継続的な援助のもと，医療が居宅で行われるものである．在宅医療は，QOLの向上や，医療費削減などの医療経済上の観点からも，推進されるべきである．医師による**訪問診療**，看護師による**訪問看護**はもちろんのこと，管理栄養士による**訪問栄養食事指導**，薬剤師による**訪問薬剤管理指導**，理学療法士や作業療法士による**訪問リハビリテーション**なども積極的に行われている．

在宅医療は，病状が比較的安定しており，入院による高度な医療サービスを必要としなくなった場合，あるいは治癒が困難な病を患っているが，自宅での療養を最優先する場合に，患者やその家族が強く希望することで適応となる．在宅医療を成功させるためには，受け入れる家族あるいは介護を担当する人の**理解**と**協力**が不可欠であり，その**教育**が大切となる．

2）訪問看護

「訪問看護（home nursing）」とは，看護を必要とする療養者が在宅でも療養生活を送れるよう，医療機関や訪問看護ステーションなどとの契約に基づいて看護師が訪問し，**看護サービスを提供すること**である（表12）．訪問看護は病院と同様に「診療の補助行為」であるため，医師の指示が必須であるが，その指示は包括的なもので，**看護師が医師のいない状態で単独で医療行為を行う**ところに特徴がある．

3）施設連携

施設連携（facility cooperation）とは，地域の医療機関（病院・クリニック）のそれぞれが医療機能の分担と専門性を高め，その機能を有効活用することで，患者にシームレスな医療（切れ目のない医療）を提供することをいう．また，令和2年度診療報酬改定において，栄養情報提供加算（50点）が新設された[21]．栄養情報提供書（図5）[22]は，施設連携を円滑に行ううえでたいへん重要なツールであるため，積極的に活用すべきである．

D. 介護保険制度における基本食事サービス

1）介護保険制度の概要

介護報酬とは，事業者が要支援者・要介護者の利用者に介護サービスを提供した場合に，その対価として，事業者に支払われるサービス費用をいう．また，この介護報酬はサービスごとに設定されており，各サービスの基本的なサービス提供に必要な費用に加えて，各事業所のサービス提供体制や利用者の介護度などの状況に応じて加算または減算されるしくみになっている．図6は，介護報酬の支払いの流れを簡潔に示したものである．

介護報酬は介護保険制度により支えられている．近年，家族構成の変化などの社会問題により，家族単位で介護が必要になった高齢者の介護を行うことが困難になってきている．介護が必要になった高齢者やその家族を支えるためのしくみが介護保険制度である．介護保険制度は，40歳以上の人が支払う保険料と市町村や都道府県，国が負担する税金で支えられている（図7）．

2）介護保険における要介護度

図8は，介護保険における要介護度別の状態区分例である．介護老人福祉施設・介護老人保健施設・介護療養型医療施設への入所の対象は，原則として，要介護3～5であり，要支援1～2・要介護1～2は，居宅で，訪問介護・通所介護・短期入所生活介護などのサービスを受ける．

3）介護サービスと管理栄養士・栄養士の業務

介護サービスは，大きく分けて「**居宅サービス**」，「**施設サービス**」，「**地域密着型サービス**」の3種類に分けられる[24]．

「**居宅サービス**」には訪問介護などの12種類の区分があるが，管理栄養士・栄養士が関連するものとしては，居宅療養管理指導，通所介護，通所リハビリテーション，短期入所療養介護などにおける栄養管理や食事療養がある．

「**施設サービス**」には介護老人福祉施設（特別養護老

表12　訪問看護サービスの概要

1. 患者の全身状態の観察（バイタルチェック，褥瘡の有無など）
2. 医師の指示による医療行為の施行
3. 医療機器の点検・管理（在宅酸素療法機器，人工呼吸器，輸液ポンプなど）
4. 認知症ケア（事故防止など）
5. 終末期ケア（緩和ケアなど）

栄養管理情報書（大阪版）

御中

主治医・看護師・言語聴覚士・ケアマネージャー・管理栄養士・その他（　　　）様

［資料別添］□ 血液データ　□（　　　）

記入日	年　月　日
管理栄養士	㊞
所属名	
連絡先	TEL
E-mail	@

※は記入必須項目

※ 氏名	フリガナ ID	□ 男 □ 女	※ 主病名・既往歴 □ 糖尿病　□ 心臓疾患　□ 高血圧症　□ 貧血 □ 肝臓疾患　□ 腎臓疾患　□ 脂質異常症　□ 褥瘡 □ 脳血管疾患　□ 誤嚥性肺炎　□ 胃十二指腸潰瘍 □ その他（　　）
※ 生年月日	□ 明治(M) □ 大正(T) □ 昭和(S) □ 平成(H) □ 令和(R)　年　月　日生（　歳）		

入退院日	入院日：　年　月　日	退院(予定)日：　年　月　日	
※ 身長	cm（　年　月）	歯の状態	□ 天然歯（残存歯上　本・下　本）
※ 体重	kg（　年　月）		□ 義歯（□ 総入歯　□ 部分入歯　部分上・部分下）
※ BMI	kg/m²	褥瘡	□ 無　□ 有：部位等
※ 直近(4週間)の体重変化	増加・変化なし・減少（　kg　%）	検査その他	過去1カ月以内Alb値（　g/dL）

※ 補給方法内容	□ 経口（□ 常食　□ 軟食　□ 糖尿病食　□ 心臓病食　□ 減塩食　□ 貧血食　□ 肝臓病食　□ 腎臓病食 □ 脂肪制限食　□ 嚥下調整食）□その他（　　） □ 経鼻　□ 胃瘻　□ 腸瘻（　　）□その他（　　） □ 輸液（□ PPN　□ TPN　□　　）

提供量及び推定摂取量	※ 提供量		※ 推定摂取量		※	
	エネルギー	kcal	エネルギー	kcal	食事回数	回／日 □ 朝 □ 昼 □ 夕 □
	たんぱく質	g	たんぱく質	g	補助食品	□ 無　□ 有
	脂質	g	脂質	g	商品名	
	炭水化物	g	炭水化物	g	商品名	
	塩分	g	塩分	g	商品名	
	総水分	mL	総水分	mL	商品名	
	（　　）		（　　）		商品名	

制限等の注意事項	□ 塩分　g　□ たんぱく質　g　□ 脂質　g　□

栄養評価		エネルギー	たんぱく質	塩分	水分	その他
※ 必要量		（　）kcal/標準体重kg （　）kcal/現体重kg	（　）kcal/標準体重kg （　）kcal/現体重kg	～　g	mL	

食事形態		
※ 主食		□ 米飯　□ 軟飯　□ 全粥　□ ミキサー全粥　□ 全粥ゼリー固め　□（7・5・3）分粥　□ 重湯 □ パン　□ 主食なし　□ その他（　　） 分量　g〔(□ 大碗　□ 中碗　□ 小碗　その他（　　)〕
※ 副食形態		□ 常菜　□ 軟菜　□ 一口大 □嚥下食［嚥下調整食分類2013コード］（裏面参照）コード：　形態： □その他（具体的に形態を記入）（　　）
汁物水分		［とろみ］［0 t］□ 不要　□ 必要（□ 段階1：薄いとろみ・□ 段階2：中間のとろみ・□ 段階3：濃いとろみ） 嚥下食に対する特記事項：
使用食器		［使用食器］□ はし　□ スプーン　□ コップ　□ ストロー　□ 自助食器　□ 補助スプーン　□ 吸いのみ

※ 食事に関する問題点	□ 無　□ 食欲低下　□ 嘔吐　□ 悪心　□ 下痢　□ 便秘　□ 脱水　□ 咀嚼困難　□ 嚥下障害　□ 口腔内残留 □ むせ　□ 早食い　□ □ 浮腫　□ 味覚障害　□ 注意障害　□ 開口困難　□ 食べこぼし（□ 多い・□ 少ない）　□ 義歯不適合 □ 麻痺（□ 右・□ 左）□ アレルギー（　　）□ その他（　　） ［食思不振］□ 無　□ 有　［ムラ］□ 無　□ 有（　　） ［禁止食品］□ 無　□ 有（　　） ［食事介助の必要性］□ 自立　□ 見守り　□ 一部介助（　　）□ 全介助 ［認知状態］□ うつ傾向　□ 食物認識障害　□（　　）
※ 栄養管理	□ 指導無　□ 指導有　［回数］□ 1回　□ 2回　□（　　）回 ［指導内容及び経過］指導根拠も記入 ［注意点と課題］

退院時栄養設定の詳細

※ 栄養量	補給量	エネルギー	たんぱく質（アミノ酸）	脂質	炭水化物	塩分	水分	その他
	経口（食事）	kcal	g	g	g	g	mL	
	経腸	kcal	g	g	g	g	mL	
	静脈	kcal	g	g	g	g	mL	
	経口飲水						mL	
	合計	kcal	g	g	g	g	mL	
	（現体重当たり）	kcal/kg	g/kg				mL	

経腸栄養詳細					
	種類名	朝：	昼：	夕：	□ 半固形
	量	朝：	昼：	夕：	
	投与経路	□ 経口　□ 経鼻　□ 胃瘻　□ 腸瘻（　　）□ その他（　　）			
	投与速度	朝：　mL/h	昼：　mL/h	夕：　mL/h	□ ショット注入
	追加水分	朝：　mL	昼：　mL	夕：　mL	
静脈栄養詳細	種類・量				
	投与経路	□ PPN　□ TPN			
備考					
特記事項	嗜好品・嚥下（食事時の体制などを含む）に対する内容なども含む				

［嚥下調整食分類2013コード］

[4]	キザミ・極キザミ
[3]	ソフト食・キザミとろみ
[2-2]	極キザミとろみ
[2-2]	ペースト食（不均一）
[2-1]	ペースト食
[1J]	ゼリー状（プリン・ゼリー・ムース状）
[0J]	ゼリー状（開始食）
[0t]	とろみ水

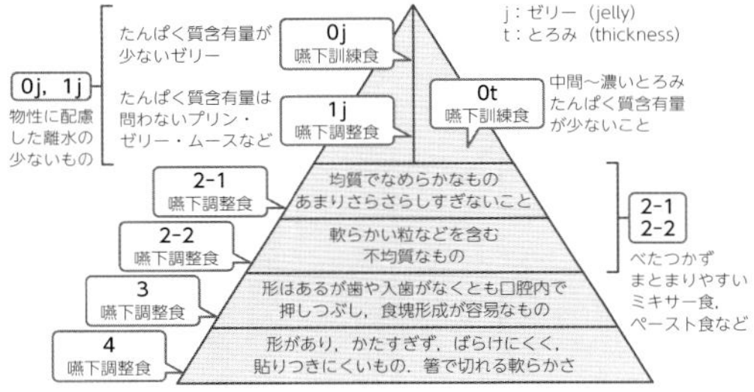

図5　栄養情報提供書（栄養管理情報書）

〔「栄養管理情報書（大阪版）について」（大阪府），2019（https://www.pref.osaka.lg.jp/kenkozukuri/zaitakueiyou/index.html）[22] より引用．「嚥下調整食分類2013コード」は，日本摂食・嚥下リハビリテーション学会医療検討委員会：日本摂食・嚥下リハビリテーション学会嚥下調整食分類2013．日本摂食嚥下リハ会誌，17：255-267，2013[23] を参考に作成〕

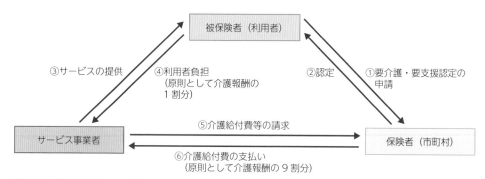

図6　介護報酬支払いの流れ
〔「介護報酬について」（厚生労働省）(http://www.mhlw.go.jp/topics/kaigo/housyu/housyu.html) [25] より引用〕

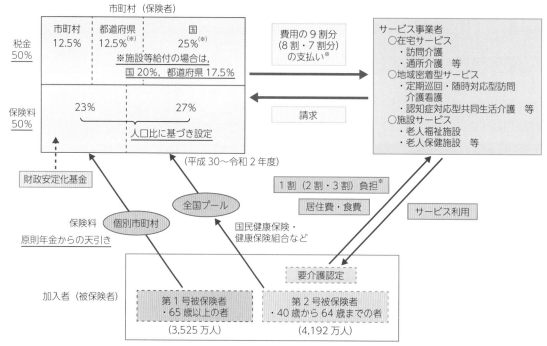

図7　介護保険制度のしくみ
(注)　第1号被保険者の数は，「介護保険事業状況報告年報」によるものであり，平成30年度末現在の数である．
　　　第2号被保険者の数は，社会保険診療報酬支払基金が介護給付費納付金額を確定するための医療保険者からの報告によるものであり，平成30年度内の月平均値である．
　※　一定以上所得者については，費用の2割負担（平成27年8月施行）または3割負担（平成30年8月施行）．
〔「介護保険制度の概要」（厚生労働省），令和3年5月 (https://www.mhlw.go.jp/content/000801559.pdf) [26] より引用〕

人ホーム），介護老人保健施設（老人保健施設），介護療養型医療施設（療養病床を有する病院および診療所），介護医療院の4種類があり，いずれも栄養管理や食事療養において管理栄養士・栄養士が関連する．
　「地域密着型サービス」は9種類に分類され，そのうち地域密着型通所介護，認知症対応型通所介護，小規

模多機能型居宅介護，認知症型共同生活介護，地域密着型特定施設入居者生活介護，地域密着型介護老人福祉施設入居者生活介護のサービスにおいて，管理栄養士・栄養士が関連する．
　なお，上記3種類の介護サービスのほか，予防的な観点から各種施設を活用した介護予防サービスなどに

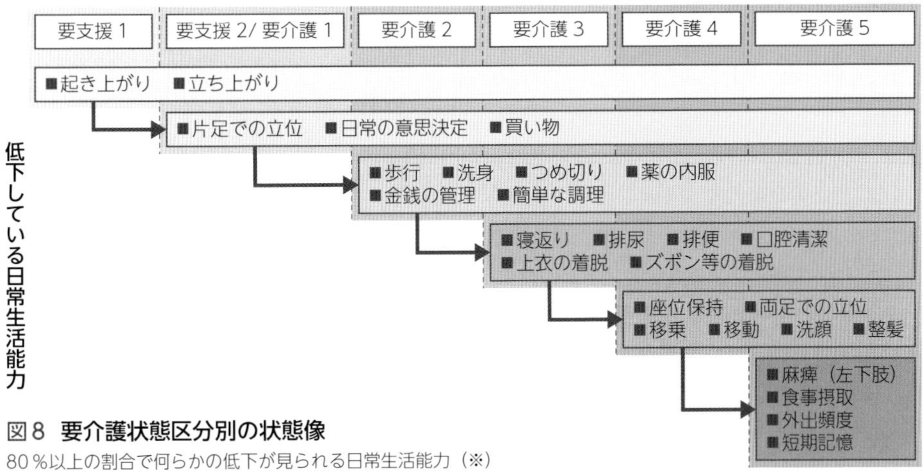
要支援1
要支援2/要介護1
要介護2
要介護3
要介護4
要介護5
低下している日常生活能力
■起き上がり ■立ち上がり
■片足での立位 ■日常の意思決定 ■買い物
■歩行 ■洗身 ■つめ切り ■薬の内服
■金銭の管理 ■簡単な調理
■寝返り ■排尿 ■排便 ■口腔清潔
■上衣の着脱 ■ズボン等の着脱
■座位保持 ■両足での立位
■移乗 ■移動 ■洗顔 ■整髪
■麻痺（左下肢）
■食事摂取
■外出頻度
■短期記憶

図8 要介護状態区分別の状態像

80％以上の割合で何らかの低下が見られる日常生活能力（※）
※全74項目の要介護認定調査項目において，
・介助の項目（16項目）で，「全介助」または「一部介助」等の選択肢
・能力の項目（18項目）で，「できない」または「つかまれば可」等の選択肢
・有無の項目（40項目）で，「ある」（麻痺，拘縮など）等の選択肢
を選択している場合が80％以上になる項目について集計
注1）要介護度別の状態像の定義はない．
注2）市町村から国（介護保険総合データベース）に送信されている平成26年度の要介護認定情報に基づき集計（平成28年2月15日時点）
注3）要介護状態区分は二次判定結果に基づき集計
注4）74の各調査項目の選択肢のうち何らかの低下（「全介助」，「一部介助」等）があるものについて集計

おいても，食事療養などにおいて管理栄養士・栄養士が関連している．

これらの各施設における入所者介護サービスに含まれる療養食などの費用については，**医科診療報酬とは異なる介護報酬に基づいて算定される**．介護報酬における栄養管理と食事療養の加算についての概要を付録2 表5，6に示す．

4）居宅サービスにおける栄養管理と食事療養

住居への訪問，日帰りの通所施設利用または施設への短期入所などにおいて，管理栄養士・栄養士が栄養改善サービスや療養食の提供を行っている．

①管理栄養士が行う居宅療養管理指導

管理栄養士が行う**居宅療養管理指導**は，居宅で療養を行っており，通院や通所が困難な利用者に対し，計

Column

管理栄養士の仕事場って？

2000年の栄養士法改正において，管理栄養士の業務について「傷病者に対する療養のため必要な栄養の指導，個人の身体の状況，栄養状態などに応じた高度の専門的知識および技術を要する健康の保持増進のための栄養の指導」と明確に表現された．

現代の医療福祉の現場では，傷病者の療養は病院だけではなく，さまざまな福祉施設も含まれる．一般的には管理栄養士の仕事場としてイメージしやすい現場には病院が挙げられるが，病院以外にもさまざまな介護福祉施設での食事提供や栄養管理もまた，管理栄養士の活躍の場である．

また，介護福祉施設における栄養管理に関する相談や助言，病院の外来栄養食事相談を担当する管理栄養士の勤務スタイルとしては，常勤に限らない場合もある．性別を問わず，さまざまなライフステージにおいて，年齢を重ねても，さまざまなスタイルでの働き方と可能性があることを知り，経験を積んで豊かな人生を歩んでほしい．

（清水扶美）

画的な医学的管理を行う医師の指示のもと，利用者を訪問して栄養管理に関する情報提供と指導や助言を**30分以上**行った場合に，月に2回を限度として算定されるものである．

その過程は，栄養状態に関するリスクの把握（栄養スクリーニング），栄養状態に関する改善すべき課題の把握（栄養アセスメント），利用者ごとの栄養補給や栄養食事相談に関する事項を含む**栄養ケアプランの作成**，利用者やその家族への**説明と同意**，**栄養ケアの実施**，問題の修正（随時），介護支援専門員への**情報提供**，**医師への報告**，**栄養ケア内容の記録**となる．

なお，対象とする特別食は，付録2 表5，6を参照のこと．

②栄養アセスメント加算

管理栄養士が介護職員等と共同し，利用者ごとの低栄養状態のリスクおよび解決すべき課題の把握を目的として，栄養アセスメントを実施した場合に算定される．なお，栄養アセスメント加算，栄養改善加算の算定において，事業者は，職員または外部（ほかの介護事業所，医療機関，栄養士会が運営する栄養ケア・ステーション等）との連携により1名以上の管理栄養士の配置が必要である．

③栄養改善加算

低栄養状態（そのおそれのある場合を含む）の利用者に対して，個別に実施される栄養相談等の栄養管理を行った場合に算定される．

④口腔・栄養スクリーニング加算

事業者の従業者が，利用開始時および利用中6カ月ごとに，利用者の口腔の健康状態のスクリーニングや栄養状態のスクリーニングを行い，担当の介護支援職員に情報提供を行った場合に加算される．

⑤療養食加算

また，管理栄養士・栄養士の管理のもとで，医師が発行した食事箋に基づく治療食（付録2 表5，6参照）や検査食が提供された場合，**療養食加算**として加算する．療養食加算の対象範囲のうち，注意が必要な治療食を表13に示す．

5）施設サービスにおける栄養管理と食事療養

施設サービスでは，介護老人福祉施設，介護老人保健施設，介護療養型医療施設，介護医療院などにおいて，管理栄養士・栄養士が栄養管理を行っている．

表13 療養食加算における注意

特別食	諸注意
腎臓病食	心臓疾患などに対して減塩食療法（食塩相当量6 g未満/日の減塩食）を行う場合は，腎臓病食に準じて取り扱うことができるが，**高血圧症に対して減塩食療法を行う場合は，加算の対象にならない**
肝臓病食	肝庇護食，肝炎食，肝硬変食，閉鎖性黄疸食（胆石症などによる閉鎖性黄疸も含む）などを含む
胃潰瘍食	十二指腸潰瘍時の食事，消化管術後の胃潰瘍食に準じる食事，クローン病・潰瘍性大腸炎などによる低残渣食も含む
貧血食	血中ヘモグロビン濃度が**10 g/dL以下**かつその原因が鉄欠乏に由来する場合
脂質異常症食	対象患者は，空腹時のLDLコレステロール値 140 mg/dL以上，HDLコレステロール値 40 mg/dL未満，中性脂肪値 150 mg/dL以上のいずれか．高度肥満症（肥満度＋70％以上，BMIが35以上）に対する食事療法も含む
特別な場合の検査食	主に潜血食をいうが，大腸X線検査・大腸内視鏡検査のための残渣の少ない調理済食品の使用時も含む

（その他療養食加算の対象となる食種は付録2 表5，6を参照）

①再入所時栄養連携加算

入所者が退所して病院等に入院した後に再入所する際に必要となる栄養管理が，以前の入所時と大きく異なるために，施設の管理栄養士と病院等の管理栄養士が連携して栄養ケア計画を作成した場合に算定される．

②栄養マネジメント

栄養マネジメント強化加算は1日につき11単位が算定される．低栄養状態のリスクがある入所者に対し，リスクの大きさに応じた栄養管理を行う．

③経口移行加算

経管栄養から経口栄養に移行しようとする対象者に算定される．

④経口維持加算

摂食機能障害を有する誤嚥がある入所者に対して，医師等の多職種が共同して作成した経口維持計画に基づき，栄養管理を行った場合に算定される．

⑤療養食加算

食事療養では，医師が発行した食事箋に基づく治療食（表13）を提供した場合は，療養食加算が算定される．

Advanced　『かかりつけ医』と『病院』の連携

令和2年度診療報酬改定において，病院と他の保険医療機関とのシームレスな連携を図る目的で栄養情報提供加算（50点）が新設された[1]．一方，地域に開かれたクリニックでは，管理栄養士の雇用はわずか10％程度であり[2]，病院から栄養管理情報が提供されても，それを正確かつ的確に引き継げる"受け手"がいないという現状がある．

これらを解決するため「日本栄養士会」をはじめとする学術団体や，有志団体[3] が声をあげ，クリニックでの管理栄養士雇用に向けた啓発活動を行っている．他方，令和2年度診療報酬改定では，日本栄養士会もしくは都道府県栄養士会が設置・運営する「栄養ケア・ステーション」または他の医療機関に在籍する管理栄養士が栄養食事指導を実施した場合でも，「外来・在宅患者訪問栄養食事指導料」が算定できるよう

になった[1]．また，継続的な外来栄養食事指導時において，2回目以降の面談に情報通信機器（オンライン会議システム，電話など）を用いた指導が認められた．さらに，令和4年度の改定では[4]，初回指導時から認められるなど，コロナ禍の副産物としての遠隔栄養食事指導を積極的に活用していくことが，糖尿病などの慢性疾患患者や流行感染症に敏感な患者に対する新しい支援の選択肢になると考えられる．これらの改定を追い風として，かかりつけ医が受けもっている患者に対し，クリニックまたは栄養ケア・ステーションなどに勤務する管理栄養士が積極的に栄養介入を行い，栄養食事指導の有用性を示すエビデンスを発信していく必要があると思われる．

（井尻吉信，山東勤弥）

文　献

1）「令和2年度診療報酬改定について」（厚生労働省），2020
　　https://www.mhlw.go.jp/stf/seisakunitsuite/bunya/0000188411_00027.html
2）井尻吉信，他：東大阪周辺6市の無床診療所における栄養指導の現状と課題．大阪樟蔭女子大学研究紀要，10：225-232，2020
3）管理栄養士と開業医がコラボする会ホームページ．https://rd-dr-collabo.com/
4）「令和4年度診療報酬改定について」（厚生労働省），2022
　　https://www.mhlw.go.jp/stf/seisakunitsuite/bunya/0000188411_00037.html

チェック問題

問 題

☐☐ **Q1** NSTの対象患者を述べなさい.

☐☐ **Q2** クリニカルパスの役割とメリットを述べなさい.

☐☐ **Q3** 特別食加算の対象となる治療食と栄養食事指導料の対象となる治療食に違いがあれば,説明しなさい.

☐☐ **Q4** 糖尿病透析予防指導管理料の算定対象となる患者の要件をまとめなさい.

☐☐ **Q5** インフォームド・コンセントとは何か説明しなさい.

☐☐ **Q6** ノーマリゼーションとは何か説明しなさい.

☐☐ **Q7** 管理栄養士が行う居宅療養管理指導の対象範囲について,療養食加算と異なる点を説明しなさい.

解答&解説

A1 栄養管理計画を策定している患者のうち，①栄養管理計画の策定にかかわる栄養スクリーニングの結果，血清アルブミン値が3.0 g/dL以下であって，栄養障害を有すると判定された患者，②経口摂取または経腸栄養への移行を目的として，現に経静脈栄養法を実施している患者，③経口摂取への移行を目的として，現に経腸栄養法を実施している患者，④NSTが栄養治療より改善が見込めると判断した患者，が対象である．

A2 在院日数の短縮，医療の質の向上，医療を安全に進めるための手段としての役割がある．メリットは，患者のインフォームド・コンセントに使用できる，医療従事者間の情報ツールとして用いることができる，医療の標準化を図ることができ，すべての患者が標準的な医療を受けることができる，医療の無駄を省くことができる，などが挙げられる．

A3 栄養食事指導料の対象となる治療食には，特別食加算で定められた治療食に加えて，高血圧症（食塩相当量6 g未満/日の減塩食）および食物アレルギーを有する9歳未満の小児を対象とした小児食物アレルギー（ただし集団指導は加算対象外）への特別食が含まれる．

A4 ヘモグロビンA1c（HbA1c）がNGSP値で6.5％以上，または内服薬やインスリン製剤を使用している外来糖尿病患者であって，透析療法を行っている場合を除く糖尿病性腎症第2期以上の患者であること．

A5 「インフォームド・コンセント」とは，十分な説明を受けたうえでの患者の同意・承諾を意味する．

A6 「ノーマリゼーション」とは，障害者が社会から隔離されたり特別視されたりすることなく，健常者と同等に生活し活動できる社会をめざす理念である．例として，バリアフリーの促進などが挙げられる．

A7 居宅療養管理指導では，高度肥満症の対象者は「肥満度が＋40％以上またはBMIが30以上」である点が，療養食加算の対象となる高度肥満症の範囲（肥満度が＋70％以上，BMIが35以上）と異なる．また，高血圧の患者への減塩食（食塩相当量6 g/日未満），嚥下困難者のための流動食が含まれることも，療養食加算の対象範囲とは異なる点である．

第3章 栄養ケアマネジメント

Point

1 栄養ケアマネジメントの必要性と定義，栄養管理プロセスの概要を理解する.

2 傷病者の栄養ケアマネジメントと栄養管理プロセスの過程を理解する.

3 要支援者・要介護者の栄養ケアマネジメントと栄養管理プロセスの過程を理解する.

概略図 **栄養ケアマネジメントの過程**

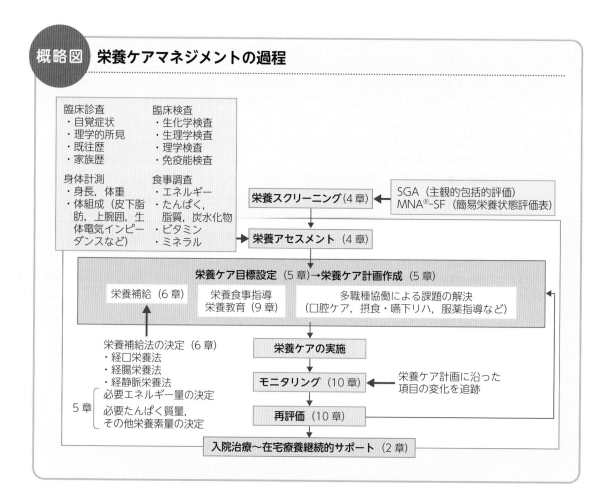

臨床診査
・自覚症状
・理学的所見
・既往歴
・家族歴

臨床検査
・生化学検査
・生理学検査
・理学検査
・免疫能検査

身体計測
・身長，体重
・体組成（皮下脂肪，上腕囲，生体電気インピーダンスなど）

食事調査
・エネルギー
・たんぱく，脂質，炭水化物
・ビタミン
・ミネラル

栄養スクリーニング（4章） ← SGA（主観的包括的評価）MNA®-SF（簡易栄養状態評価表）

栄養アセスメント（4章）

栄養ケア目標設定（5章）→**栄養ケア計画作成**（5章）

| 栄養補給（6章） | 栄養食事指導 栄養教育（9章） | 多職種協働による課題の解決（口腔ケア，摂食・嚥下リハ，服薬指導など） |

栄養補給法の決定（6章）
・経口栄養法
・経腸栄養法
・経静脈栄養法

5章 { 必要エネルギー量の決定 必要たんぱく質量，その他栄養素量の決定

栄養ケアの実施

モニタリング（10章） ← 栄養ケア計画に沿った項目の変化を追跡

再評価（10章）

入院治療～在宅療養継続的サポート（2章）

1 栄養ケアマネジメントの概要

栄養ケアの実施段階で行われる患者への食事提供は，治療の一環としての栄養補給だけにとどまらない．食事によって患者自身の「治る力」とともに「生きる力」を引き出すことをめざし，**食べることの意義と食事に対する満足度**，さらには人間の尊厳といった視点を取り入れることが重要である．

A. 栄養ケアマネジメントの必要性

患者の多くは，各種疾患の影響で入院時すでに栄養状態が低下している傾向にある．特に高齢者では，筋肉量の減少によって基礎代謝量が低下し，食欲が減退することがある．また，疾患や治療だけでなく，加齢による味覚変化や咀嚼（そしゃく）・嚥下（えんげ）機能の低下が食欲減退の原因となることもある．

栄養管理は治療のベースであり，適切な栄養管理は治療の効果を引き上げる．一方，栄養状態が悪ければどのような治療であっても十分な効果を得ることができない．患者の良好なアウトカムと生活の質（QOL）の向上，そして医療経済的なメリットのために適切な栄養管理は欠かせない．そのため，個々の患者に最適な栄養ケアを効率的な方法・手順によって実施するための栄養ケアマネジメントの導入が必要となる．

主な対象者は**要支援者**，**要介護者**，または**障害者**であり，栄養ケアマネジメントの導入は医療のみならず，介護・福祉においても進められている．

B. 栄養ケアマネジメントの定義

栄養ケアとは，医学的治療の一部として栄養の側面から疾患に必要なケアを実施することで，個々の患者に最適な栄養ケアを行い，その実務遂行上の機能や方法・手順を効率的に行うための体制である[1]．

実施する栄養ケアは，低栄養のリスク回避，栄養食事療法，ならびに患者自身によるセルフコントロールへの支援，栄養教育に大別される．

栄養ケアマネジメントは，栄養ケアの対象となる患者をスクリーニングし，栄養ケアの効果を評価する一連の過程である．そして疾患の治癒促進・重症化防止，あるいは患者の栄養状態を適正に維持することで目標を達成する．

栄養ケアマネジメントの実際では，医師の指示のもと，食事の提供を含めて具体的な指針を策定し，利用者に提示する．管理栄養士，医師，看護師，薬剤師などの多職種と連携した施設ごとのシステムにより実施されている．

C. 栄養管理プロセスの概要

栄養管理プロセスの目的は，対象者の栄養管理の標準化と，それに用いる用語，概念および記録方法を含む栄養管理の過程を標準化することで，対象者により質の高い栄養管理を提供することである．栄養管理プロセスの構成は，①**栄養評価**（食物・栄養関連の履歴，身体計測，生化学データおよび医学検査と手順，栄養に焦点を当てた身体所見，既往歴），②**栄養診断**（摂取量，臨床栄養，行動と生活環境），③**栄養介入**（食物・栄養の提供，栄養教育，栄養カウンセリング，栄養ケアの調整），④**栄養モニタリングと再評価**（食物・栄養関連の履歴，身体計測，生化学データおよび医学検査と手順，栄養に焦点を当てた身体所見）の4つの段階からなる[2)3)]．

①の栄養評価とは栄養ケアマネジメントにおける「**栄養アセスメント**」，③の栄養介入は「**栄養ケア計画・栄養ケア実施**」を指す．栄養ケアマネジメントの構成との違いは，栄養アセスメント［栄養評価］と栄養ケア計画・栄養ケア実施［栄養介入］の間に②の「栄養診断」の段階が存在することである．「栄養診断」は，栄養領域に限定された状態や現象を診断することである．適切な栄養診断により，診断ごとにエビデンスに基づいた栄養ケアが提供され，より確実なアウトカムの維持・改善につながると期待される．

栄養管理プロセスの適切な導入は，管理栄養士間で起こる栄養管理とその過程の差異を最小化し，栄養管理業務の信頼性と生産性を向上させ，多職種との情報共有に基づく円滑なコミュニケーションなどを通して栄養食事療法の効果を最大化することが可能となる．

2　栄養ケアマネジメントの過程

A. 傷病者の栄養ケアマネジメントと栄養管理プロセス

※栄養管理プロセスで使用されている用語を［　］に併記する.

1）栄養スクリーニング

栄養スクリーニングは，患者の栄養障害，あるいは栄養障害のリスク（摂食・嚥下機能低下など）がある者とそうでない者を初期段階でふるい分けることである．非侵襲的な栄養スクリーニングのツールとして，**SGA**（subjective global assessment：**主観的包括的評価**）が活用されている．SGAの主な項目は，体重の変化，食物摂取の変化，嘔吐・下痢・食欲不振などの有無，ADL（activities of daily living：日常生活動作），浮腫・腹水の有無，などである．また，高齢者に対して，**MNA®-SF**（mini nutritional assessment short form：**簡易栄養状態評価表**，図1）を用いる場合もある（栄養スクリーニングについては，第4章「2.栄養スクリーニング」も参照）.

2）栄養アセスメント［栄養評価］

栄養スクリーニングの結果から，栄養障害または栄養障害のリスクがあるとされた患者を対象に，より詳細な栄養状態のアセスメント［栄養評価］を行う.

総合的な栄養アセスメントでは，主観的評価に加え，**ODA**（objective data assessment：**客観的評価**）が必要とされる．指標には，SGA，MNA®-SF，MUST（malnutrition universal screening tool，図2）などの栄養スクリーニングで得られた情報を基盤に，医療面接による既往歴や家族歴，また身体所見を含む臨床診査，血液生化学検査や免疫能検査などの臨床検査，身体計測，食事摂取状況調査などによるデータが用いられる（第4章参照）.

栄養ケア計画に沿った項目の変化を追跡し，栄養状態および病態の回復または悪化を評価する「モニタリング」もまた栄養アセスメントの一環といえる（第10章参照）.

3）栄養診断

栄養診断とは，栄養評価に基づいて，対象者の栄養状態を診断することである．これは，栄養評価により抽出された，対象者の栄養に関する解決すべき課題や問題点を端的に示した栄養管理プロセスがもつ固有の段階である．栄養診断は，摂取量（エネルギーや栄養素の過剰または不足），臨床栄養（「嚥下障害」や「低体重」など病態や身体状況に関係するもの），行動と生活環境（対象者の知識，態度，信念，身体をとりまく環境，食物へのアクセスなど）に関するものからなる[2)4)]．このなかから，対象者の栄養管理において優先度が高く，かつ栄養介入によって解決あるいは改善できる特異的かつ主要な栄養学的課題を選択する.

この際，どのような考察に基づき栄養診断を行ったのかについて，その根拠と原因を**PES報告**「S（sign/symptoms；徴候/症状）の根拠に基づき，E（etiology；病因）が原因となった，P（problem or nutrition diagnosis label；診断名）と栄養診断できる」という簡潔な一文で示す．PES報告は，対象者の栄養状態の診断だけでなく，その要因を示すことでめざすべきゴールを明確にすることができる.

4）栄養ケア計画と実施［栄養介入］

栄養ケア計画（第5章参照）は，栄養アセスメント［栄養評価］または栄養診断の結果に基づいた目標の設定，計画の立案，計画実施後の目標達成度の評価を含み，①**栄養補給**［食物・栄養の提供］，②**栄養食事指導**［栄養教育，栄養カウンセリング］，③**多職種協働による課題解決**［栄養ケアの調整］を行う.

栄養アセスメント［栄養評価］または栄養診断の結果に基づき，まず栄養ケアの目標を段階的（短期・中期・長期）かつ具体的に設定する．つまり，各段階において，「栄養状態改善・栄養状態維持・栄養状態悪化の軽減」のいずれをゴールにするのかを判断したうえで，栄養ケア計画と実施［栄養介入］を検討する．すなわち，栄養補給法の決定，栄養素等摂取量・構成比率の設定，禁忌食品など，食物・栄養の提供に関する処方について計画を立てる.

栄養補給法は，疾患や病態および必要栄養素等量，消化管の機能に応じ，経口，経腸（経鼻・経胃腸），経静脈（末梢または中心静脈）などを設定する．栄養素等摂取量・構成比率は，疾患・病態・病期などによる当該疾患のガイドラインあるいは侵襲状況，ストレス状況，身体活動状況，体格，年齢により設定し，禁忌

簡易栄養状態評価表
Mini Nutritional Assessment-Short Form
MNA®

Nestlé
Nutrition Institute

氏名：

性別：　　　年齢：　　　体重：　　　kg　身長：　　　cm　調査日：

下の□欄に適切な数値を記入し、それらを加算してスクリーニング値を算出する。

スクリーニング

A 過去3ヶ月間で食欲不振、消化器系の問題、そしゃく・嚥下困難などで食事量が減少しましたか？
0 = 著しい食事量の減少
1 = 中等度の食事量の減少
2 = 食事量の減少なし

B 過去3ヶ月間で体重の減少がありましたか？
0 = 3 kg 以上の減少
1 = わからない
2 = 1〜3 kg の減少
3 = 体重減少なし

C 自力で歩けますか？
0 = 寝たきりまたは車椅子を常時使用
1 = ベッドや車椅子を離れられるが、歩いて外出はできない
2 = 自由に歩いて外出できる

D 過去3ヶ月間で精神的ストレスや急性疾患を経験しましたか？
0 = はい　　　2 = いいえ

E 神経・精神的問題の有無
0 = 強度認知症またはうつ状態
1 = 中程度の認知症
2 = 精神的問題なし

F1 BMI　体重(kg)÷[身長(m)]² □
0 = BMI が19 未満
1 = BMI が19 以上、21 未満
2 = BMI が21 以上、23 未満
3 = BMI が23 以上

BMI が測定できない方は、F1 の代わりに F2 に回答してください。
BMI が測定できる方は、F1 のみに回答し、F2 には記入しないでください。

F2 ふくらはぎの周囲長(cm)：CC
0 = 31cm未満
3 = 31cm以上

スクリーニング値
(最大：14ポイント)

12-14 ポイント： □　栄養状態良好
8-11 ポイント： □　低栄養のおそれあり (At risk)
0-7 ポイント： □　低栄養

保存します
印刷します
リセットします

Ref.　Vellas B, Villars H, Abellan G, et al. *Overview of the MNA® - Its History and Challenges.* J Nutr Health Aging 2006;10:456-465.
Rubenstein LZ, Harker JO, Salva A, Guigoz Y, Vellas B. *Screening for Undernutrition in Geriatric Practice: Developing the Short-Form Mini Nutritional Assessment (MNA-SF).* J. Geront 2001;56A: M366-377.
Guigoz Y. *The Mini-Nutritional Assessment (MNA®) Review of the Literature - What does it tell us?* J Nutr Health Aging 2006; 10:466-487.
Kaiser MJ, Bauer JM, Ramsch C, et al. *Validation of the Mini Nutritional Assessment Short-Form (MNA®-SF): A practical tool for identification of nutritional status.* J Nutr Health Aging 2009; 13:782-788.
® Société des Produits Nestlé SA, Trademark Owners.
© Société des Produits Nestlé SA 1994, Revision 2009.
さらに詳しい情報をお知りになりたい方は、**www.mna-elderly.com** にアクセスしてください。

図1　簡易栄養状態評価表（MNA®-SF）
MNAはB. Vellas，P. J. Guizogら（1999）によって提唱された簡便なスクリーニング法である．基本的には65歳以上の高齢者を対象としており，項目は日常生活における食事摂取や生活状況，体重，上腕や下腿周囲径の測定で診断する
（www.mna-elderly.comより転載）

Step 1	BMIスコア	
BMI（kg/m²）		スコア
>20（>30 肥満）	=	0
18.5～20	=	1
<18.5	=	2

Step 2	体重減少率	
過去3～6カ月間の意図しない体重減少率		
%		スコア
<5	=	0
5～10	=	1
>10	=	2

Step 3	急性疾患の存在	
5日間以上の経口からの栄養摂取を障害する可能性のある急性疾患の存在		
		スコア
無	=	0
有	=	2

Step 1 ＋ Step 2 ＋ Step 3

Step 4	栄養障害の危険度の診断
Step 1～3のスコアを合計し，栄養障害の危険度を診断する	
スコア0＝危険度低，スコア1＝危険度中等度，スコア2以上＝危険度高	

Step 5	栄養管理法の選択基準		
スコア0（危険度低）	特別な管理を要しない	標準的な患者管理を行う．スクリーニングは入院中は週1回程度でよい
スコア1（危険度中等度）	経過観察	厳重な観察が必要．食事摂取の状況に改善がみられなければ介入を要することもある
スコア2以上（危険度高）	栄養療法を施行	栄養士あるいはNSTによる積極的な介入を要する

図2 MUSTによる栄養障害の診断
MUSTは英国静脈経腸栄養学会によって考案された栄養障害スクリーニングの方法で，成人用である．使用される栄養指標は身長，体重およびBMI，最近5日間以上の経口からの栄養摂取状況を障害する急性疾患の有無
〔中村丁次：国際的標準化をめざしたNutrition Care Process（NCP）の取り組み．日本栄養士会雑誌，58：4-6，2015[4]）をもとに作成〕

食品を食物アレルギーや薬物療法などから確認する．次に適切な栄養食事歴や身体計測，身体所見ならびに臨床検査などから患者の1日に必要な栄養素量を推定し，現在の総栄養素等摂取量に対して過不足のあるエネルギーおよび栄養素の調整を図る．

栄養食事指導（第9章参照）についてもまた栄養アセスメント［栄養評価］および栄養診断の結果から検討する．身体状況と食習慣に関する情報のみならず，患者の性格，家族構成および生活環境など多元的な情報を総合的に考察する．

多職種協働による栄養ケア計画の作成においては，口腔ケア，摂食・嚥下リハビリテーション，服薬指導などの情報を含む幅広い観点からの検討が可能となる．栄養ケア計画は栄養管理計画書または栄養治療実施計画書（兼 栄養治療実施報告書）（第8章「1．栄養ケアの記録」を参照）に記入する．一方，患者，または家族に対してわかりやすく説明し，栄養ケアの理解と

実施の合意を得る．この栄養スクリーニングから栄養ケア計画と実施［栄養介入］までの要点をSOAP方式（subjective data：主観的データ，objective data：客観的データ，assessment：評価，plan：計画）で患者のカルテに記載する方法を多くの医療施設で実施している（詳細は第8章「3．SOAPに基づく記録」を参照）．栄養管理プロセスでは，このSOAP方式に栄養診断とPES報告を追記することになる[5]．また，栄養ケアの実施過程とそれぞれの内容は常に関連職種間でチェックされ，栄養ケア提供経過記録が作成される．

5）モニタリングと再評価（リ・アセスメント）

栄養ケアの計画時に決定された指標のモニタリングを行い，計画の内容は適切であったか，栄養ケア実施の流れは円滑であったか，栄養状態は改善したか，合併症はなかったか，ADLは低下していないか，入院日数は軽減されたか，患者は満足しているか，QOLは向上したかなどを総合的に評価する（第10章参照）．再

評価で必要とされる指標の決定は，疾患・病態，栄養状態，実施した栄養ケアによって異なり，再評価のタイミングの決定とともに計画の段階で行う．

6）栄養ケアの修正と再実施（フィードバック）

再評価結果は新しい栄養ケア計画にフィードバックする．目標に到達しなかった場合は必要に応じて計画の修正を行い，目標に到達している場合は栄養ケアの継続もしくは中止を検討し，前者であれば新たに継続用の計画を作成する．

B. 要支援者・要介護者の栄養ケアマネジメントと栄養管理プロセス

※栄養管理プロセスで使用されている用語を［　］に併記する．

要支援者とは，排泄や食事はほとんど自分でできるが，掃除など身の回りの世話の一部に手助けが必要であったり，立ち上がり時などに何らかの支えが必要となる場合がある状態である．**要介護者**は，身の回りの世話に随時手助けが必要となり，立ち上がり，歩行，移動の動作，排泄や食事は重症度が増すほど介護の必要性が上がる．

1）栄養スクリーニング

要支援者・要介護者の栄養スクリーニングは，一般傷病者と同様に（A. 傷病者の栄養ケアマネジメントと栄養管理プロセス参照）栄養障害，あるいは栄養障害のリスクがある者とそうでない者を初期段階で判定することを目的に行う．体重減少は，サルコペニアと強い関係にあるフレイル（frailty：虚弱）診断の1項目でもある．特に，高齢者では基礎代謝量の低下や消化管機能の低下，味覚変化や咀嚼・嚥下機能の低下など，加齢に伴うさまざまな変化により食事量が減少する傾向にあり，たんぱく質・エネルギー栄養障害（protein energy malnutrition：PEM）に陥りやすい．

2）栄養アセスメント［栄養評価］

栄養アセスメント［栄養評価］では，栄養障害，または栄養障害のリスクを有する要支援者・要介護者の抽出を目的としたスクリーニングの結果に加え，ODAデータ（医療面接による自覚症状，主訴，現病歴，既

Column

CONUT栄養評価法

CONUT（controlling nutritional status）とは，入院時に一般採血3項目（血清アルブミン値，末梢血リンパ球数，総コレステロール値）で算出される簡易栄養アセスメントである．

3項目の各スコアの合計をCONUT値とし，栄養状態は，正常，軽度，中度，高度の4段階で評価される（表1）．CONUT栄養評価表を用いることで，軽度栄養不良患者を抽出することができると考えられている．

表1　CONUT栄養評価法

検査項目	検査値とスコア			
血清アルブミン値：Alb（g/dL）	≧3.50	3.00～3.49	2.50～2.99	<2.50
Albスコア	0	2	4	6
末梢血リンパ球数：TLC（/μL）	≧1,600	1,200～1,599	800～1,199	<800
TLCスコア	0	1	2	3
総コレステロール値：T-cho（mg/dL）	≧180	140～179	100～139	<100
T-choスコア	0	1	2	3
CONUT値 ＝ Albスコア ＋ TLCスコア ＋ T-choスコア				

CONUT評価	正常	軽度	中等度	高度
CONUT値	0～1	2～4	5～8	9～12

（Ignacio de Ulíbarri J, et al：CONUT: a tool for controlling nutritional status. First validation in a hospital population. Nutr Hosp, 20：38-45, 2005[6] より引用）

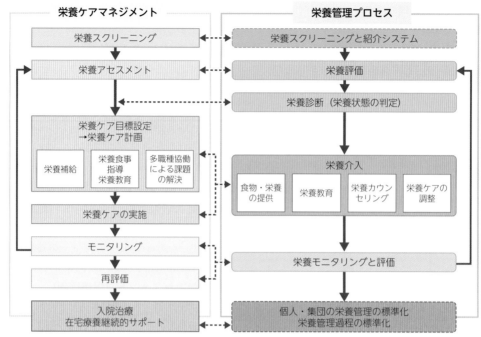

栄養管理プロセスでは栄養アセスメント［栄養評価］の次に，［栄養診断］の段階で実施する．

図3 栄養ケアマネジメントと栄養管理プロセスの構成

往歴や家族歴，生活歴，および臨床診査・臨床検査・身体計測・食生活状況調査などの結果）を合わせて複合的な評価が必要とされる．高齢者では糖尿病，脂質異常症，高血圧症などの疾患を有する割合が高く，それらから続発する腎疾患，肝疾患，脳血管疾患，心疾患，認知症の徴候，またはリスクに伴う栄養学的課題の早期発見が重要である．

また，高齢者の栄養状態に影響を与える生活環境や特徴的な心身機能の変化にも対応した栄養ケア計画の作成および実施［栄養介入］につなげていくために，家族構成，経済状況，口腔内状況，摂食・嚥下機能，排便状況，認知機能，精神・心理的状況なども評価できる各種スケールを活用する（第4章参照）．

3）栄養診断

要支援者・要介護者の病態は，多くの栄養学的課題を認めるため，1人の対象者について複数の栄養診断

居宅サービスにおける栄養改善サービス

Column

居宅サービス（通所介護および通所リハビリテーション）における栄養改善サービスとは，要介護1〜5認定で以下の栄養障害のリスクがある者に対して個別的に実施される栄養管理である（第2章参照）．
① BMIが18.5未満
② 1〜6カ月で3％以上の体重減少が認められる，または6カ月間に2〜3 kgの体重減少がある
③ 血清アルブミン値が3.5 g/dL以下
④ 食事摂取量が不良（75％以下）

居宅介護支援事業所の介護支援専門員によって作成されたケア計画をふまえて，栄養スクリーニング・アセスメントを行い，栄養ケア計画を作成してサービスを実施する．状態が変わった場合はモニタリング結果などを介護支援専門員と連携をとる[6)7)]．

が挙がる．そのため，1つの栄養診断を選択する作業は難しいことがある．このような場合，栄養評価に基づき，対象者の栄養管理において優先度が高く，かつ栄養介入によって解決あるいは改善できる項目を選択する．この際，対象者の栄養状態は，年齢，栄養素等摂取量，身体活動，疾患に伴う炎症，社会経済的および環境的要因など，どのような因子に最も影響を受けているのかについて推論すると，栄養診断の優先順位を整理しやすく，かつPES報告の適切な記載にも有用である．栄養診断を1つに絞ることができないケースでは複数の栄養診断およびPES報告を記載する．

4）栄養ケア計画と実施［栄養介入］

要支援者・要介護者の栄養ケア計画も栄養アセスメント［栄養評価］または栄養診断の結果に基づき，「栄養状態の改善」，「栄養状態の維持」，「栄養状態の悪化の軽減」のいずれをゴールにするのかを判断したうえで設定し，達成するための栄養ケア計画と実施［栄養介入］を検討する．要支援者・要介護者の病態は複雑かつ多様であり，栄養管理が栄養状態の改善や維持に奏功する場合もあれば，期待した成果を得られない場合もある．このようなことを考慮したうえで，①栄養補給［食物・栄養の提供］，②栄養食事指導［栄養教育，栄養カウンセリング］，③多職種協働による課題解決［栄養ケアの調整］に沿った計画の立案，計画実施後の目標達成度の評価方法などを段階的に決定する．エネルギー必要量の設定をする際，適切な基礎代謝量の算出が期待できないケースでは，適宜，栄養指標のモニタリングを行い，エネルギー必要量の妥当性について再評価する．

要支援者・要介護者の栄養計画作成では，口腔機能・運動機能・生活機能の維持・回復への対応のため，医師，看護師のほか，歯科衛生士，理学療法士，作業療法士，言語聴覚士など多職種協働が一般患者以上に求められる．また，ホームヘルパーやケアワーカーなど，さらに**多職種協働での支援**および栄養ケアの調整への考慮が必要である．

また，要支援者と要介護者の違いを理解したうえで，それぞれに栄養ケアの調整を含めた適切な計画を作成する．

栄養食事指導［栄養教育，栄養カウンセリング］に関しても，栄養アセスメント［栄養評価］および栄養診断の結果に基づいて検討を行う．口腔機能・運動機能・生活機能の低下の程度は一律でないこと，長い生活歴に基づいた食嗜好を含む食習慣の変容は容易ではない．さらに，家族構成，経済状況，生活環境（食品購入場所へのアクセスを含む）をふまえた実践可能な方法を考慮する．高齢者にとって食べることはQOLの維持・向上につながる自己実現の手段でもあることを念頭に置き，食べることで楽しさや生きがいを感じることができるための計画作成が重要である．

栄養ケアの実施は，可能な食事介助方法を介護者とともに検討する．可能な限り多くの食事場面の観察情報を介護者から得ることで，続く栄養ケアの再評価に役立てる．また，栄養食事指導において，高齢者には人生の先輩としての敬意を払ったコミュニケーションを心がける．

居宅療養中の対象者においては，短期入所，訪問看護・介護，デイサービスなどの利用状況を把握し，ケアマネージャーを介して訪問看護師やヘルパーと連携を図ることが重要である．

Column

地域連携栄養ケア体制の強化

近年では高齢者の増加に伴い，継続した栄養管理が必要な生活習慣病などの疾病を有する者が増加傾向にある．しかしながら，施設の機能の細分化により，急性期病院から介護保険施設，福祉施設など，地域で施設間を移動することが多く，地域内で栄養管理情報を共有する必要性が高まっている[5]．地域内施設の管理栄養士・栄養士等間で情報の共有を行うことで，医療施設・介護施設などと地域との連携を効率よく行い，医療・介護および地域の継続した良質な栄養ケアサービスが提供されることを目的として，地域ごとで作成される栄養情報提供書の活用が広がっている．

5）モニタリングと再評価（リ・アセスメント）

　栄養ケア計画［栄養介入］に基づいて指標のモニタリングを行う．アウトカムに達しているか，予期していなかった問題は生じていないかなども併せて確認する．また，実施のプロセスにおけるケアの流れ，患者の満足度とQOLの維持・向上なども同時に評価する．

6）栄養ケアの修正と再実施（フィードバック）

　栄養ケアの質を向上させるため，評価結果は新しい計画に常にフィードバックする．アウトカムに達しない場合は栄養ケアの内容を見直し，到達している場合はケアの継続または中止を検討する．

世界規模での低栄養の診断基準 GLIM 基準

GLIM基準（Global Leadership Initiative on Malnutrition criteria）は，ASPEN（米国静脈経腸栄養学会），ESPEN（ヨーロッパ臨床栄養代謝学会），ELANPE（ラテンアメリカ静脈経腸栄養学会），PENSA（アジア静脈経腸栄養学会）の4学会が策定に参画し2018年に公開された，国際的なコンセンサスの構築をめざす低栄養診断基準である[10]．この基準は，低栄養の新たな定義というよりも，低栄養の診断を整理するための枠組み（フレームワーク）であり，第1にリスクスクリーニングとして低栄養が疑われる患者の抽出，第2に低栄養の診断および重症度の判定という2段階のアプローチで構成されている．

GLIM基準の栄養指標には，これまで検証されたさまざまなスクリーニングツールに多く用いられている「食事摂取量の減少」，「疾病による負荷または炎症」，「意図しない体重減少」，「BMI」，「筋肉量」の5項目が採用されている．GLIM基準はグローバルに用いることを想定していることから，この指標のうち，BMIおよび筋肉量は人種ごとに異なるカットオフ値（ある検査の陽性と陰性などを分ける値）が提案されている．

GLIM基準による低栄養の診断の流れは，リスクスクリーニング，アセスメント，診断，重症度判定および病因別分類である（図4）．使用方法として，まず，SGAやMNA®-SFなど妥当性が確認されているスクリーニングツールで低栄養リスク者を抽出後，現症の3要素（意図しない体重減少，低BMI，筋肉量の減少）と病因の2要素（食事摂取量または消化吸収能の低下，炎症や外傷性疾患の関与）を用いてアセスメン

リスクスクリーニング （SGA や MNA®-SF など）

アセスメント 　（右表の現症と病因の各項目に該当があればチェック）

現症
・意図しない体重減少
・低 BMI
・筋肉量の減少

病因
・食事量減少または消化吸収能低下
・疾患による負荷／炎症の関与

	現症	チェック
意図しない体重減少	＞5％：過去6か月以内	
	＞10％：過去6か月以上	
BMI (kg/m²)	＜20：70歳未満（アジア人：＜18.5）	
	＜22：70歳以上（アジア人：＜20）	
筋肉量*	ASMI (kg/m²)　DXA：男性＜7，女性＜5.4　BIA：男性＜7，女性＜5.7	

	病因	チェック
食事摂取量減少または消化吸収能低下	エネルギー摂取量≦必要量の50％（1〜2週間）	
	食事摂取量の低下（2週間以上）	
	慢性的消化器症状による食物の消化吸収障害	
疾患による負荷または炎症の関与	急性疾患や外傷による炎症	
	慢性疾患による炎症	

*アジア人のカットオフ値
ASMI：四肢骨格筋量／身長²
DXA：二重X線吸収法
BIA：生体電気インピーダンス法

診断

現症と病因の各1つ以上に該当（チェック）がある場合に低栄養と診断

重症度判定

現症に基づき低栄養の重症度を判定

重症度	意図しない体重減少	BMI (kg/m²)	筋肉量
ステージ1中等度の低栄養	5〜10％：過去6か月以内または10〜20％：過去6か月以上	＜20：70歳未満または＜22：70歳以上	軽度〜中程度の減少
ステージ2高度の低栄養	＞10％：過去6か月以内または＞20％：過去6か月以上	＜18.5：70歳未満または＜20：70歳以上	重度の減少

病因別分類

低栄養の原因を判定

① 慢性疾患で炎症を伴う低栄養
② 急性疾患あるいは外傷による高度の炎症を伴う低栄養
③ 炎症はわずか，あるいは認めない慢性疾患による低栄養
④ 炎症はなく飢餓による低栄養（社会経済的または環境的要因に関連する食糧不足に起因）

図4　GLIM基準
(Cederholm T, et al：GLIM criteria for the diagnosis of malnutrition-A consensus report from the global clinical nutrition community. Clin Nutr, 38：1-9, 2019[10]）をもとに作成)

トし，現症および病因でそれぞれ1つ以上の該当がある場合に低栄養と診断する．

次に，体重減少率，BMIおよび筋肉量減少の程度をアセスメントし，重症度の判定（中等度の低栄養または高度の低栄養）を行う．筋肉量減少は，二重X線吸収法（DXA）や生体電気インピーダンス法（BIA）などを用いた四肢骨格筋量，四肢除脂肪量，またはこれらを身長の二乗やBMIで除して求める指数を用いて評価する．現時点におけるアジア人の筋肉量減少は，四肢骨格筋量を身長の二乗で除した四肢骨格筋量指数（ASMI）を用いて評価することがすすめられており，そのカットオフ値は以下の通りである；二重X線吸収法（男性：＜7 kg/m^2, 女性：＜5.4 kg/m^2），生体電気インピーダンス法（男性：＜7 kg/m^2，女性：＜5.7 kg/m^2）．

最後に，病因別4分類；①慢性疾患で炎症を伴う低栄養，②急性疾患あるいは外傷による高度の炎症を伴う低栄養，③炎症はわずか，あるいは認めない慢性疾患による低栄養，④炎症はなく飢餓による低栄養（社会経済的または環境的要因に関連する食糧不足に起因）のいずれに該当するかを判定し，低栄養の原因を明確にする．これは，栄養管理のゴールを「栄養状態改善」，「栄養状態維持」，「栄養状態悪化の軽減」のいずれに設定するのか，また栄養ケア計画と実施［栄養介入］をどのように設定するのかを検討するために有用である．

将来的に，国際標準化されたGLIM基準による栄養状態の診断により，地域間および長期間の有病率の比較が蓄積・検証されることが想定されており，この狙いについては栄養管理プロセスと類似している．また，GLIM基準は栄養ケアマネジメントや栄養管理プロセスにおける，栄養スクリーニング，栄養アセスメントまたは栄養診断の段階における具体的な方法として活用できるものである．

今後のGLIM基準のもつ課題は，さらに多くの栄養関連学会や協会の承認および協力の確保と普及を行い，妥当性や有用性についてより詳細な検証が必要であることとされている．

（水元　芳，安武健一郎）

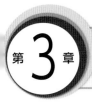

チェック問題

問 題

□□ **Q1** 栄養ケアマネジメントの定義とはどのようなものか説明しなさい.

□□ **Q2** 栄養ケアマネジメントはどのような過程で行われるか説明しなさい.

□□ **Q3** 要支援者・要介護者の栄養ケアマネジメントでは，一般傷病者と異なるどのような特徴があるか説明しなさい.

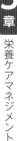

解答&解説

A1 栄養ケアマネジメントとは，ヘルスケアサービスの一環として個々人に最適な栄養ケアを行い，その実務遂行上の機能や方法・手順を効率的に行うための体制である.

A2 スクリーニング，アセスメント，計画，実施，再評価（リ・アセスメント），フィードバックの手順で進められ，計画は，アセスメント結果に基づいて①栄養補給，②栄養食事指導，③多職種による問題解決の観点から行われる.

A3 要支援者・要介護者では，特に高齢者において加齢に伴う運動機能および生活機能低下による栄養リスクに加え，生活習慣病を原疾患とした腎・肝疾患や脳血管疾患，心疾患などの続発性疾患の徴候またはリスクの早期発見も重要である点が特徴的である. また，高齢者の栄養状態に影響の大きい家族構成，経済状況，口腔内状況，摂食・嚥下機能，排便状況，認知機能，精神・心理的状況など複合的に評価すべき点もまた特徴的である.

第 4 章　栄養アセスメント

Point

1. 傷病者や要支援者・要介護者における栄養アセスメントの意義，目的を理解する.
2. フィジカルアセスメントや臨床検査の指標の意味を理解する.
3. 身体計測や食事摂取状況調査の手技を理解する.
4. 栄養アセスメントで得られた多様なデータの関連性を理解し，総合的に評価することを理解する.
5. 栄養ケアプロセスに基づき，栄養アセスメントデータから栄養診断（栄養判定）を行い，PES 報告を記載することを理解する.
6. 栄養診断結果から，栄養介入計画を立案することを理解する.

概略図　栄養ケアマネジメントにおける栄養アセスメントの手順

```
              ┌─────────────────────┐
              │ 傷病者              │
              │ 要支援・要介護者    │
              └─────────────────────┘
                        ↓
  ┌─────────────────────────────────────┐      栄養状態良好
  │ 栄養スクリーニング                  │      （栄養介入の
  │ SGA，MNA®-SF，MUST など             │ ──→  必要性なし）  ──→ ┌────────────┐
  │ （体重変化，食事量，身体機能・基礎疾患など）│                      │ 2 週間後再評価 │
  └─────────────────────────────────────┘                      └────────────┘
                        │ 栄養障害，at risk
                        ↓ （栄養介入の必要性あり）
  ┌─────────────────────────────────────────────┐
  │ 栄養アセスメント                            │
  │ ┌─────────────────────────────────────────┐ │
  │ │ フィジカルアセスメント（臨床診査）      │ │
  │ │ 臨床検査（血液生化学検査，尿検査）      │ │
  │ │ 身体計測（体重変化，上腕囲，下腿囲，    │ │          再評価
  │ │ 皮下脂肪厚，握力）                      │ │ ┈┈┈┈    フィードバック
  │ │ 食事摂取状況調査                        │ │
  │ └─────────────────────────────────────────┘ │
  │                    ↓                        │
  │ ┌─────────────────────────────────────────┐ │
  │ │ 栄養診断（栄養状態の判定）              │ │
  │ │ （PES 報告）                            │ │
  │ └─────────────────────────────────────────┘ │
  └─────────────────────────────────────────────┘
                        │ リ・プラン
                        ↓
  ┌────────────────────────┐   ┌──────────────┐   ┌──────────────┐
  │ 栄養診断に基づく栄養介入計画 │→ │ 栄養ケアの実施 │→ │ モニタリング │┈┈
  └────────────────────────┘   └──────────────┘   └──────────────┘
```

1 栄養アセスメントの意義と目的

栄養障害は，疾病治療やリハビリテーションの効果に悪影響を及ぼす．栄養状態が改善すると治療効果は向上し，傷病者や要介護者のQOLが改善する．栄養状態を把握するためには栄養アセスメントを行い，栄養障害を予防・改善するためには早期に栄養介入することが肝要である．

評価の指標には，**フィジカルアセスメント（臨床診査），身体計測，臨床検査，食事摂取状況調査**があり，心理状態や環境要因などを加味して総合的に栄養状態を評価・判定する．栄養アセスメントは，栄養療法の適応や効果の判定に必要な過程である．

A. 傷病者の栄養アセスメント

傷病者の栄養アセスメントは，治療効果の向上，疾病の治癒促進が目的である．傷病者に栄養障害があると，免疫能の低下，感染症の罹病率や合併症発症率の増加，傷病回復の遅延を招き，入院日数や再入院率が増加することで治療費も高額となり患者のQOLも低下する．したがって，入院早期より栄養アセスメントを実施し栄養障害の早期発見，早期治療に努める必要がある．また，栄養障害，または栄養障害のリスクのある患者に対し，そのような状態に陥った根拠や原因を栄養アセスメントによって明らかにしなければならない．栄養アセスメントの指標には，**静的アセスメント，動的アセスメント，予後推定アセスメント**があり，目的に応じて使い分ける．

1）静的アセスメント

静的アセスメントは，身体計測や免疫能，または生化学的半減期が比較的長く，代謝回転の遅い指標が用いられる．全般的な栄養状態の評価に有用である一方，短期的な評価には不向きである．

2）動的アセスメント

動的アセスメントは，経時的な栄養状態の変化を評価するものであり，窒素平衡やRTP（rapid turnover protein：半減期の短い体たんぱく質指標），安静時エネルギー消費量などが用いられる．それにより栄養介入の効果の判定等に用いられる．

3）予後推定アセスメント

予後判定アセスメントは，各種の指標を組み合わせて，高リスク群を判別し，予後あるいは治療効果などを推定する．外科領域においては，術前栄養状態と術後合併症の発生率，術後の回復過程を推測する．栄養リスクの指標には小野寺らによるPNI（prognostic nutritional index）やBouillanneらによるGNRI（geriatric nutritional risk index）などがある（表1）．特定の疾患を対象に設定されたものであり，すべての疾患に適応するものではない．

B. 要支援者・要介護者の栄養アセスメント

要支援・要介護の状態に陥る過程で，ADLの低下による活動量の低下や，エネルギー摂取量および栄養素摂取量の低下などにより栄養障害に陥っていることも多い．要支援者・要介護者の栄養アセスメントは，健康状態の維持や改善のために不可欠であり，定期的に行う必要がある．低栄養状態に陥らないようにすることは，抑うつ傾向の抑制やQOLの維持にも肝要である．低栄養状態に陥った要支援者・要介護者の増加は，医療費や介護にかかる費用などがかさむだけでなく，介護者の負担の増大にもつながり，社会的な問題にも

表1 予後推定アセスメントの指標

名称	算出式	判定
小野寺らによる消化器がん患者に対するPNI	PNI ＝〔10 × 血清アルブミン(g/dL)〕＋〔0.005 × 総リンパ球数(mm³)〕	PNI ≦ 40：切除・吻合禁止 ＞40：手術可能
Bouillanneらによる高齢者向けのGNRI	GNRI ＝〔14.89 × 血清アルブミン(g/dL)〕＋〔41.7 ×（現体重kg/理想体重kg）〕 〈理想体重算出式〉 男性：身長(cm) － 100 －[（身長cm － 150）÷ 4] 女性：身長(cm) － 100 －[（身長cm － 150）÷ 2.5]	GNRI ＜：82重度栄養リスク 82～92：中等度栄養リスク 92～98：軽度栄養リスク ＞98：栄養リスクなし

〔PNI：「栄養科学イラストレイテッド 臨床栄養学 基礎編 改訂第2版」（本田佳子，他/編），羊土社，2016[1] およびGNRI：Bouillanne O, et al：Am J Clin Nutr, 82：777-783, 2005[2] をもとに作成〕

発展する.

また，**高齢者**が要介護状態に陥らないようにすることも重要であり，フレイルやサルコペニアの予防，早期発見，対策のために栄養アセスメントを行う．食欲がない，食事が摂れない，体重減少，ADLの低下等がある場合は早期に栄養アセスメントを実施する．高齢者の栄養管理の目的は，健康と体力の維持，健康寿命の延伸，合併する疾患の進展防止である．

2 栄養スクリーニング

A. 栄養スクリーニングの意義

栄養スクリーニングは，対象者の集団から「**栄養障害を有する者**」または「**栄養障害のリスクを有する者**」を選別する「**ふるい分け**」の手段である．漏れなく正確に抽出されなければならない．また，なるべく簡便かつ効率的で，対象者の負担が少ない方法が用いられる．栄養スクリーニングで抽出された者は，さらに栄養アセスメントによって精査される．栄養スクリーニングは栄養障害を予防・改善するための早期栄養介入に欠かせない．

B. 栄養スクリーニングの方法

栄養スクリーニング法は，①SGA，②MNA®-SF，③MUST，④NRS，⑤CONUTなどがあり[1]，項目は体重関連（BMI，体重減少），食事関連（食事量の減少），身体機能・基礎疾患関連（消化器症状，身体所見，身体機能，基礎疾患，侵襲），その他（精神症状）および生化学検査値等である．特に，体重関連と食事関連は多くの栄養スクリーニング法の評価項目であり特に重要である（表2）．

1）体重関連

過去6カ月と過去2週間の体重の変化を聴き取る．意図しない体重の変化がある場合は減少率を算出する．5%以上の体重減少があれば中等度，10%以上であれば高度減少と評価する．体重減少は，変化の過程であるのか，下げ止まりであるのか，増加に転じているのかで判定が異なる．また，体重変化は体水分量にも大きく影響を受けるので，骨格筋や体脂肪が減少したための体重減少であるのか，見かけ上の（体水分の変化による）体重減少であるのか注意しなければならない．浮腫や脱水など，必ず身体所見も確認する必要がある．

2）食事関連

平常時と比較して食事の摂取量，形態，食事にかかる時間などの変化があったか，変化があった場合はその期間がどれくらい続いているのかを聴き取る．常食から軟食などへの変化は栄養密度が下がるため，エネルギーや栄養素の摂取量も低下する．

また，食事に時間がかかるのは咀嚼や嚥下などに問題が生じている可能性がある．食物摂取の変化は，食欲低下によるものあれば，咀嚼障害や嚥下障害などの摂食困難によるものもあるため，なぜ変化しているのかにも注意する必要がある．なお食事や栄養素摂取量が低下している状態が1週間以上続いている場合は，栄養障害のリスクが高いと考えるべきである．

※1　それぞれのフルスペルを以下に示す．
①SGA：subjective global assessment，②MNA®-SF：Mini Nutritional Assessment-Short Form，③MUST：malnutrition universal screening tool，④NRS：nutritional risk screening，⑤CONUT：controlling nutritional status.

表2　栄養スクリーニング法の種類と評価項目

	体重関連		食事関連	身体機能・基礎疾患関連					その他	生化学検査値
	BMI	体重減少	食事量の減少	消化器症状	身体所見	身体機能	基礎疾患	侵襲	精神症状	
SGA		●	●	●	●	●	●	●		
MNA®-SF	●	●	●	●		●			●	
MUST	●	●	●							
NRS	●	●	●				●	●		
CONUT										●

（早川麻理子，他：栄養アセスメントツールの対象患者と効果的な活用．静脈経腸栄養，25：581-584，2010[3] をもとに作成）

3）消化器症状

食欲不振，嘔気，嘔吐，下痢，便秘などの消化器症状がみられる場合は，食事摂取量が低下していることが多い．体重減少につながり，栄養障害のリスクが高いと考える．

4）身体所見・身体機能

SGA（表3）やMNA®-SF（第3章 図1）における身体機能の評価項目は，自力歩行の可否などのADLについて評価している．寝たきりや車いすを利用している場合は，活動量の低下が食事摂取量の減少につながるため，栄養障害のリスクがあると考えたほうがよい．また，SGAにおける身体所見は，皮下脂肪や筋肉の喪失，浮腫の有無について評価している．皮下脂肪の喪失は上腕三頭筋皮下脂肪厚から，筋肉の喪失は上腕筋周囲長や上腕筋面積から，それぞれの蓄積量を評価し，減少がある場合は栄養障害のリスクがあると判定する．

5）血清アルブミン

アルブミンは血清たんぱくのうち最も量が多いもので，主に肝臓でつくられ，低値を示す場合は栄養障害のリスクが高い．しかし，浮腫や脱水，炎症反応の有無などさまざまな要因で変動するため，食事摂取量や体重変化などのデータと合わせて評価する．なお，血清アルブミンの半減期は20日程度と長いため，短期間の栄養評価には向かないので注意する．

3 フィジカルアセスメント

フィジカルアセスメント（臨床診査）は，身体的な（physical），評価（assessment）を行うことであり，医療面接（問診）から病歴を聴取し，患者の全身をくまなく観察して，患者さんの栄養状態を分析，評価することである．管理栄養士もフィジカルアセスメントの知識を習得し，得られたデータを栄養管理の重要な情報として役立て，的確な栄養アセスメントを実施しなければならない．

A. 主観的評価

主観的評価とは，患者の訴えがもとになる評価をいう．体重の変化や食物摂取の変化，消化器症状やADL

表3　主観的包括的栄養評価（SGA：subjective global assessment）

A. 病歴

  1. 体重の変化
    過去6カ月における体重減少：＿＿＿＿＿kg（減少率：＿＿＿＿＿％）
    過去2週間における変化（最近の変化）：□ 増加　□ 変化なし　□ 減少
  2. 食物摂取の変化
    □ 変化なし
    □ 変化あり：（期間）（＿＿＿＿＿週，月等）
    タイプ：□ 不十分な固形食　□ 完全液体食　□ 低エネルギー液体食　□ 絶食
  3. 消化器症状（2週間以上持続）
    □ なし　□ 悪心　□ 嘔吐　□ 下痢　□ 食欲不振
  4. 身体機能
    □ 機能不全なし
    □ 機能不全あり：（期間）（＿＿＿＿＿週，月等）
    タイプ：□ 日常生活可能　□ 歩行可能　□ 歩行不可　□ 寝たきり
  5. 疾患と栄養必要量との関係
    診断名：＿＿＿＿＿＿＿＿＿＿
    代謝亢進に伴う必要量/ストレス：□ なし　□ 軽度　□ 中等度　□ 高度

B. 身体状況（スコアで表示：0＝正常，1＋＝軽度，2＋＝中等度，3＋＝高度）

  □ 皮下脂肪の減少（上腕三頭筋，胸部）0, 1＋, 2＋, 3＋
  □ 骨格筋の減少（大腿四頭筋，三角筋）0, 1＋, 2＋, 3＋
  □ 踝部浮腫 0, 1＋, 2＋, 3＋　□ 仙骨部浮腫 0, 1＋, 2＋, 3＋　□ 腹水 0, 1＋, 2＋, 3＋

C. 主観的包括的栄養評価

  A　□ 栄養状態良好
  B　□ 中等度の栄養不良
  C　□ 高度の栄養不良

〔「栄養科学イラストレイテッド 臨床栄養学 基礎編 改訂第2版」（本田佳子，他/編），羊土社，2016[1]，p56より引用〕

の変化，浮腫などの身体所見などである．患者の訴えや，患者から直接得た情報を用いて評価する．主観的包括的栄養評価（**SGA**，表3）は広く用いられている．客観的評価（objective data assessment：**ODA**）と相関し，予後の推測にも有効である．SGAは簡便かつ迅速な栄養スクリーニングとして用いられる．

B. 包括的評価

臨床の場では，対象者の健康および栄養状態や病態の程度，実態を正しく把握して，正確な診断と適切な治療を行わなければならない．個々の患者の栄養状態を正しく評価するためには，患者の訴えを上手に聴きだすこと（問診）と，全身をくまなく観察すること（身体観察）が必要である．これらの情報を臨床検査結果と照らし合わせ，総合的に解釈する．栄養状態は，外見上の変化として現れる他覚所見もあれば，痛み，しびれ感，倦怠感，ふらつきなどの自覚所見として現れることもある．

C. 臨床診査（自他覚症状の観察）

1）体重の変化

体重の変化は，食事摂取や水分摂取の影響を受けており，栄養状態を評価するうえで重要な情報である．体重減少がみられるときは，体構成成分の体脂肪が減少したのか，体たんぱく質（除脂肪組織）が減少したのか，または体水分が減少したのかを見極めその原因を探る必要がある．1～2日の短期間の体重変動には，体水分量の変化が反映される．

2）食欲

食欲は，食事により胃粘膜の物理的な伸展や収縮と，血糖値，遊離脂肪酸，消化管ホルモンなどにより，脳の視床下部の満腹中枢と空腹中枢が刺激されて調節されている．食欲が低下すると食事摂取量が低下するために，体重が減少したり，栄養素欠乏症が生じたりする．

食欲が低下する原因は，消化器の不調や疾患，心・腎・肝疾患，感染症や炎症，がんや化学療法・放射線量法の治療などのほか，抑うつや気分障害，神経症などとさまざまである．また，ビタミン B_1 欠乏や低ナトリウム血症でも食欲は低下する．なぜ食欲不振に陥ったのか原因を探り，取り除くように努める必要がある．

3）皮膚・毛髪・爪

栄養障害があると，皮膚，毛髪，爪などに徴候が現れやすい．脱水があると皮膚の緊張（ツルゴール）が低下し，手の甲をつまんで離した後，もとに戻るのに2秒以上かかる．浮腫があると皮膚を指で押した後す

表4 **皮膚・毛髪・爪などにおける身体徴候と栄養状態**

部位	所見	推測される欠乏栄養素，原因
毛髪	光沢なし，脱毛	エネルギー，たんぱく質
皮膚	蒼白	貧血
	黄染	黄疸（高ビリルビン血症），柑皮症（カロテン過剰）
	皮下出血	ビタミンC，ビタミンK（新生児では新生児メレナ）
	皮膚炎（口や肛門周囲）	亜鉛
	皮膚炎（赤褐色紅斑，水疱，光線過敏）	ペラグラ（ナイアシン欠乏）
	脂漏性湿疹	ビタミン B_2，ビタミン B_6
	セロファン（パラフィン）様皮膚	たんぱく質
	うろこ状皮膚，鱗屑	必須脂肪酸
	皮膚角化症	ビタミンA，ビタミンC
	ツルゴール低下（2秒以上）	脱水
	圧窩，圧痕	浮腫
爪	さじ状爪（スプーン状，凹状）	貧血
	爪甲横溝（ボーズライン）	たんぱく質
	ばち状（爪床の角度に異常）	一部の慢性肺疾患など

〔「トレーニーガイド 栄養食事療法の実習 第13版 栄養ケアマネジメント」（本田佳子／編），医歯薬出版，2022[4]）をもとに作成〕

ぐもとに戻らず押した痕が残る（圧痕，圧窩）．栄養素欠乏症などでは，さまざまな皮膚の状態を示す（表4）．

4）黄疸

　全身の皮膚が黄色を呈する状態を黄染という．黄疸は高ビリルビン血症により生じ，皮膚や粘膜，眼球結膜が黄染する．カロテンの過剰摂取で起こる柑皮症では眼球結膜の黄染はみられない．黄疸は血清ビリルビン[※2]濃度が1.0 mg/dL以上で診断され，黄染は血清ビリルビン濃度が2.0〜2.5 mg/dL以上で出現しやすい．

5）眼瞼・眼球

　眼球陥没は脱水症，眼球突出はバセドウ病，眼球や眼瞼の浮腫は水分過剰や栄養不足を疑う．黄疸では眼球結膜の黄染がみられる．貧血があると眼瞼結膜の蒼白がみられる．眼瞼の黄色腫は脂質異常症を疑う．

6）口唇・口腔・舌・咽頭

　口唇に亀裂や口角炎，口内炎がみられるときは，ビタミンB_2（リボフラビン）欠乏が疑われる．口唇の腫脹，発赤，疼痛などは，ナイアシン欠乏症であるペラグラにみられる．ペラグラは口唇や口腔の症状のほかにさまざまな皮膚症状がみられる．ビタミンB_{12}欠乏では，舌の平滑化（つるつるした状態），発赤，舌痛，舌の灼熱感などを伴うハンター舌炎がみられる．脱水があると，舌や口腔粘膜に乾燥がみられる．

　舌乳頭が萎縮し表面の平滑化がみられるときは鉄欠乏性貧血，加えて口角炎や舌炎，食道粘膜の異常による嚥下障害などがみられるときはプランマービンソン（Plummer-Vinson）症候群を疑い，栄養障害に注意しなければならない．口内炎や咽頭痛は，食事摂取や咀嚼・嚥下の際に苦痛を伴うため食事摂取量が低下することが多い．苦痛を明確に訴えることができない幼児や高齢者では，食欲低下の原因のこともあるので注意する．

7）味覚障害・味覚の変化

　味覚は，基本五味といわれる甘味・塩味・酸味・苦味・うま味の5種類であり，味蕾にある味細胞で味を感じる．辛味や渋味は別の器官の刺激により感じるもので基本味ではない．味蕾は舌乳頭に多く分布するが，

軟口蓋，咽頭，食道などの粘膜にも存在する．

　味覚障害は，口腔内乾燥などによる味蕾にある味細胞への味物質（基本五味）の到達が妨げられる**運搬性味覚障害**と，口内炎や変性疾患などによる味細胞の障害・変性が原因する**感覚性味覚障害**，味覚の末梢・中枢神経線維の障害・変性による**神経性味覚障害**などがある．加齢により味蕾や味細胞の数は減少し，高齢者では唾液の分泌も減少するため味覚の感度が低下する．また，化学療法や放射線療法では，味覚障害や味覚の変化を生じることが多く，食欲に影響する．

8）四肢

①浮腫（図1）

　体水分は，体重の60％を占め，そのうち約3分の2が細胞内，約3分の1が細胞外に存在する．細胞外液のうち約4分の1（体重の約5％）が血管内，残りが間質腔に存在する．間質腔に水分が異常に貯留した状態が浮腫である．

　浮腫は，下腿脛骨前面や足背，顔面眼瞼などに好発し，指で押すと圧痕ができなかなか消えない，体重が1日で2 kg以上増加する，下腿が太くなる，眼瞼が腫れぼったいなど，他覚症状として現れる．原因は，血管透過性亢進，毛細血管圧（静脈圧）の亢進，低たんぱく血症，リンパ管の圧迫・閉塞などによる．全身の組織に貯留し，左右対称に現れる全身性と，限局した部位に左右非対称に現れる局所性とに大別される．

②脱水

　細胞外液が減少した状態で，水と溶質（特にナトリ

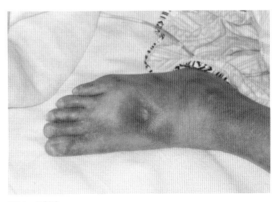

図1　浮腫
指で圧迫後，離してもくぼんだままでもとに戻らない
〔「栄養科学イラストレイテッド 臨床栄養学 基礎編 改訂第2版」（本田佳子，他/編），羊土社，2016[1]）より転載〕

※2　ビリルビンは，血色素の分解産物で血中のたんぱく質と結合した形（間接ビリルビン）で肝臓に運ばれ，グルクロン酸抱合されて水溶性の直接ビリルビンとなり，肝臓から胆汁へ排出される．溶血などで間接ビリルビンは増加し，肝細胞障害や胆汁うっ滞などで直接ビリルビンが増加する．

第**4**章

栄養アセスメント

ウム）が喪失している．脱水は，血清ナトリウム濃度が130 mEq/L以下の低張性，150 mEq/L以上の高張性，130〜150 mEq/Lの等張性の3つのタイプに分類される（**表5**）．症状としては，体重の2％の脱水では口渇のみだが，6％では口渇，発汗の減少，口腔・舌の乾燥，乏尿，脱力などが起こり，7〜14％では精神症状，幻覚，意識障害が生じ，体温上昇，頻脈，血圧低下，けいれんなどをきたして生命の危機を伴う．口渇感を感じにくい高齢者や，口渇があっても主張できない幼児は脱水を起こしやすいので注意が必要である．

9）体温と発熱

ヒトの体温は，熱産生と熱放散により恒常性が保たれており，日内変動は1℃以内である．体温調節は，視床下部にある体温調節中枢によるが，何らかの原因により体温のセットポイントが高温のところにセットされると高体温となる．高体温は，**高熱（39℃以上）**，**中等度熱（38.0〜38.9℃）**，**微熱（37.0〜37.9℃）**に分けられ，37℃以上が発熱の状態である．

発熱の原因は，感染症や炎症性疾患，組織障害，悪性腫瘍などさまざまであるが，高齢者の発熱は誤嚥性肺炎による場合が多い．高体温になるほど，ストレスが大きくなり消耗する．37℃以上の発熱状態で，体温1℃の上昇につき代謝が13％亢進するため，エネルギー必要量も増加する．また，発熱があると食欲が低下することも多いため，食欲の変化や食事摂取量に留意する．

10）排泄

排便は，食事や生活パターンなどの生活環境，全身状態，消化管機能，直腸肛門機能などの影響を受け，便性が変わってくる．**理想的な便はブリストルスケー** ル（便の性状）（**図2**）の3〜5であるが，消化管の通過時間によって硬便や軟便，下痢の状態になる．便性をアセスメントし，下痢や便秘の場合は，排便ケアが必要になる．

①下痢

糞便中の水分量が増加し，便が泥状や液状となり，1日の便重量が増加（平均250 g以上）した場合を下痢というが，厳密に定義されているわけではない．排便回数が増加することが多いが，1回でも水分量の多い排便があれば下痢と判断する．下痢は急性もしくは慢性に起こる．急性下痢は，しばしば腹痛を伴い，排便回数も増加する．通常は1〜2週間で回復する．原因として感染性，薬剤性，アレルギーなどがある．慢性下痢は，必ずしも排便回数は関係なく水分の多い軟便が2週間以上続く．炎症性腸疾患（IBD），過敏性腸症候群（IBS）など，炎症性，浸透圧性，分泌性，腸管運動障害性などによる下痢がある．

下痢が続くと水分や電解質が多量に失われ，脱水や低カリウム血症，代謝性アシドーシスを引き起こす．経腸栄養法で液状の栄養剤を使用している場合には，消化管の通過速度が速くなり軟便になりやすいので，栄養剤を半固形化するとよい．

②便秘

便秘とは本来体外に排出すべき糞便を十分量かつ快適に排泄できない状態と定義される．便秘は**器質性便排出障害**，**大腸通過遅延型**，**大腸通過正常型**，**機能性便排出型**がある（**図3**）．活動量が低下したり，フレイルに陥った高齢者は便秘となる場合が多く，また筋力の低下により腹圧をかけられず排便困難になることも少なくない．

表5 脱水の分類と所見

		高張性脱水	等張性脱水	低張性脱水
血清ナトリウム（Na）（mEq/L）		150以上	130〜150	130以下
細胞外液量		低下	著明に低下	著明に低下
細胞内液量		著明に低下	正常	増加
原因		水分不足，食事量減少，高濃度の栄養剤投与，体温上昇	利尿薬過剰投与	塩分不足，嘔吐，下痢，出血，大量の発汗
検査所見	血清クロール（Cl）（mEq/L）	110以上	110以下	110以下
	血清尿素窒素〔UN（BUN）〕・血漿たんぱく	↑	〜	↓
	ヘマトクリット（Ht），ヘモグロビン（Hb）	↑	↑↑↑	↑↑↑

〔「栄養科学イラストレイテッド 臨床栄養学 基礎編 改訂第2版」（本田佳子，他／編），羊土社，2016[1]）より引用〕

D. 病歴聴取〔主訴・現病歴（現症）・既往歴・家族歴・生活歴〕

患者との対話を通じて，主訴，現病歴，既往歴，家族歴，生活歴など病歴を聴取し，栄養状態に影響を及ぼす情報を収集する．これらはカルテ（診療録）や看護記録から得られる情報も多いが，さらに医療面接によって情報を収集する．医療面接は，患者との信頼関係の構築（ラポールの形成）の場としても重要である．

1）主訴

患者の訴えの中心であり，患者が受診に至った第一の理由である．主訴を解消（改善）することが最大の目標ともいえる．

2）現病歴（現症）

主訴で訴えている症状が「いつから」「どのように」

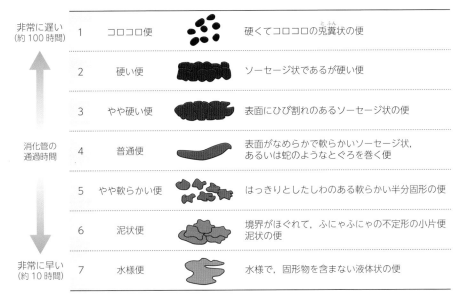

図2　ブリストルスケール（便の性状）
〔排泄ケアナビホームページ：排便のメカニズム（https://www.carenavi.jp/ja/jissen/ben_care/shouka/shouka_03.html）[5] より引用〕

非常に遅い（約100時間）	1	コロコロ便	硬くてコロコロの兎糞状の便
	2	硬い便	ソーセージ状であるが硬い便
	3	やや硬い便	表面にひび割れのあるソーセージ状の便
消化管の通過時間	4	普通便	表面がなめらかで軟らかいソーセージ状，あるいは蛇のようなとぐろを巻く便
	5	やや軟らかい便	はっきりとしたしわのある軟らかい半分固形の便
	6	泥状便	境界がほぐれて，ふにゃふにゃの不定形の小片便泥状の便
非常に早い（約10時間）	7	水様便	水様で，固形物を含まない液体状の便

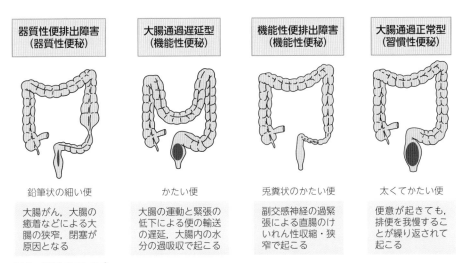

図3　便秘のタイプ
〔「健康の地図帳」（大久保昭行／監），講談社，1997[6] をもとに作成〕

起きているのか，現在までの経過である．発病の日時（特定できない場合は自覚したのはいつか），様式，持続期間，病状の変化，随伴症状や全身状態，急性か慢性かなどを聴き取る．

3）既往歴

患者がこれまでに罹患したことのある疾患歴である．現在の症状（特に栄養状態）に関連していることがある．アレルギー，治療歴や薬物過敏症，手術や輸血歴，事故などの重傷歴，予防接種などの情報も含まれる．

4）家族歴

家族歴は，患者と血縁関係にある者が，現在あるいは過去に罹患した疾患歴である．また，同居家族についても聴き取る．死亡した者がいる場合には，死因と死亡したときの年齢について確認する．家族歴は，遺伝的・環境的因子として重要である．

5）生活歴

現在ある栄養状態は，長年の生活環境により培われてきたものである．栄養素の欠乏につながる経歴，生活習慣病につながる経歴などは生活歴からある程度予測ができる．職業，社会的地位や経済状況，家族の食習慣や食事提供者（調理者）が誰かなどの情報は，この先の栄養療法を進めていくうえでも必要である．

4 臨床検査

臨床検査は，診断や治療のうえでの客観的指標（ODA）となり，病態の評価指標だけでなく栄養状態の評価指標としても重要である．患者の主観的評価（SGA，表3）は臨床検査などの客観的評価と精度よく相関しており，両者を併せて病態評価や栄養状態の評価および判定を行う．

臨床検査には，大きく分けて検体検査，生理機能検査（生体検査），画像検査の3種類がある（表6）．特に，検体検査の尿検査や血液検査は得られる情報が多いため重要である．

A. 栄養状態の評価指標

1）尿

①尿中尿素窒素〔UN（UUN）〕

たんぱくが異化されると，代謝産物の窒素が主に尿素窒素として尿中に排泄されるため，尿中尿素窒素を定量することで，たんぱく異化量を推定することができる．1日の尿中尿素窒素排泄量（g/日）に尿素以外の窒素排泄量〔これは一定で0.031×体重（kg）で求める〕を足し，1日の尿中総窒素排泄量を求める．たんぱくには窒素が約16％含まれるので，0.16で除す（または0.16の逆数の6.25を乗じる）と，たんぱく異化量が求められる．

> たんぱく異化量（g/日）＝〔尿中尿素窒素排泄量(g/日）＋0.031×体重（kg）〕÷0.16

②尿中クレアチニン

骨格筋中のクレアチンは，毎日2〜3％がクレアチニンに分解されて，そのまま尿中へ排泄されるため，24時間の尿中クレアチニン排泄量は筋肉量に比例する．

表6　臨床検査の種類

検体検査	患者から採取した血液，尿，便，分泌物，髄液，組織などを検体として検査する	
	一般検査	体液，排泄物，分泌物について定性的な分析を行う検査
	血液学検査	血球検査，血栓・止血検査
	生化学検査	血液，尿，体液中の栄養素，化学成分，酵素活性の定量的な分析を行う検査
	免疫・血清検査	血清を用いて免疫学的分析を行う．体に侵入した細菌やウイルスを特定する
	微生物学検査	採取した検体を培養し，病原となる微生物の検出や同定を行う
	遺伝子検査	染色体や遺伝子を解析して異常を検出する
	病理学検査	身体の臓器や，組織の一部，あるいは細胞を顕微鏡で観察し，形態を判定したり，悪性腫瘍を診断する
生理機能検査（生体検査）	患者を直接，測定・検査する　例：身体計測，体温，血圧，心電図，呼吸機能，脳波，筋電図など	
画像検査	生理検査のうち画像を撮影し，臓器の病変を診断する　例：X線，CT，MRI，内視鏡，PET，シンチグラフィ，超音波，骨塩定量など	

筋肉量は，性・体格・年齢によって異なるので，対象者のクレアチニン排泄量を健常者の標準体重あたりのクレアチニン排泄量（クレアチニン係数，表7）と比較することで栄養評価することができる．これを**クレアチニン身長係数（％CHI）**という．80〜90％で軽度，60〜80％で中等度，60％未満で高度の栄養障害と判定する．

> クレアチニン身長係数(%CHI)
> ＝ ［1日尿中クレアチニン排泄量(mg/日) ÷〔標準体重(kg) × クレアチニン係数(mg/kg)〕］× 100

③尿中3メチルヒスチジン
〈基準値：100〜500 μmol/日〉

尿中3メチルヒスチジンはアミノ酸の一種で，筋たんぱくの分解で尿中に排出される．したがって，筋たんぱく異化が亢進すると尿中排出は増加する．一方，低栄養状態など筋たんぱくの代謝回転率が低下すると減少する．

④尿中ヒドロキシプロリン
〈基準値：83〜330 μmol/日〉

尿中ヒドロキシプロリンは，結合組織を構成するアミノ酸であり生体の全域に分布している．組織のたんぱく代謝を反映し，全身のたんぱく栄養状態を反映する．

2）血液
①総たんぱく（TP）〈基準値：6.6〜8.1 g/dL〉

総たんぱくは，アルブミンとグロブリンで構成される．総たんぱくは，大まかなタンパク濃度の測定であ

り，異常をきたす場合は，各タンパク質の定性・定量を行う．

②アルブミン（Alb）〈半減期：18〜23日〉
〈基準値は表8に示す〉

アルブミンは血清たんぱくのうち最も量が多いもので，主に肝臓で合成・分解される．肝臓やその他の臓器の異常を反映するが，他の条件にも影響する．半減期が長いため，栄養状態の指標に用いる際には鋭敏さに欠ける．静的アセスメントで用いられる．

③RTP（rapid turnover protein）
〈基準値は表8に示す〉

代謝回転が速く，たんぱく質栄養状態を鋭敏に反映する指標である．動的アセスメントで用いられる．

ⅰ．トランスフェリン（Tf）〈半減期：7〜10日〉

肝臓で合成され，血中の鉄の輸送を担うたんぱくである．TIBC値（**本項B，1）-⑥参照**）と相関し，貧血を合併すると上昇するため，低栄養によるTf値低下を見逃してしまう場合もあり，注意を要する．

ⅱ．トランスサイレチン（TTR）〈半減期：2〜3日〉

プレアルブミン（PA）ともいう．肝臓で合成され，血中のレチノール結合たんぱくやチロキシンの輸送を担うたんぱくである．アルブミンやトランスフェリンより栄養状態の変化に敏感に反応する．

ⅲ．レチノール結合たんぱく（RBP）
〈半減期：12〜16時間〉

肝臓で合成され，血中のビタミンA（レチノール）輸送を担うたんぱくである．絶食が続くと12時間で血中濃度が2分の1に低下する．

④その他
ⅰ．血清総コレステロール
〈基準値：142〜248 mg/dL〉

肝臓で合成される．高値を示すと動脈硬化性疾患のリスクファクターとして重要だが，低栄養ではアルブミンより先に低値を示す．

表7 日本人（成人）のクレアチニン係数（mg/kg/日）

年齢	男性	女性
20〜39	22	19
40〜59	21	17
60〜	17	14

表8 血清たんぱくによる栄養評価

	基準値	軽度低栄養	中等度低栄養	重度低栄養
アルブミン（Alb）	4.1〜5.1 g/dL	3.1〜3.4	2.1〜3.0	2.0以下
トランスフェリン（Tf）	190〜340 mg/dL	151〜189	100〜150	99以下
トランスサイレチン（TTR）	22〜40 mg/dL	11〜15	6〜10	5以下
レチノール結合たんぱく（RBP）	3.5〜5.5 mg/dL	2.8〜3.4	2.1〜2.7	2.0以下

ⅱ．コリンエステラーゼ

〈基準値：男性 240 ～ 486 U/L，女性 201 ～ 421 U/L〉

肝臓でのたんぱく合成能の指標で，アルブミンより鋭敏に変化する．低栄養で低値を示し，過栄養で高値を示す．

ⅲ．総リンパ球数（TLC）

〈基準値：2,000 以上〉

免疫能の指標である．**TLC（/μL）＝ 白血球数 × %リンパ球 ÷ 100** で求められる．栄養障害があると免疫能が低下することから，栄養障害の評価に用いられる．TLC は 1,200 ～ 2,000/μL で軽度栄養障害，800 ～ 1,200/μL で中等度栄養障害，800/μL 未満で高度栄養障害と評価する．化学療法，放射線療法，ステロイド投与などの治療により白血球数は変動するので注意する．

B. 病態の評価指標

1）尿検査
①尿たんぱく

尿たんぱくは健常人でも 100 mg/日までの排泄はみられるが，150 mg/日以上の場合はたんぱく尿と定義され，尿路系の疾患が疑われる．陽性となる疾患は，急性腎炎，慢性腎炎，ネフローゼ症候群，糖尿病性腎症などである．

②尿中微量アルブミン

アルブミンはほとんど尿中に排泄されることがないが，糸球体の障害によって尿中に排泄されるようになる．慢性腎臓病（CKD）の重症度分類では糖尿病性腎症の病期分類に用いられている．

③尿糖

糖代謝異常により高血糖になった場合や，血糖値の上昇がなくても腎臓の糖排出閾値が低下した場合に尿糖陽性となる．糖尿病のスクリーニングに用いられる．

④尿ケトン体

ケトン体は，アセト酢酸，β-ヒドロキシ酪酸，アセトンの総称で，肝臓で脂肪酸の酸化により生じるアセチル CoA を経てエネルギー源として生成される．飢餓やダイエットなどの摂取不足による糖の不足や，1 型糖尿病などによる糖の利用障害があると，ケトン体の生成が増加して尿中にも排泄される．

2）血液一般
①赤血球数（RBC）

〈基準値：男性 $4.35 \sim 5.55 \times 10^6$/μL，女性 $3.86 \sim 4.92 \times 10^6$/μL〉

赤血球数は，骨髄における赤芽球造血，末梢血における破壊亢進，体内または体外への出血や失血により決まる．赤血球の減少は貧血のスクリーニングに利用される．また，同時に検査したヘモグロビン濃度，ヘマトクリットの三者を用いて赤血球恒数（後述）を計算して，貧血の診断と分類に用いる．

②ヘモグロビン（Hb）

〈基準値：男性 13.7 ～ 16.8 g/dL，女性 11.6 ～ 14.8 g/dL〉

ヘモグロビンは，ヘムとグロビンの合成により生成される．貧血ではヘモグロビンが減少する．WHO による貧血の診断基準は，男性で 13 g/dL 未満，女性で 12 g/dL 未満，高齢者では 11 g/dL となっている．

③ヘマトクリット（Ht）

〈基準値：男性 40.7 ～ 50.1 %，女性 35.1 ～ 44.4 %〉

ヘマトクリットは，血球と血漿の容積比であり，正常ではほぼ一定している．貧血では減少する．

④赤血球恒数

貧血と診断されたら，平均赤血球恒数から貧血の種類を鑑別する．MCV，MCHC が低値の場合は鉄欠乏性貧血，高値の場合は葉酸やビタミン B_{12} 欠乏による巨赤芽球性貧血を疑う．

ⅰ．平均赤血球容積（MCV）

〈基準値：83.6 ～ 98.2 fL〉

$$MCV（fL）＝ Ht（\%）÷ RBC（10^4/μL）× 1000$$

ⅱ．平均赤血球ヘモグロビン量（MCH）

〈基準値：27.5 ～ 33.2 pg〉

$$MCH（pg）＝ Hb（g/dL）÷ RBC（10^4/μL）× 1000$$

ⅲ．平均赤血球ヘモグロビン濃度（MCHC）

〈基準値：31.7 ～ 35.3 %〉

$$MCHC（\%）＝ Hb（g/dL）÷ Ht（\%）× 100$$

⑤血清鉄（Fe）

〈基準値：40 ～ 188 μg/dL〉

血清鉄は，鉄輸送たんぱくのトランスフェリンと結合した状態で血中に存在する．血清鉄は血液中の鉄濃度を示すが，鉄の過不足を評価するには，必ず総鉄結合能または不飽和鉄結合能を同時に検査して判定する．

⑥**総鉄結合能（TIBC）**

〈基準値：男性253〜365µg/dL，女性246〜410µg/dL〉

総鉄結合能は，トランスフェリンが結合することができる鉄の量を示す．鉄欠乏の場合は高値を示し，低値の場合は鉄過剰やトランスフェリンの合成障害・体外喪失などを示す．

⑦**不飽和鉄結合能（UIBC）**

〈基準値：男性170〜250µg/dL，女性180〜270µg/dL〉

TIBC＝血清鉄＋UIBC

総鉄結合能から血清鉄の値を差し引いたもの．TIBC，UIBCは鉄欠乏，鉄過剰の判定に重要である．鉄欠乏の場合は高値を示し，低値の場合は鉄過剰やトランスフェリンの合成障害・体外喪失などを示す．

⑧**トランスフェリン（Tf）**

〈基準値：男性190〜300 mg/dL，女性200〜340 mg/dL〉

トランスフェリンは，鉄輸送たんぱくとして機能する．トランスフェリン値とTIBCは相関する．鉄欠乏性貧血では高値を示す．トランスフェリンは，RTP（rapid turnover protein）として栄養状態の動的アセスメントとして用いられる．

⑨**フェリチン**

〈基準値：男性21〜282 ng/dL，女性5〜157 ng/dL〉

フェリチンはアポフェリチンと鉄（Fe^{3+}）が結合した可溶性の鉄貯蔵たんぱくであり，生体内の鉄の貯蔵を反映する．鉄欠乏性貧血の治療では，フェリチン値17 ng/dL以上をめざす．

⑩**白血球数（WBC）**

〈基準値：$3.3 \sim 8.6 \times 10^3/\mu L$〉

白血球は病原体に対する防御作用や，抗体を産生して免疫反応をつかさどったり，組織障害の修復などに関与する．白血球数の増減は病的な転機を示す．白血球は，好中球，好酸球，好塩基球，単球，リンパ球から構成され，白血球数の増減は主に好中球の増減とみてよい．白血球の検査では，白血球分画（白血球の構成成分）と併せて評価する．

⑪**血小板（PLT）**

〈基準値：$158 \sim 348 \times 10^3/\mu L$〉

血小板は止血や血栓形成に直接あるいは間接的に関与する．血小板の減少は，出血症状をきたし，増加は血栓の形成を促進する．

3）血液生化学

肝機能，膵機能，腎機能，電解質，耐糖能，脂質，内分泌，その他の臨床検査の基準値と病態の指標を付録3表1にまとめた．病態を評価するために臨床検査値を読み解くことは臨床では重要である．特異的なマーカーもあれば，症状の一つとして現れるものもある．身体徴候や病態の変化と臨床検査値を併せて総合的に評価し，疾病治療や栄養食事指導に活かす．

5 身体計測

身体計測をすることにより，身体構成成分を把握することができる．しかし，計測には技術と習練が必要であり，計測誤差を最小にしなければならない．また，浮腫などの患者側の影響も受けやすく，得られたデータの評価に注意が必要である．日内変動の影響も大きく，計測条件（計測時間，計測部位，姿勢など）を一定にする必要がある．身体計測は，簡便かつ非侵襲，経済的で患者の負担が少ないアセスメント指標である．施設状況では，血液・生化学的データが入手困難な場合は積極的に活用する．

A. 計測項目

1）身長

身長計を用い，立位で計測する．極端な脊椎湾曲などで立位計測が不可能な場合は，メジャーテープ等を使用して仰臥位身長を計測する．拘縮や円背などで身体をまっすぐにできない場合は，まっすぐできる部位を計測し合算する方法（三分割法，石原法）もあるが誤差が生じやすい．膝高を計測し，推定身長を算出する方法もある．

2）体重

自分で体重計に乗れる場合は体重計を用いて計測する．自分で体重計に乗れない場合は，車椅子用体重計や体重計付きベッドを用いる．これらの計測器がない場合は，計測者が被計測者を抱きかかえて体重計測し，計測者の体重を差し引く方法もある．また，膝高計測値を用いた推定体重の計算式もある．

体重計測時は排泄後が望ましい．着衣は，靴・靴下を脱ぎ，下着またはそれと同程度の軽装とする．被計測者に四肢の切断などがある場合は，図4を参考にし，切断がない体重に補正する．

3）膝高

立位が保てない等の理由で身長，体重が計測できない場合は，膝高計測値とその他の身体計測値および年齢を用いて身長，体重を推定する．膝高は，足首と膝が直角になるようにし，専用の膝高計を用いて足底から大腿までの距離を計測する（図5）．

4）上腕，肩甲骨下部および下腿計測

①上腕周囲長（AC）

上腕周囲長（arm circumference：AC）は，体脂肪量と筋肉量の指標として用いられる．利き腕でない方の腕，または麻痺や骨折のない方の腕を計測する．上腕周囲長は，時間をおいて計測した場合も前回と同じ部位を計測しなければ経過を評価できないため，計測部位をしっかり決めなければならない．また，誤差を

最小にするためには，計測した時間や姿勢も毎回同一にする．

計測部位は，肩先（肩峰）と肘先（尺骨の肘頭）までの距離の中点と決め，その位置の周囲長をメジャーで計測する．皮膚のたるみがある場合は皮膚に沿って計測する．浮腫などがある場合はその旨を記録しておく（図6A〜C）．

②上腕三頭筋皮下脂肪厚（TSF）

上腕三頭筋皮下脂肪厚（triceps skinfold thickness：TSF）は，体脂肪量を推定する指標である．ACを測定した点の上腕三頭筋部を脂肪層と筋肉部分を分離するようにつまみ上げ，皮下脂肪計で計測する．脂肪層をつまみ上げた手を放さずに同位置で2回計測し，その差が4mm以内の場合，その平均値を記録する．浮腫などがある場合はその旨を記録しておく（図6D，E）．

③肩甲骨下部皮下脂肪厚（SSF）

肩甲骨下部皮下脂肪厚（subscapular skinfold thickness：SSF）は，体脂肪量を推定する指標である．

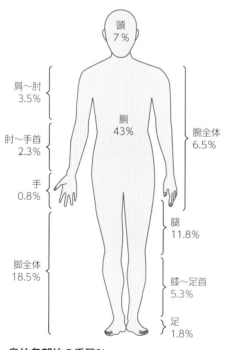

図4 身体各部位の重量%
〔「栄養アセスメントの実施」（杉山みち子／監），医科学出版社，2002[10]）より引用〕

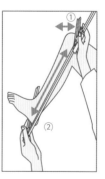

＜膝高の測定方法＞
①移動ブレードを，測定する脚の大腿前部の膝蓋骨から約5cm上がったところに固定する．
②膝高計のシャフトが頸骨と平行になり，かつ外くるぶし（外顆）を通ることを確認し，目盛りを読み取る．

＜推定身長（cm）を求める計算式＞
・男性：64.02＋（膝高×2.12）−（年齢×0.07）
・女性：77.88＋（膝高×1.77）−（年齢×0.10）

＜推定体重（kg）を求める計算式＞
・男性：（1.01×膝高）＋（AC×2.03）＋（TSF×0.46）＋（年齢×0.01）−49.37
・女性：（1.24×膝高）＋（AC×1.21）＋（TSF×0.33）＋（年齢×0.07）−44.43

図5 膝高計を用いた測定方法と推定身長・推定体重の計算式

（宮澤 靖：各種病態におけるエネルギー，基礎代謝の特徴と，至適エネルギー投与量．静脈経腸栄養，24：1065-1070，2009[11]）より引用）

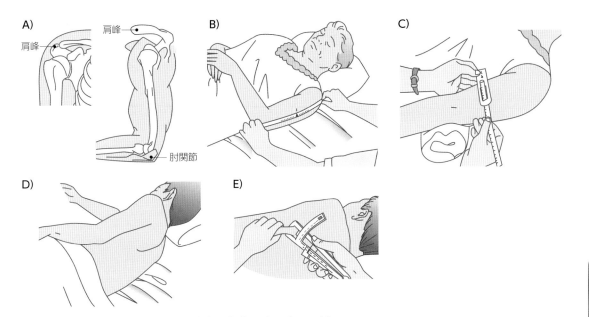

図6　上腕周囲長（AC），上腕三頭筋皮下脂肪厚（TSF）の測定
〔「栄養アセスメントの実施」（杉山みち子／監），医科学出版社，2002[10] より引用〕

TSFとSSFの両者を測定することで体脂肪量推測の信頼度がより高くなる．TSFを測定した同じ体位で肩甲骨の真下（A点）と肩甲骨に沿って斜め45°下方（B点）を脂肪層と筋肉部位を分離するようにつまみ上げ，皮下脂肪計で計測する（図7）．TSFと同様に，つまみ上げたままその手を放さずに2回計測し平均値を記録する．浮腫のある場合は正確な計測値が得られないので注意する．

④下腿周囲長（CC）

　下腿周囲長（calf circumference：CC）は，体脂肪量と筋肉量の指標として用いられる．計測は麻痺や関節の萎縮などがない方の脚で行い，どちらの脚で計測したかを記録する．後日，再度計測する場合は同じ脚を計測する．仰臥位で膝を立て，膝関節を90°にし，ふくらはぎの最大直径位置の周囲長をメジャーテープで測定する．メジャーテープは締め付けない程度に下腿部の皮膚に密着させて計測する（図8）．脚は浮腫の影響を受けやすい．浮腫がある場合は，その旨を記録する．

　下腿周囲長はサルコペニアの簡易的な評価にも用いられる．65歳以上では，男性30 cm以下，女性29 cm以下で筋肉量減少を判断する．また，MSN®-SFでは

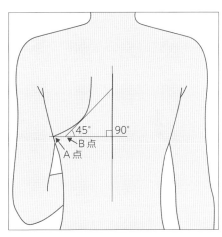

図7　肩甲骨下部皮下脂肪厚（SSF）の測定部位
〔「栄養アセスメントの実施－身体計測の手技－」（株式会社ファーマインターナショナル／制作），ダイナボット，1999[12] より引用〕

BMIが算出できない場合は，ふくらはぎの周囲長が31 cm未満をリスク評価に用いる．

⑤上腕筋周囲長（AMC），上腕筋面積（AMA）

　上腕筋周囲長（arm muscle circumference：AMC）および上腕筋面積（arm muscle area：AMA）は，貯

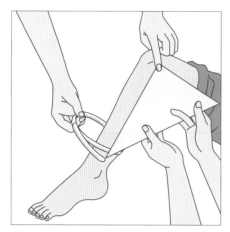

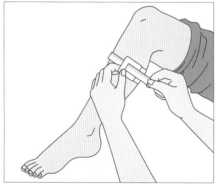

図8 下腿周囲長（CC）の測定
〔「栄養アセスメントの実施－身体計測の手技－」（株式会社ファーマインターナショナル/制作），ダイナボット，1999[12] より引用〕

蔵たんぱくの指標として用いられる．また，AMAは，全身の筋肉量，または除脂肪量のよい指標となる．下記の計算式より求める．

$$AMC(cm) = AC - \pi \times TSF$$
$$AMA^{*}(cm^2) = (AMC)^2 \div 4\pi$$

AC：上腕周囲長（cm），TSF：上腕三頭筋皮下脂肪厚（mm）

※骨などの断面積も含まれる

日本人の新身体計測基準値（JARD 2001）と比較して栄養状態を評価する．健常時と比較して81〜90％は軽度栄養不良，61〜80％は中等度栄養不良，60％以下は高度栄養不良と評価する．

5）ウエスト周囲長，ヒップ周囲長の計測
①ウエスト周囲長
　ウエスト周囲長は，内臓脂肪蓄積の指標であり，メタボリックシンドロームの診断基準に用いられている．ウエスト周囲長が**男性85 cm以上，女性90 cm以上**の場合は，**内臓脂肪面積100 cm² 相当**と評価し，メタボリックシンドロームの診断基準の必須項目である．

②ウエスト・ヒップ比
　ウエスト周囲長（cm）÷ ヒップ周囲長（cm）が**男性0.9以上，女性0.8以上**の場合は，内臓脂肪型肥満と評価する．**0.7以下**では，皮下脂肪型肥満と評価する．

6）握力
　握力は，全身の筋力と中程度に相関しているため，腕および脚の筋力の推測値として用いることが可能であり，サルコペニアの診断基準に用いられている．男性28kg以下，女性18kg以下がカットオフ値である．

B. エネルギーの貯蔵状態のアセスメント

　上腕三頭筋皮下脂肪厚や肩甲骨下部皮下脂肪厚など，皮下脂肪量を計測する指標や，上腕周囲長や下腿周囲長，ウエスト周囲長など，脂肪層を含んだ指標は，蓄積された脂肪量を評価しており，間接的に貯蔵エネルギー量の評価に用いる．ただし，身体計測値の一部分を用いて全身の身体構成を推測しているため，目安としての評価指標であることを念頭に置く．体重の変化や基礎疾患の既往，食事摂取状況なども含めて総合的に評価する．

C. 体たんぱく質の貯蔵状態のアセスメント

　上腕筋周囲長や上腕筋面積など，筋肉層のみ（骨部分含む）のパラメータは，筋肉量を評価しており，たんぱく質の貯蔵量や，間接的な体たんぱく質の評価指標として用いる．ただし，エネルギー貯蔵状態のアセスメントと同様に，身体計測値の一部分を用いての評価であることを忘れてはならない．体重の変化や血清アルブミンなどの臨床検査値，フィジカルアセスメント結果や食事摂取状況などを含めて総合的に評価する．

6 食生活状況の把握

　栄養ケアを行うためには，対象者の栄養状態を客観

的に評価することが必須である．対象者の食事摂取量・摂取方法や食形態，食生活状況などの評価は管理栄養士の基本業務であり専門性が発揮される．臨床検査値，身体計測値などの臨床データと，食事の内容や量，食欲，摂食機能，食環境などを総合的に評価し，栄養問題の有無とその程度を把握する．栄養食事摂取量の推定は，栄養ケアマネジメントや栄養食事指導の計画を作成するための重要な基礎データとなる．

A. 調査方法

調査方法はさまざまな種類があり，それぞれの長所と短所を把握し目的に応じて使い分ける必要がある．どの調査方法でも誤差は生じ，精度に限界がある．そのことをよく理解したうえで得られた情報を評価しなければならない．また，食事調査は，患者との面談のなかで実施されることも多く，食事摂取量のみならず食形態や摂取方法，食習慣や食生活状況，食環境，食事や栄養に対する考え方や知識などのさまざまな情報を入手する．

1）食事記録法（diet record method）

一定期間に摂取した食べものを，朝食・昼食・夕食・間食・夜食について，料理・食品・量を対象者が自分で記録する方法である．摂取する前の重量を測定する秤量法（ひょうりょう）と，感覚的な大きさやおよその重さ，容量などの目安量を記入する目安量法がある．目安量法の場合は，記録内容の食品重量を推定しなければならず，調査者は経験と技術が必要になる．

①長所
- 実際に食べた量が把握でき，精度が高い
- 秤量法は，より精度が高い

②短所
- 記録期間が長くなるほど対象者の記録の負担が大きくなる
- 評価できるのは記録した期間のみの情報であり，食習慣などを把握するのは難しい
- 平日と休日では食事内容が異なる場合もあることに配慮する
- 疫学調査には向かない

2）24時間思い出し法（24-hour diet recall）

調査前日（24時間）に摂取したすべての飲食物を対象者に思い出してもらい聴き取る方法である．対象者が思い出しやすいようフードモデルや写真を使って目安量を尋ねる．前日のことであってもすべてを思い出すのは非常に難しいので，時系列的に行動と結びつけながら飲食したものを探索的に聴き取ると対象者は思い出しやすい．聴き取った食事内容は食品重量を推定し，摂取量を評価する．

①長所
- 食事記録法より対象者の負担が少なく，熟練された調査者による聴き取りは精度が高い
- 食事の情報だけでなく，対象者の食事や栄養に対する考えや知識なども知ることができる

②短所
- 対象者の記憶に依存するため聴き取り方によっては精度が下がる
- 高齢者などには向かない
- 調査期間が24時間に限定される
- 時間をおいた調査も困難である
- 食事記録法と同じく，聴き取った期間の情報のみの評価であり，習慣的な摂取量を推定するのは困難である

3）食物摂取頻度法（food frequency questionnaire：FFQ）

ある一定期間（1カ月や1年など）に食品あるいは料理を何回摂取したかを質問し，その摂取量を調査する方法である．食品リスト，摂取頻度，1回に摂取するおよその量（1回あたりの目安量）の3つの項目で構成される質問票が用いられる．習慣的かつ平均的な食品摂取量を把握できる．

①長所
- 質問票が用いられるため，対象者の負担は比較的少ない
- 調査者の入力作業などの時間や労力も少ない
- 疫学調査に適している

②短所
- 対象者の記憶に依存するため，精度は高いとはいえない
- 得られる結果は質問項目に依存するためリストにないものは評価できない
- 調理や調味に関する定量的な情報が得られにくい

4）食事歴法（diet history）

食物摂取頻度法（FFQ）に加え，対象者の調理や調

味の習慣を定性的，定量的に調査する方法である．食品摂取量と，調理や調味に由来する栄養素の摂取量もあわせて把握できる．BDHQ（brief-type self-administered diet history questionnaire）は，食事歴法から開発された簡易型自記式食事歴質問票である．

①長所
- FFQの長所に加えて，個人の習慣的な栄養素摂取量を推定でき，実際の食習慣に近い状況が把握できる

②短所
- FFQと同様に，対象者の記憶に依存する
- 精度の妥当性についても検討が必要である

5）写真撮影による食事記録
摂取する食事をカメラやスマートフォンなどで撮影して，内容を分析・評価する方法である．実際の大きさを把握するためにものさしなどと一緒に撮影するとよい．調味料や油などは把握できないので，聴き取り調査が必要である．

①長所
- 対象者の負担が少ない
- 写真からの評価なので比較的正確に摂取量を把握できる

②短所
- 調味料や油の使用量などは推測である

B. 評価方法

1）エネルギー・栄養素についての評価
対象者の身体活動量や侵襲，疾病などを考慮して算出された必要栄養量と，食事調査によって得られた摂取栄養量を比較し，エネルギー量や各栄養素量の過不足を評価する．

2）食品についての評価
食品については，指示栄養量の食品構成と比較して摂取した食品の種類と量について評価する．また，食品選択は患者の食事や栄養に関する考え方や知識が反映されるため，単に過不足だけでなくなぜその食品を摂取したのか等についても評価する．

3）食行動についての評価
摂取方法，食事摂取時間，食事にかかる時間，外食や中食，間食や夜食，飲みもの，飲酒などの食習慣，食材の調達や調理者，経済性や地域性などの食事の準備に関する情報，仕事の内容や通勤などの職業の影響，食欲や摂食機能，心理状態など，食生活習慣や食環境などの情報は，栄養状態や病態の評価において改善すべき根本的な問題点を検証するために重要である．栄養療法は，患者自身が理解し行動に移すことで効果が発揮される治療法であり，食行動の変容が不可欠な場合も多い．

4）臨床データとの照合
食事調査によって得られた情報と臨床検査値や身体計測値などの臨床データとの関連について，科学的根拠に基づき一つひとつ丁寧に分析や解釈を行う．栄養食事指導では，食事療法の効果を臨床データの改善と関連付けて説明することで，患者は理解を深め食事療法への取り組みや食行動変容の動機付けにつながる．

C. 外来患者への調査
外来患者への食事調査は，月1回の受診時の栄養食事指導での調査となることが多い．調査方法は，食事記録法や24時間思い出し法が用いられることが多い．食事記録法は患者の負担が大きく，患者自身の動機付けが重要である．食事記録を依頼できないときには24時間思い出し法を用いるが，患者の記憶に依存するため，高齢者の場合はキーパーソンの存在が重要となる．写真撮影法は，スマートフォンの普及などにより簡便に用いることができる．

D. 入院患者への調査

1）管理栄養士による調査
ミールラウンド[※3]では，病院食の食事摂取状況についてベッドサイドで患者から直接聴き取る．病院食以外に摂取しているものがあるかについても調査する．病院食の給与栄養量から，摂取した量あるいは残食量を差し引き，摂取栄養量を把握する．また，入院前の食生活状況についても同時に情報収集することで栄養ケアプランの作成や栄養食事指導に役立てる．

2）看護師による調査
看護師は，看護業務として毎食，主食と副食についてどのくらい（一口，何分の1など）摂取したか調査

※3 ミールラウンド（食事観察）：栄養ケアプランを作成し，実施したらモニタリングが必要となる．病棟や居室，食堂など対象者が食事をしているところへ足をはこび，食事環境や摂食動作，咀嚼・嚥下状況，摂取量の確認と，本人の聴き取りなどを行う．診療報酬の算定要件となっているものもある．

し，看護記録に記載している．病院食の給与栄養量から，およその摂取量を把握することができる．ただし，情報としては主食・副食が何割食べられていたかのみに限られるため，正確性に欠ける．

3）その他の医療従事者による調査

医師や薬剤師，その他の医療従事者から得られる情報もある．経口摂取以外の経腸栄養や静脈栄養などについて把握していなければならない．カルテやカンファレンスなどで情報を共有する．

E. その他の評価方法

1）陰膳法
いんぜんほう

摂取した食事と同じものを用意し，食物試料を化学分析して栄養素摂取量を計算する．

①**長所**
- 対象者の記憶に依存せず実際の摂取量を再現できる

②**短所**
- 分析用の食事を用意する対象者の負担が大きい
- 試料の分析に手間と費用がかかる

2）生体指標

24時間蓄尿し，尿素窒素排泄量と尿たんぱく量を測定して1日のたんぱく質摂取量を推定することができる．また，ナトリウム排泄量とクレアチニン排泄量を測定してナトリウム摂取量を推定することができる．随時尿を用いてナトリウム摂取量を推定することもできるが誤差が大きい．

①**長所**
- 24時間蓄尿では，正確に排泄量を把握できれば実際の摂取量を推定することができる
- 随時尿を用いる場合は簡便である

②**短所**
- 24時間蓄尿は患者の負担が大きい
- 外来患者では実施が難しい
- 随時尿は誤差が大きい
- 排泄機能に異常がある患者では対応できない

7 栄養アセスメント

栄養アセスメントは，適正な栄養ケアの実施のために不可欠である．食事摂取状況調査で，エネルギー・

栄養素の摂取量や摂取方法，食行動や食生活習慣，食事や栄養に関する興味や知識，態度，環境などの食生活状況を把握したら，エネルギー・栄養素の必要量との過不足の評価や，身体所見，臨床検査データ，身体計測値との関連性を評価する．栄養アセスメントの結果は，カンファレンスなどで多職種と共有するとともに，栄養ケアマネジメントや栄養食事指導に反映する．

A. エネルギーのアセスメント

1）エネルギー摂取状況

エネルギー摂取状況を把握したら，エネルギー必要量と比較して，摂取（投与）量に過不足がないか，栄養状態にどのように影響しているかを評価する．エネルギー必要量は，疾患の影響や侵襲等のストレスの影響を受ける．糖尿病や脂質異常症ではエネルギーコントロールが必要になってくる．腎疾患では，異化を防ぐために十分エネルギーを補給しなければならない．また，手術・外傷・熱傷・感染・発熱などのストレス下では代謝が亢進しエネルギー必要量が増加する．長期絶食などで飢餓状態に陥っている場合は，急激なエネルギー投与は**リフィーディング・シンドローム**を招くので投与量を徐々に増加しなければならない．

2）身体計測値との照合

身体計測値の増減とエネルギー摂取量の関連性を探る．体重などの身体計測値は脱水や浮腫によっても変化するので注意する．エネルギーの出納（すいとう）が負に傾くと，体脂肪の分解や体たんぱく質の異化が亢進し，身体計測値は減少し体重減少につながる．また，エネルギーの出納が正に傾くと，身体計測値は増加し体重増加につながる．

B. たんぱく質のアセスメント

1）たんぱく質摂取状況

たんぱく質は，体たんぱく質の構成成分として重要である．摂取量が不足すると除脂肪組織の減少につながり，低栄養となる．

2）窒素バランス（窒素出納）

窒素バランスは，24時間の体内の窒素出納を評価することで，摂取たんぱく質量の過不足を評価する．安定した状態では窒素バランスは0である．正に傾くと体たんぱく質は同化の状態であり摂取たんぱく質は充

足している．負に傾くと体たんぱく質は異化の状態であり摂取たんぱく質は不足しており，体たんぱく質がエネルギー源として利用されたことを示す．したがって，この場合は十分なエネルギー補給が必要である．

窒素バランス(g/日)
＝〔たんぱく質摂取量(g/日) ÷ 6.25〕 − 24時間尿
　中尿素窒素排泄量(g) × 5/4

3）NPC/N比（非たんぱく質エネルギー窒素比）

NPC/N比は，たんぱく質に含まれる窒素量（N）に対する，脂質と炭水化物のエネルギー（非たんぱく質エネルギー：NPC）の比であり，たんぱく質摂取量に対するエネルギー摂取量の過不足，またはエネルギーに対する窒素の利用を評価する．通常はNPC/N比は150〜200であるが，侵襲下では100〜200となる．また，腎不全や高窒素血症などでは300〜500となり，異化を防ぐためにエネルギーを十分補給する．

4）身体計測値との照合

上腕筋周囲長，上腕筋面積は，骨格筋量を示し，貯蔵たんぱくの指標となる．

5）臨床検査値との照合

栄養状態の評価指標として，アルブミン（Alb），RTP（Tf，TTR，RBP）が用いられる（表8）．アルブミンは静的アセスメント指標であり，RTPは動的アセスメント指標である．栄養介入し，その効果を評価するために半減期の短いRTPを用いると短期間の栄養状態の変化が評価できる．また，たんぱく質の過剰摂取では，UN（BUN）が上昇する．低栄養改善のためにたんぱく質摂取量を強化する場合には，UN（BUN）をモニタリングし，たんぱく質の過剰摂取を避ける．

6）臨床症状

たんぱく質摂取量が不足すると，栄養状態が悪化したり，浮腫，腹水，貧血，免疫低下の原因となる．また，たんぱく質の過剰摂取は腎臓に負担がかかる．腎機能が低下している場合や高齢者は注意が必要である．

C. 脂質のアセスメント

1）脂質摂取状況

脂肪はエネルギー産生栄養素であり効率のよいエネルギー源である．脂質のアセスメントは，摂取量やエネルギー比率などの量的評価と，飽和脂肪酸，n−3系脂肪酸，n−6系脂肪酸，トランス脂肪酸，コレステロール摂取量などの質的評価が必要である．日本人の食事摂取基準（2020年版）では，飽和脂肪酸エネルギー比率の目標量やn−3系脂肪酸・n−6系脂肪酸の目安量が示されている．肝・膵疾患のための肝庇護食や膵臓食，クローン病では脂肪の摂取制限が必要であり，COPD（慢性閉塞性肺疾患）やてんかん治療のためのケトン食では脂肪摂取量を増やす．低脂肪食は，必須脂肪酸不足や脂溶性ビタミンの吸収低下に注意が必要である．

2）身体計測値との照合

体脂肪量（率），ウエスト周囲長，上腕三頭筋皮下脂肪厚，肩甲骨下部皮下脂肪厚は，体脂肪量の指標となる．脂肪の蓄積部位の評価も重要である．内臓脂肪型肥満はインスリン抵抗性が高まる．

3）臨床症状

脂質を含まない中心静脈栄養法（TPN）を長期間（1カ月以上）続けると，必須脂肪酸欠乏を生じ，皮膚落屑を伴う乾燥硬化や，脱毛，創傷治癒遅延などの症状が現れることがあるため，長期の経静脈栄養法を行う場合は脂肪乳剤を使用する．

D. 炭水化物のアセスメント

1）炭水化物摂取状況

炭水化物は主たるエネルギー産生栄養素である．炭水化物のアセスメントは，摂取量やエネルギー比率などの量的評価と，単糖類，二糖類，多糖類および食物繊維などの質的評価が必要である．

2）臨床症状

炭水化物の摂取量が不足すると，エネルギー産生が減るため体重減少や体たんぱく質異化などが生じる．また，脂肪分解によりケトン体が生じ，ケトーシスやケトアシドーシスをきたす．

一方，炭水化物の過剰摂取はエネルギー量が増加し体重が増加する．単糖類や二糖類の摂取量が多いと吸収率がよいため血糖値やトリグリセリドが上がりやすくなる．中心静脈栄養法などでグルコース中心の輸液の場合，余剰となった糖質はトリグリセリドとなり肝臓に蓄積されて脂肪肝をきたす．予防には，脂肪乳剤を投与する．また，グルコースの利用にはビタミンB_1が必要であり，不足すると乳酸アシドーシスを起こすので注意が必要である．

3) 食物繊維のアセスメント

　日本人の食事摂取基準（2020年版）の食物繊維摂取目標量と摂取量を比較して過不足を評価する．食物繊維は生活習慣病の発症予防や重症化予防に重要であり，積極的摂取が推奨される．ただし，消化吸収能が低下している場合は，不溶性食物繊維を控え，水溶性食物繊維を十分補給するなど，その種類に注意する．食物繊維は腸内細菌により短鎖脂肪酸に生成され，小腸の血流を促進し，粘膜の増殖を刺激して大腸によるナトリウムや水分の吸収を促すなど腸内環境を整える．

E. 水分のアセスメント

1) 脱水

　飲水，食事，代謝水による水分摂取と，排尿，排便，不感蒸泄（皮膚・呼気）による排泄によって水分のバランスは保たれている（表9）．口渇は脱水のサインであり，飲水で補給する．高齢者では体水分量は減少し，さらに口渇を感じにくく脱水しやすくなるので注意が必要である．

2) 過剰

　多飲や静脈栄養の過剰投与による水分摂取過剰や，腎機能低下による排泄障害などにより水分出納のバランスが崩れて水分過多になると，浮腫や肺水腫，低ナトリウム血症などを生じる．

F. ビタミンのアセスメント

　日本人の食事摂取基準（2020年版）の推奨量および目安量と摂取量を比較して過不足を評価する．しかし，ビタミンはほとんど体内で産生することができないため欠乏症や過剰症の自他覚症状観察が必要となる．ビタミンB群，ビタミンCなどの水溶性ビタミンは排泄されやすいため欠乏症に注意する．ビタミンA・D・E・Kの脂溶性ビタミンは肝臓や脂肪組織に蓄積するため過剰症を生じ，脂質摂取不足により吸収不良となるため欠乏症に注意する．侵襲などのストレス下や異化状態では，ビタミンの必要量が増加するので欠乏症を生じやすい．

G. 無機質（ミネラル）のアセスメント

　ミネラルには，多量ミネラルと微量ミネラルがある．日本人の食事摂取基準（2020年版）の推奨量および目安量と摂取量を比較して過不足を評価する．ミネラルは体内で産生することができないため，欠乏症や過剰症の自他覚症状を観察する．

H. 総合的な栄養のアセスメント（健康・栄養問題の決定）

1) 栄養診断・PES報告（第3章参照）

　ここでは，栄養診断の手順とPES報告の記載について述べる．

①栄養診断の手順

● 手順1：栄養アセスメントⅠ：栄養アセスメントデータ：AD，BD，PD，CHの検証

　栄養状態の判定（栄養診断）を行うために，根拠となる栄養アセスメントデータ（表10）を科学的根拠に基づいて解釈・分析し，重症度も含め，丁寧に検証し，**問題となるデータを抽出**する．

● 手順2：栄養アセスメントⅡ：エネルギー・栄養素

表9　水分出納バランス

体内に入る水分		排泄される水分	
飲水量	1,200 mL	不感蒸泄（皮膚）	450 mL
食事中の水分	1,000 mL	（呼気）	450 mL
代謝水	300 mL	排尿	1,400 mL
		排便	100 mL
	2,500 mL		2,500 mL

表10　栄養アセスメントデータ

1.	FH	食物/栄養関連の履歴	食物・栄養素摂取量，食物・栄養素管理，薬剤・ハーブ補助食品の使用，知識・信念，食物・補助食品の入手のしやすさ，身体活動，栄養に関連した生活の質など
2.	AD	身体計測	身長，体重，体格指数（BMI），成長パターン指標・パーセンタイル順位，体重の履歴など
3.	BD	生化学データ，医学検査と手順	検査値（例：電解質，グルコース）と検査（例：胃内容排出時間，安静時代謝率）など
4.	PD	栄養に焦点を当てた身体所見	身体的外見，筋肉や脂肪の消耗，嚥下機能，食欲，感情など
5.	CH	既往歴	個人的履歴，医療的・健康・家族履歴，治療，補完・代替薬剤の使用，社会的履歴など

〔「国際標準化のための栄養ケアプロセス用語マニュアル」（日本栄養士会/監訳），第一出版，2012[15]より引用〕

の摂取（投与）量と必要量の検証

栄養アセスメントデータの「FH：食物/栄養関連の履歴」のエネルギー・栄養素の摂取（投与）量の評価が重要である．患者の栄養必要量の算出と栄養素摂取（投与）量および栄養補給ルートの評価を行い，**適正なのか・過剰なのか・不足しているのか・栄養バランスの問題なのか**を，エネルギーおよび各栄養素ごとに評価する．

● 手順3：アセスメントデータⅠとⅡの関連を探る

問題となったデータ（手順1）と，エネルギー・栄養素摂取（投与）量の評価内容（手順2）との**関連性を検討し，明確に示す**．

● 手順4：栄養状態を悪化させている根本的な原因を探る

明確となった関連性（手順3）を踏まえて，栄養状態を悪化させている原因や要因が何なのかを探り，**エネルギー・栄養素摂取（投与）量の過不足が生じている根本的な原因がどこにあるのか**を明確に示す．

● 手順5：栄養状態の判定のための栄養診断の用語を確定する

ここまでに明確になった原因や要因等を総合的に判断し，栄養状態が悪化している根源となる栄養診断を確定する．栄養診断は，**NI（摂取量：nutrition intake），NC（臨床栄養：nutrition clinical），NB（行動と生活環境：nutrition behavioral/environmental）の3つの項目**からなる栄養診断の用語（付録4 表1参照）を用いる．栄養診断は，栄養介入によって改善可能なものでなくてはならない．

● 手順6：PES報告書で栄養診断の根拠を簡潔に示す

PES報告は，**要点のみを明確に記載する簡潔な一文**にまとめる．

● 手順7：PES報告に対応した栄養介入計画の立案

PES報告で，栄養診断の根拠として示した「E（etiology）」，すなわち**栄養状態が悪化している根源（各栄養素摂取量の過不足が生じている根本的な原因）**を改善するための栄養介入計画を立案する．栄養介入計画は，Mx（monitoring plan：モニタリング計画），Rx（therapeutic plan：栄養治療計画），Ex（educational plan：栄養教育計画）の3つの視点から考える．このときに，栄養介入計画はPES報告に

対応させる．

② PES報告書

PESとは，P（問題点：problem or nutrition diagnosis label），E（病因：etiology），S（徴候/症状：sign/symptoms）である．栄養診断は，「**PES報告**」とよばれる簡潔な一文で記載される（日本語の文法では，SとPが逆になる）．

〈PES報告〉

「S」の根拠に基づき，「E」が原因となった，「P」の栄養状態と診断する

S：身体所見や生化学データなどの根拠

E：（栄養状態の悪化など）抽出した問題点の根本的原因

P：栄養診断（用語一覧：付録4）

2）栄養介入計画の立案

栄養介入計画は，栄養診断に基づいて，**ND（食物・栄養提供），E（栄養教育），C（栄養カウンセリング），RC（栄養ケアの調整）の4つの項目**からなる栄養介入の用語（付録4 表2参照）を用いる．対象者のニーズに合わせて，栄養摂取，栄養に関連した知識・行動・環境状態などの栄養問題を解決（改善）する．

「PES報告」と「栄養介入計画」は必ず対応していなければならない．「PES報告」の「S」で示すデータや徴候・症状を改善させるために，「E」で示した根本的な原因や要因を改善するための栄養介入計画を立案する．

3）栄養診断に基づいた栄養介入計画とモニタリング・評価

「PES報告」の「S」で示したデータや徴候・症状を**経過観察**しながら，栄養状態が改善しているか，悪化しているかを**モニタリング**することが重要である．つまり，栄養介入計画のMx（モニタリング計画）は，「S」で示したデータや徴候・症状を評価する項目となる．また，Rx（栄養治療計画）やEx（栄養教育計画）は，「E」で示した栄養状態を悪化させている根本的原因を解消するために計画される．

栄養介入によって「S」のデータや徴候・症状が改善しない場合は，「PES報告」の「E」に示した栄養状態を悪化させている**根本的な原因や要因が別のところにある**可能性がある．

Advanced　施設における栄養アセスメント

　高齢者における低栄養は，ADLの低下や褥瘡の発生，疾病や創傷治癒の遅延，死亡率の増加などの要因となることから，高齢者の栄養アセスメントは重要である．栄養アセスメントは，主訴や身体徴候，生化学データ，身体計測値，食事摂取状況などの情報と，環境面や精神面の情報から総合的に評価する．しかし，高齢者福祉施設等では医師が常駐しないことも多く，生化学データを用いた栄養アセスメントが難しい場合がある．その場合は，生化学データ以外の入手できるデータから栄養アセスメントを実施しなければならない．高齢者における身体計測値と血清アルブミン値などの生化学データは正の相関が示されており，身体計

測による栄養評価の有用性が報告されている[1, 2]．また，身体計測は，医師が不在であっても実施可能であり，侵襲がなく検査費なども発生しないため，対象者に負担の少ない優れたアセスメントツールの1つである．高齢者福祉施設などでは，生化学データ以外のアセスメントデータである食事摂取状況からエネルギー摂取量や栄養摂取量の過不足を評価し，そして体重の変化（率）および体脂肪量や骨格筋量の変化との関連や，対象者の主訴や身体徴候，消化器症状，ADLの変化との関連から対象者の栄養状態を評価（アセスメント）することが多い．

（竹内真理）

文　献

1）小川蓉子，他：要介護高齢者のJARD2001に基づく身体計測による栄養評価．日本病態栄養学会誌，11：261-269，2008
2）菊谷　武，他：某介護老人福祉施設利用者にみられた低栄養について−血清アルブミンおよび身体計測による評価．老年歯科医学，19：110-115，2004

第4章　栄養アセスメント

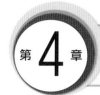

^第4^章 チェック問題

問 題

☐☐ **Q1** 体重の変化を評価する際に気を付けなければならないことは何か説明しなさい.

☐☐ **Q2** エネルギー貯蔵状態を評価するための指標は何か説明しなさい.

☐☐ **Q3** 体たんぱく質貯蔵状態を評価するための指標は何か説明しなさい.

☐☐ **Q4** 身体計測の際に注意すべきことは何か説明しなさい.

☐☐ **Q5** PES 報告からわかることは何か説明しなさい.

解答&解説

A1 体重を示す身体構成成分は,体脂肪・体水分・体たんぱく質（骨格筋や内臓におけるたんぱく質）・骨からなる.体重の変化があった場合は,そのいずれかが増加あるいは減少などの変化があったことを意味する.したがって,体重の変化を評価する際には,体構成成分の何に変化があったのかを評価し,その原因を突き止めなければならない.

A2 エネルギーが過剰となった場合は,脂肪として体内に蓄積される.また,エネルギー源としてグルコースの次に利用されるのが脂肪である.したがって,体脂肪量の変化や蓄積を評価することで間接的にエネルギー貯蔵状態を推定することができる.体重の変化や,上腕三頭筋皮下脂肪厚（TSF）,肩甲骨下部皮下脂肪厚（SSF）などの栄養指標を用いる.

A3 体たんぱく質の多くは筋肉に存在するため,上腕筋周囲長（AMC）,上腕筋面積（AMA）を算出し,基準値（JARD 2001 など）と比較することで体たんぱく質貯蔵状態を評価することができる.また,内臓におけるたんぱく質を反映する血清アルブミン値や RTP（Tf, TTR, RBP）などから,体たんぱく質の栄養状態を評価する.

A4 身体計測は,侵襲がなく経済的で患者に負担の少ない方法であるが,測定誤差が大きい.誤差を最小にするためには,測定方法を遵守し,測定条件（時間,部位,姿勢など）を一定にすることが重要であり,技術と習練が必要である.また,浮腫などがあると測定データをそのまま評価することはできないため,対象者の状態にも注意しなければならない.

A5 PES 報告は,栄養診断の根拠となる徴候/症状（signs/symptoms）,栄養問題の根本的な原因である病因（etiology）,および問題点（problem）で構成される.問題点は,栄養診断の用語が用いられる.したがって,基準値から外れた問題となるデータと,栄養状態を悪化させている根本的な原因と問題点が示されている.これらの PES 報告から得られる情報をもとに,モニタリング計画・栄養治療計画・栄養教育計画を立案する.

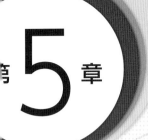

第5章 栄養ケア計画のプロセス

Point

1 栄養ケアの実施には最終ゴールとなる長期目標，段階的に期限を決めた中期目標，実現可能な範囲で優先順位の高いものから決めた短期目標を設定した栄養計画が必要であることを理解する．

2 栄養ケア計画は栄養アセスメントに基づき，必要栄養素・栄養量の設定，栄養補給（投与）経路の設定を行うことを理解する．

3 エネルギー・必要栄養量の算出は，推定式や測定方法の理論・原理を理解して用いる．

概略図 栄養ケア計画のプロセス

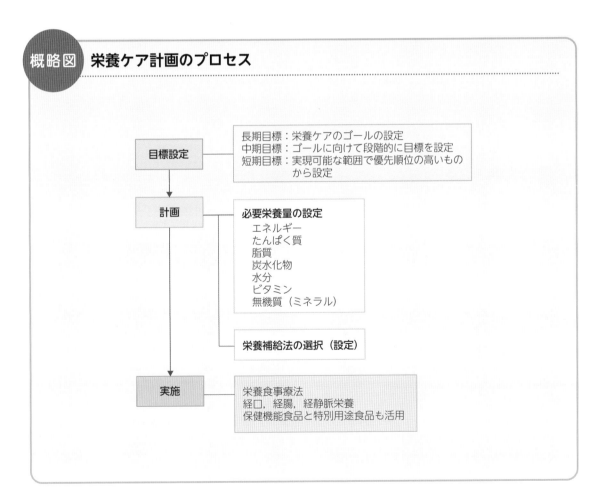

1 栄養ケアの目標設定

栄養ケアの目標は，患者にとって栄養状態を改善することにより必要とする治療（手術・化学療法，放射線治療など）が実施できる，治療効果が高まる，QOLが向上する，苦痛を和らげるなど，肉体的・精神的におかれている現状に対しよりよい方向をめざして設定されなければならない.

栄養介入時の患者の病態のみならず，患者や家族のライフスタイルを考慮するとともに患者の希望や退院後の在宅あるいは施設の受け入れなど，病院の機能と役割を考慮して長期・中期・短期の時間軸でプランをたてる.

- 長期目標：栄養ケアのゴールを設定する
- 中期目標：ゴールに向けて段階的に目標を設定する
- 短期目標：実現可能な範囲で優先順位の高いものから設定する

介入後は，目標達成度を確認し，状況によっては目標の見直しを図る. 時間軸の設定は疾患や年齢などにより異なるが，医師，看護師，その他の医療スタッフと連携しながら治療目標と整合性がなければならない.

2 栄養ケア計画

栄養ケアの計画は栄養補給（必要栄養素量，補給法），栄養教育（指導），多職種との連携で行うケアについても含まれる. 計画にあたり，患者情報（カルテより，**自覚症状，現病歴，既往歴，家族歴，生活歴，身体所見，現病の経過など**）を収集し，栄養評価を行い，必要栄養量を設定し，栄養補給法を選択する.

A. 必要栄養量の設定

必要栄養量は，体重，BMI，体重変化，筋肉量，体脂肪量などの身体測定値，血液・尿検査値，栄養食事調査の結果から栄養アセスメントを行い，栄養食事療法の方針をふまえたうえで，設定する必要がある.

1）エネルギー

エネルギーの必要量の設定については総消費エネルギー量を求めることが必要であり，「エネルギー投与量＝エネルギー消費量」の関係が現体重を維持するこ

Column

体重の増減を考える

例えば，1カ月に1kgの体重増（または体重減）を目標とする場合は，体脂肪1kgは7,000kcalのエネルギー量と一致するので7,000kcal/30日≒233kcalとし，1日あたりに増加または減量すべきエネルギー設定量を算出する. 病態に応じ，実現可能な範囲で設定量を決定することが重要である.

① 1カ月1kgの体重増加を目標とする場合：

設定エネルギー量 ＝ 必要エネルギー量 ＋ 233kcal

② 1カ月1kgの体重減量を目標とする場合：

設定エネルギー ＝ 必要エネルギー － 233kcal

1日233kcalの減少は，間食が多い場合には間食を減らすことが必要となる. 例えば，クッキー中サイズ：5～6枚で230～250kcal，大福中サイズ：約230kcal，ソフトクリーム普通サイズ：約200kcal，チョコレート8片（40g）：約230kcal，甘味飲料でカロリーオフ以外のも

の（500mL）：約200kcalなどである. また，菓子パンはお菓子並みの高エネルギーであり，1個で約250～300kcalに相当する. また間食はほとんどせず，主食・主菜・副菜をバランスよく食べているという場合は，毎食ごはん量を50g〔茶碗しっかり1杯分（約150g）：240kcal～茶碗軽く1杯分（約100g）：160kcal〕減らすことにより1日3食で合計約240kcalの減量となる.

増加の場合はその逆であるが，バランスよくエネルギー増を実行するには，毎食ごはん量を50g程度ずつ増量したり，間食として乳製品〔チーズ2切れ（30g）：約100kcal，普通牛乳（200mL）：約130kcal〕や果実〔リンゴ中サイズ1/2（130g）：約70kcal，みかん中サイズ1個（120g）：約45kcal〕を組み合わせて，230kcal程度増やす工夫をする.

（久保ちづる）

ととなる．しかし，傷病者においては「エネルギー消費量」のみならず，病態や治療方針に沿ったエネルギー量の設定が必要である．

初期の栄養評価により算出したエネルギー量は，モニタリングにより再評価を行い，必要に応じて増減する．投与エネルギー量の不足においては栄養障害を生じるが，投与量が過剰であれば過剰栄養（overfeeding）となる．長期的に栄養障害を有する場合は急激な高エネルギーの投与についてはリフィーディング・シンドローム（refeeding syndrome：第6章 表9参照）を生じることもあり注意を要する．

エネルギーの必要量は，個々の症例の基礎代謝量，活動状態，ストレスの程度により，以下の方法で算出する．

①Harris-Benedict（ハリス・ベネディクト）の式を用いた算出法

一般的には，Harris-Benedictの式（表1）を用いて基礎エネルギー消費量（basal energy expenditure：BEE）を予測し，活動量や病態によるエネルギー代謝の変化を考慮して算出する．

表1 Harris-Benedictの基礎代謝量（kcal/日）の算定式

男性	$66.47 + 13.75 \times$ 体重(kg) $+ 5.00 \times$ 身長(cm) $- 6.76 \times$ 年齢(歳)
女性	$655.1 + 9.56 \times$ 体重(kg) $+ 1.85 \times$ 身長(cm) $- 4.68 \times$ 年齢(歳)

推定エネルギーの必要量は「**基礎代謝量×活動係数（表2）×推定ストレス係数（表3）**」（**Long の式**）にて求める．

②間接熱量計を用いた算出法

間接熱量計により安静時消費エネルギー量（resting energy expenditure：REE）を測定し算出する．間接熱量測定は，約12時間の絶食後，安静臥床位，心身ともにストレスのない状態で測定し，酸化過程で消費される酸素と産生される二酸化炭素を測定しエネルギー消費量を算出する．

〈REEの算出（Weirの式）〉
$$REE（kcal/日）= 3.941 \times VO_2（L/日）+ 1.106 \times VCO_2（L/日）- 2.17 \times 尿素窒素$$

③簡易法

「静脈経腸栄養ガイドライン」では，簡易的に，体重あたり25～30 kcalを基準とするエネルギー量の算出方法を提示している[3]．ストレスの程度に応じて増減は必要である．

2）たんぱく質

たんぱく質は骨格筋，内臓など組織構成たんぱく，

表2 身体活動レベルと活動係数

身体活動レベル	係数	内容
寝たきり	1.0～1.1	
ベッド上安静	1.2	
ベッド以外に活動	1.3	1日1時間程度の歩行
●低い（Ⅰ）	1.5 (1.45)	生活の大部分が坐位で，静的な活動が中心
●普通（Ⅱ）	1.75 (1.70)	坐位中心の仕事だが，職場内での移動や立位での作業・接客など，あるいは通勤・買物・家事・軽いスポーツなどのいずれかを含む
●高い（Ⅲ）	2.0 (1.95)	移動や立位の多い仕事への従事者．あるいはスポーツなど余暇における活発な運動習慣をもっている

（ ）は70歳以上
〔「日本人の食事摂取基準（2020年版）（厚生労働省「日本人の食事摂取基準」策定検討会報告書）」，第一出版，2020[1] と「NST臨床栄養療法スタッフマニュアル」（清野 裕，他/編），医学書院，2009 p.28[2] をもとに作成〕

Column

定期的なアセスメントによる必要栄養量の調整

エネルギーおよび各栄養素必要量は，推定式や測定により求めるが，エネルギー・各栄養素代謝や消化・吸収率には，個体差がある．また，病態は一定ではなく変化していく．そのため，定期的にモニタリングしアセスメントを行い，必要栄養量の調整を行っていくことが重要である．栄養サポートチーム（NST）において検討していく．

（土江節子）

表3 ストレス係数 (stress factor)

慢性栄養障害		0.6～1.0
術前		1.0
手術	軽度侵襲	1.1
	中等度侵襲	1.2～1.4
	高度侵襲	1.5～1.8
長管骨骨折		1.4
頭部外傷, ステロイド薬投与中		1.6
感染症	軽度（感冒など）	1.2～1.5
	高度（敗血症など）	1.5
熱傷	体表面積の20％	1.0～1.5
	体表面積の40％	1.5
	体表面積の100％	2.0
がん		1.1～1.3
褥瘡	褥瘡に対する栄養管理開始時	1.2
	局所に明らかな感染, ドレッシング交換1日2回以上	1.3
	感染の全身症状（発熱）あり, ドレッシング交換1日2回以上	1.4
	感染全身症状に加え, 肺炎など消耗性疾患あり	1.5以上
閉塞性肺疾患（COPD＊）		1.5～1.7
発熱		37.0℃を1℃上回るごとに0.1を加える

＊COPD：chronic obstructive pulmonary disease

また, ホルモンや酵素など機能性たんぱくとして生命活動の維持に必須の栄養素であり, 摂取量の不足においては筋たんぱくが分解されるので, 不足のないよう注意する.

必要量の算定には, 基本的には体重あたり0.8～1.0 g/日とするが, 軽度の代謝亢進時には1.2～1.4 g/日,

高度の代謝亢進時には1.5～2.0 g/日程度で初期必要量を設定する. 日本人の食事摂取基準（2020年版）では年代別のたんぱく質の目標量を表4のように示している.

たんぱく質以外のエネルギー, 炭水化物や脂質が十分に補給されていなければ, たんぱく質はたんぱく合成に使用されず, エネルギー消費に使用される. たんぱく質補給量の目安として, 非たんぱくカロリー（non-protein calorie）/窒素比（NPC/N比：第4章 p.70参照）が用いられる.

また, たんぱく質の摂取量の妥当性とたんぱく質異化の程度を評価するためには, 窒素バランス（窒素出納）を用いる（第4章 p.69参照）.

3）炭水化物

炭水化物は糖質と食物繊維からなり, 糖質はエネルギー源として, 食物繊維は生理活性機能があり, 重要である.

炭水化物由来のエネルギーの割合（％エネルギー）は, 目標量として50～65％である.

脳・神経組織, 赤血球, 腎尿細管ではグルコースのみがエネルギー源であり, 脳では基礎代謝量の20％のエネルギーが消費され, 1日最低100gは必要とされる.

炭水化物必要量は, 総エネルギー量からたんぱく質・脂質のエネルギー量を引いた残りのエネルギー分として求める.

食物繊維は難消化性炭水化物とよばれ, 小腸で消化されず, 腸内細菌による発酵を受け分解されエネルギー（0～2 kcal）となる. 1,000 kcalあたり10gを摂取目安量とする.

間接熱量測定法による呼吸商 (RQ = VCO₂/VO₂) のアセスメント

Column

間接熱量測定法における酸素消費量（**VO₂**）と二酸化炭素排出量（**VCO₂**）の呼気ガス分析により基礎代謝量および**呼吸商**（RQ = VCO_2/VO_2）が測定できる.

RQは, 体内で主に使用されたエネルギー源が何かを知るための指標となり, **たんぱく質は0.8, 脂質は0.7, 糖質は1.0付近の数値**となる. たんぱく質, 脂質, 糖質の利用状況をアセスメントし, 必要量決定の参考に用いる.

飢餓状態では体たんぱくが分解されるためRQは0.8に近くなる. コントロール不良の糖尿病では糖質の利用が低下し体脂肪が利用されるためRQは0.7に近くなる. **慢性閉塞性肺疾患**では, CO_2排出機能が低下しているため, 糖質の比を減少し脂質の比を増加させて呼吸商（RQ）を下げる[2].

（土江節子）

表4 たんぱく質の食事摂取基準

性別	男性				女性			
年齢等	推定平均必要量	推奨量	目安量	目標量[*1]	推定平均必要量	推奨量	目安量	目標量[*1]
0〜5（月）	−	−	10	−	−	−	10	−
6〜8（月）	−	−	15	−	−	−	15	−
9〜11（月）	−	−	25	−	−	−	25	−
1〜2（歳）	15	20	−	13〜20	15	20	−	13〜20
3〜5（歳）	20	25	−	13〜20	20	25	−	13〜20
6〜7（歳）	25	30	−	13〜20	25	30	−	13〜20
8〜9（歳）	30	40	−	13〜20	30	40	−	13〜20
10〜11（歳）	40	45	−	13〜20	40	50	−	13〜20
12〜14（歳）	50	60	−	13〜20	45	55	−	13〜20
15〜17（歳）	50	65	−	13〜20	45	55	−	13〜20
18〜29（歳）	50	65	−	13〜20	40	50	−	13〜20
30〜49（歳）	50	65	−	13〜20	40	50	−	13〜20
50〜64（歳）	50	65	−	14〜20	40	50	−	14〜20
65〜74（歳）[*2]	50	60	−	15〜20	40	50	−	15〜20
75以上（歳）[*2]	50	60	−	15〜20	40	50	−	15〜20
妊婦（付加量） 　初期 　中期 　後期					+0 +5 +20	+0 +5 +25	−	−[*3] −[*3] −[*4]
授乳婦（付加量）					+15	+20	−	−[*4]

（推定平均必要量，推奨量，目安量：g／日，目標量：％エネルギー）
* 1 範囲に関しては，おおむねの値を示したものであり，弾力的に運用すること．
* 2 65歳以上の高齢者について，フレイル予防を目的とした量を定めることは難しいが，身長・体重が参照体位に比べて小さい者や，特に75歳以上であって加齢に伴い身体活動量が大きく低下した者など，必要エネルギー摂取量が低い者では，下限が推奨量を下回る場合があり得る．この場合でも，下限は推奨量以上とすることが望ましい．
* 3 妊婦（初期・中期）の目標量は，13〜20％エネルギーとした．
* 4 妊婦（後期）及び授乳婦の目標量は，15〜20％エネルギーとした．
〔「日本人の食事摂取基準（2020年版）（厚生労働省「日本人の食事摂取基準」策定検討会報告書）」，第一出版，2020[1)] より引用〕

〈炭水化物必要量の算出〉

炭水化物必要量（g）=〔エネルギー必要量（kcal）−たんぱく質必要量（g）×4（kcal）−脂質必要量（g）×9（kcal）〕÷4（kcal）

Atwater係数（エネルギー換算係数）[*1]：

炭水化物 4 kcal/g，たんぱく質 4 kcal/g，脂質 9 kcal/g

4）脂質

脂質はエネルギー源であり，コレステロールは細胞膜成分として重要であるが，代謝に伴う合併症には注意を要する．

脂質の必要量は，総エネルギーに占める割合で示され，「日本人の食事摂取基準（2020年版）」においては，**1歳以上の目標量は脂質エネルギー比率として20〜30%**である．

飽和脂肪酸は，食品から摂取されるとともに炭水化物やたんぱく質の中間代謝産物であるアセチルCoAから合成できる．**n-6系脂肪酸**のリノール酸，アラキドン酸，**n-3系脂肪酸**のα-リノレン酸は，体内で合成されない**必須脂肪酸**である．

n-3系脂肪酸には食用調理油由来のα-リノレン酸と魚油由来のエイコサペンタエン酸（eicosapentaenoic acid：EPA），ドコサヘキサ塩酸（docosahexaenoic acid：DHA）などがあり，α-リノレン酸はEPA，DHAに変換される．n-3系脂肪酸としての必要量は18

※1 **Atwater係数**：たんぱく質，脂質および炭水化物についてそれぞれ利用エネルギー量を表中のように定めたもの．物理学的燃焼熱に人の消化・吸収や，尿中に排泄される尿素や尿酸などを考慮して定めている．食品ごとに異なるので詳細は日本食品標準成分表を参照する．

歳以上で2g/日前後である.

トランス脂肪酸は，工業的に水素添加を行い，不飽和脂肪酸を飽和脂肪酸に変えるときに生じる副産物であり，この工業由来のトランス脂肪酸摂取により冠動脈疾患のリスクとなることが報告されている[1].

経腸栄養では総エネルギーの20～40％を基準とし，病態に応じて増減するが，静脈栄養では原則として脂肪乳剤が併用され，投与速度は0.1g/時以下とし，1日1.0g/kg以上の投与は避ける.

5）ビタミン（表5，表6）

ビタミンは水溶性と脂溶性に分類され，**水溶性ビタミンは必要量以上に摂取した場合は排泄されるが，不**足した場合は体内への蓄積量が少ないため不足しやすい．一方，**脂溶性ビタミン**は体内に蓄積されることから過剰症に注意が必要であり，逆に，脂質の吸収障害や脂質供給量が少ない場合は脂溶性ビタミンの不足を生じやすい.

ビタミン必要量は，健常時では「日本人の食事摂取基準（2020年版）」の推奨量もしくは目安量を参考にするが，疾患を有する場合は吸収量や利用率の問題も生じるため必要に応じて適宜調整する.

6）無機質（ミネラル）

ミネラルは，骨や歯などの硬組織や軟組織，イオンとして存在し浸透圧の調節や酸アルカリ平衡など生体機能の調節，また，体内の酵素反応やホルモンの構成成分となる.

「日本人の食事摂取基準（2020年版）」では，ミネラルは，**多量ミネラル**として，ナトリウム（Na），カリウム（K），カルシウム（Ca），マグネシウム（Mg），リン（P），**微量ミネラル**として，鉄（Fe），亜鉛（Zn），銅（Cu），マンガン（Mn），ヨウ素（I），セレン（Se），クロム（Cr），モリブデン（Mo）について，推奨量や目安量が示されている.

7）水分

水分の働きとして，浸透圧・pHの保持，血液濃度・粘度のバランス保持，体温調節などがある．体内の総水分量は，新生児は体重の約80％，1～60歳では体重の60％（細胞内液：40％，細胞外液：20％）で加齢とともに減少する．摂取と排泄により出納が保たれている（表7）.

表5　ビタミン欠乏症

	種類	欠乏症
水溶性ビタミン	ビタミンB1	脚気，ウエルニッケ脳症，高乳酸アシドーシス
	ビタミンB2	口角炎，舌炎，貧血
	ビタミンB6	舌炎，皮膚炎，末梢神経炎，けいれん
	ビタミンB12	悪性貧血（多いのが巨赤芽球貧血），舌炎，末梢神経障害
	葉酸	巨赤芽球貧血，高ホモシステイン血症
	ビタミンC	壊血病
脂溶性ビタミン	ビタミンA	夜盲症，眼球乾燥症，皮膚粘膜障害
	ビタミンD	くる病，骨軟化症
	ビタミンE	貧血
	ビタミンK	出血

〔「臨床病態栄養学第4版」（武田英二，竹谷 豊/編）文光堂，2021[4] をもとに作成〕

表6　血中濃度基準値

	種類	ビタミン血中濃度基準値
水溶性ビタミン	ビタミンB1	47～99 ng/mL
	ビタミンB2	104～174 ng/mL
	ビタミンB6	4～17 ng/mL
	ビタミンB12	232～815 pg/mL
	ビタミンC	1.9～15.0 μg/mL
脂溶性ビタミン	ビタミンA	103～354 IU/dL
	ビタミンD	1～5 ng/mL
	ビタミンE	1.00 ± 0.65 mg/dL（成人），0.68 ± 0.13 mg/dL（小児）
	ビタミンK	ビタミンK1：0.20～2.30 ng/mL ビタミンK2：0.04～0.34 ng/mL（MK-4として）

〔「臨床病態栄養学第4版」（武田英二，竹谷 豊/編）文光堂，2021[4] より引用〕

表7　水分の出納

摂取量		排泄量	
食事[*1]		尿[*2]	
代謝水[*3]		不感蒸泄	15 mL/体重(kg)[*4]
糖質	0.55 mL/g		
たんぱく質	0.41 mL/g		
脂質	1.07 mL/g	排液[*5]	
飲水[*2]		便	100 mL/日

＊1　実測量．通常食では800 mL程度の水を含む
＊2　実測量
＊3　代謝水の簡易算定式：5 mL × 体重（kg）
＊4　体温36.5℃以上では200 mL×（体温 − 36.5℃）を加える
＊5　嘔吐，下痢，出血，ドレーンからの実測値
〔「認定 病態栄養専門師のための病態栄養ガイドブック 改訂第4版」（日本病態栄養学会/編），メディカルレビュー社，2013[5] より引用〕

1日の必要水分量は，以下の簡易式にて求められる．

必要水分量＝25～30 mL×現在の体重（kg）

経腸栄養剤の水分含有量（1 kcal/mL）は80～85 %
の製品が多い．

B. 栄養補給法の選択

必要栄養量が算出・設定されたら，どのような経路
で投与するか決定する．

病態や消化管機能・嚥下機能などを考慮しながら経
口栄養，経腸栄養，経静脈栄養を組み合わせ，必要な
栄養素量を投与する（第6章 p.89，図2参照）．

消化管が機能しているか，次に嚥下機能に問題がな
いかを検査し，問題がなければ，経口摂取を第一に選
択する．嚥下機能に問題があるが消化管機能を有して
いる場合，経管（チューブ）栄養による経腸栄養を選
択する．一方，消化管が機能しない場合，あるいは消
化管を安静にする必要がある場合は経静脈栄養とする．
経口摂取を実施している場合においても，咀嚼機能や
食欲低下などで食事摂取量が低下している場合は経腸
栄養，経静脈栄養を組み合わせる．

3 栄養ケアの実施内容

A. 治療における栄養食事療法の意義

栄養食事療法とは治療に必要な栄養素を適正量かつ
タイミングよく摂ることや，食事形態を工夫し安全に
栄養補給を行うことで病態を改善しようとする治療法
である．病院においては医師の指示（食事箋）に基づ
き提供するものであるが，退院後も継続して実施して
いくためには，患者の栄養食事療法に対する意欲や認
識を確認しながら，知識や技術について栄養食事指導
を行う．

病院で提供される特別食については医療保険診療報
酬では**特別食加算**が認められている．加算となる特別
食とは，疾病治療の直接手段として，医師の発行する
食事箋に基づいて提供される患者の年齢，病状等に応
じた栄養量および内容を有する治療食，無菌食および
特別な場合の検査食をいうものである（第2章 p.25，
表5参照）[6]．入院・外来における個別・集団指導につ
いても，該当する疾患については栄養指導料が算定さ
れる．

B. 病院における栄養補給法の種類

栄養補給は患者の病態や状態に合わせ，経口栄養，
経腸栄養（経管栄養），経静脈栄養を選択，あるいは組
み合わせて行われるが，生理的である経口栄養が第一
優先で選択される．病態や障害により咀嚼・嚥下機能
に問題ある場合，また，消化管に障害があり経口栄
養・経腸栄養ができない場合は経静脈栄養にて栄養補
給を行う．

以下に各栄養補給法の概要を記載する．実践方法な
どの詳細は第6章を参照のこと．

①経口栄養（oral nutrition）

患者食は一般治療食と特別治療食に大別されるが，
どちらも医師の指示により提供される．一般治療食，
特別治療食は，各医療施設において約束食事箋（第6
章参照）として策定され「栄養委員会」（施設において
は「給食委員会」「患者食検討委員会」など名称は異な
る）で策定される．特別治療食事基準には栄養成分
別食事基準（エネルギー，たんぱく質，脂質など）と
疾患別食事基準（糖尿病，腎臓病，肝臓病など）があり，
各施設の状況や疾患の特質などを考慮する．また，策
定にあたり疾患に関連する治療ガイドライン（糖尿病，
高血圧など）の栄養管理指針，食事摂取基準などを参
考に，その医療機関の治療方針に従い策定されている．

ⅰ．一般治療食

特別な成分調整などの必要がない食事で，栄養状態
を良好に保つことができる．また，体力の維持・増進
を図り，適切な治療を受けることができるようにし，
退院後の食生活・食習慣の指標となる食事である．

ⅱ．特別治療食

特別治療食は，治療に直接結びつく食事で栄養食事
療法の基本となるものである．医師の指示をもとに疾
患に適切な栄養成分や栄養素量，形態，食事回数で提
供される．献立作成にあたっては，患者個々の疾患や
病態に応じた食事基準に基づき，さらには対象患者の
摂取状況，嗜好なども考慮する．対象は免疫力も低下
した傷病者であり，安全で衛生的な食事の提供も必要
であることから，各施設の調理技術，調理工程を考慮

し, 厚生労働省による大量調理施設衛生管理マニュアル〔平成9年3月24日付け衛食第85号(最終改正: 平成28年10月6日付け生食発1006第1号)別添〕に基づいた衛生管理を行う. 栄養食事療法を実施するうえでは, 個々の患者の理解が必要であり, あわせて栄養食事指導も開始する.

②経腸栄養 (enteral nutrition:EN)

広義では経口も含むが, 一般的には経管栄養をさし, 経口摂取が不可能または経口摂取のみでは必要な栄養量を補給できない場合に, 経管栄養を選択する. 投与期間が4週間未満では, 非侵襲的な方法で挿入することができるため経鼻アクセスを選択する. しかし, 経鼻カテーテル留置により鼻翼の潰瘍形成など合併症をきたすこともあり, 4週間を超え長期にわたり施行する場合は, 胃瘻や腸瘻を選択する[3].

③経静脈栄養 (parenteral nutrition:PN)

経口摂取ができず, 消化管に障害があり経腸栄養もできない場合に適応となる. また, 経口栄養や経腸栄養では十分に必要栄養量が補給できない場合に併用されることも多い.

中心静脈栄養 (total parenteral nutrition:TPN), 末梢静脈栄養 (peripheral parenteral nutrition:PPN) に大別され, TPNでは高カロリー輸液の投与により, 生命維持や栄養状態改善に必要な全栄養量が投与できる. PPNでは, 脂肪乳剤を加え1日1,300 kcalまでの投与が可能である[3].

i. 中心静脈栄養 (TPN)

中心静脈内にカテーテルを留置し高カロリー輸液を投与する. TPNは, 消化管が機能できない場合が選択基準である. 最も生理的な栄養ルートは消化管を使用することであり, 消化管機能が回復した場合は経口摂取が可能であれば経口栄養へ, 経口栄養が不可能であれば経腸 (経管) 栄養を実施する. 合併症として, カテーテル感染 (敗血症), また, 絶食状態で長期間のTPNでは小腸粘膜の萎縮によるバクテリアルトランスロケーション (bacterial translocation:第6章 p.96参照) などに注意する.

ii. 末梢静脈栄養 (PPN)

前腕や手背の静脈内にカテーテルを留置して電解質・糖質液やアミノ酸製剤, 脂肪乳剤などを投与する. 投与エネルギーは少ないものの, TPNと比較し, 中心静脈穿刺に伴うトラブルやカテーテル感染の頻度は少ない.

経口摂取や経腸栄養との併用により1日の必要エネルギー量を満たすことはできるが, 併用できない場合は2週間程度が限度である.

C. 保健機能食品と特別用途食品の活用

栄養食事療法において, 特定の栄養成分の増減を図ることで疾病の治癒・進展防止などが図れる場合がある. これらの成分の必要量を一般の食材から必要量を摂取することが困難な場合, 特別用途食品, 保健機能食品を用いることで, 簡便にあるいは食事の満足度を低下させずに実践が可能になることが期待できる. ただし同じ機能・栄養をもつ食品を複数摂取したり, 保健機能食品の届出を行っておらず同じ機能・栄養をもつ「いわゆる健康食品」をあわせて摂取した場合に過剰摂取になるリスクがあるため注意する.

保健機能食品のうちに「機能性表示食品」がある. この食品は消費者が誤認を招かないで自主的かつ合理的な商品選択ができるようにするための情報提供の制度として平成27年4月に創設された制度に基づく商品である.

1) 保健機能食品 (図1)

①特定保健用食品

特定保健用食品 (トクホ) は, 個々の食品ごとに消費者庁官の認可を受けて, 保健機能 (許可表示内容の例:お腹の調子を整える食品) が表示された食品 (個別許可型) である.

また平成17 (2005) 年に新たに疾病リスク低減表示を認めたものや, 規格基準型のもの, 条件付きのものが設けられている.

②栄養機能食品

特定保健用食品とは違い, 個別に消費者庁官の認可を受けた食品ではなく, 国が定めた栄養成分の規格基準 (例:カルシウム210〜600 mgを含んでいる) に1つでも適合していることで製造業者の責任で機能表示 (表示の例:カルシウムは, 骨や歯の形成に必要な栄養素です) している食品である (規格基準型). また摂取にあたっての注意事項の記載も必要である.

③機能性表示食品

事業者の責任において科学的根拠に基づいた機能性

特定保健用食品

個別許可型特定保健用食品

食生活において特定の保健の目的で摂取をする者に対し，その摂取により当該保健の目的が期待できる旨の表示をする食品

特定保健用食品（疾病リスク低減表示）

関与成分の疾病リスク低減効果が医学的・栄養学的に確立されている場合，疾病リスク低減表示を認める特定保健用食品

特定保健用食品（規格基準型）

特定保健用食品として許可実績が十分であるなど科学的根拠が蓄積されている関与成分について規格基準を定め，消費者委員会の個別審査なく，事務局において規格基準に適合するか否かの審査を行い許可する特定保健用食品

条件付き特定保健用食品

特定保健用食品の審査で要求している有効性の科学的根拠のレベルには届かないものの，一定の有効性が確立されている食品を，限定的な科学的根拠である旨を表示することを条件として，許可対象と認める

許可表示：「○○を含んでおり，根拠は必ずしも確立されていませんが，△△に適している可能性がある食品です．」

栄養機能食品　栄養成分の機能の表示をして販売される食品．栄養機能食品として販売するためには，1日あたりの摂取目安量に含まれる当該栄養成分量が定められた上・下限値の範囲内にある必要があるほか，栄養機能表示だけでなく注意喚起表示等も表示する必要がある

機能性表示食品　事業者の責任において，科学的根拠に基づいた機能性を表示した食品．販売前に安全性および機能性の根拠に関する情報などが消費者庁長官へ届け出られたもの．ただし，特定保健用食品とは異なり，消費者庁長官の個別の許可を受けたものではない

図1　保健機能食品の分類
（消費者庁ホームページ[7]）をもとに作成）

を表示した食品で販売前に安全性，機能性を届け出た食品である．ただし，消費者庁官の認可を受けたものではない（届出制）．

2）特別用途食品（図2）

国の認可を得て，**乳児，幼児，妊産婦，病者などの発育，健康保持・回復などの特別な用途に適する**と表示された食品で，表示にあたって認可基準（例　低たんぱく質食品：①たんぱく質含量は，通常の同種の食品の含量の30％以下であること．②熱量は，通常の同種の食品の含量の同等またはそれ以上であること．③ナトリウムおよびカリウム含量は，通常の同種の食品の含量より多くないこと．④食事療法として日常の食事のなかで継続的に食するものであり，これまで食していたものの代替（だいたい）となるものであること）のあるものは，適合性を審査し，許可基準のないものは個別に評価を行っている．前述の「特定保健用食品」も，特別用途食品に含まれている．

特別用途食品

病者用食品
許可基準型
・低たんぱく質食品
・アレルゲン除去食品
・無乳糖食品
・総合栄養食品
・糖尿病用組合せ食品※
・腎臓病用組合せ食品※
個別評価型

妊産婦，授乳婦用粉乳

乳児用調製乳
・乳児用調製粉乳
・乳児用調製液状乳

嚥下困難者用食品
・嚥下困難者用食品
・とろみ調整用食品

特定保健用食品

図2　特別用途食品の分類
※令和元年9月9日から追加

Advanced 加工食品の食塩相当量の表示

　食品表示法に基づき，一般消費者に販売する加工食品には「熱量 (kcal)」，「たんぱく質 (g)」，「脂質 (g)」，「炭水化物 (g)」，「食塩相当量 (g)」が義務付けられている．平成27年3月までは，食塩相当量はナトリウム量 (mg) で表示されていたが，一般消費者にとってわかりにくいという意見を受けて「食塩相当量」という表記に変更された．このなかには，ナトリウム塩として添加していない，食品の素材そのものに含まれているNa量も含まれている．ナトリウム塩として添加していない食品にはナトリウム量を表示できる．この場合にはNa量の下に（食塩相当量〇 g）と表示されていることもある．

　表示は，必ずしも100 gあたりの表示ではなく「1個あたり」「1食あたり」の場合もあるので，表示を読むときに注意する．ナトリウム量から食塩相当量の換算は下記の通りである．

食塩 (g) ＝ ナトリウム (mg) ÷ 1000 × 2.54

（佐藤敏子，宮本佳代子）

文　献

1）消費者庁ホームページ．https://www.caa.go.jp/policies/policy/food_labeling/health_promotion/assets/food_labeling_cms206_20210318_01.pdf

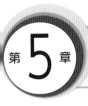

第5章 チェック問題

問 題

☐☐ **Q1** エネルギー必要量を求める計算式を示せ.

☐☐ **Q2** 栄養補給法はどのように決定されるか説明しなさい.

解答&解説

A1 "推定エネルギー必要量 (kcal/日) = 基礎代謝量 (kcal/日) × 活動係数 × ストレス係数" として計算する.

A2 嚥下機能に問題がなければ経口摂取が第一選択となる. 嚥下機能に問題があるが消化管機能を有している場合は, 経管（チューブ）栄養による経腸栄養を選択する. 消化管が機能しない場合, あるいは消化管を安静にする必要がある場合は経静脈栄養を選択する.

第6章 栄養・食事療法，栄養補給法の方法

Point

1 栄養補給経路により経消化管栄養補給法と経静脈栄養補給法（PN）に大別される．経消化管栄養補給法は，経口栄養補給法と経腸（経管）栄養補給法（EN）に分けられ，PNは末梢静脈栄養法（PPN）と中心静脈栄養法（TPN）があることを理解する．

2 経口栄養補給法は，最も生理的な摂取方法であり，嚥下障害などにより必要栄養量の確保が困難な場合には注意する必要があることを理解する．

3 経腸栄養補給は，経口摂取が不十分な場合で，消化管が機能している場合の第一選択であることを理解する．

4 経静脈栄養は，経腸栄養補給が不可能または不十分な場合に選択されることを理解する．

5 在宅における栄養補給は，在宅経腸栄養法（HEN）と在宅中心静脈栄養法（HPN）があることを理解する．

6 栄養ケアでは，経消化管栄養（経口・経腸）および経静脈栄養からの栄養投与量を把握する必要があることを理解する．

概略図　栄養補給経路からみた区分

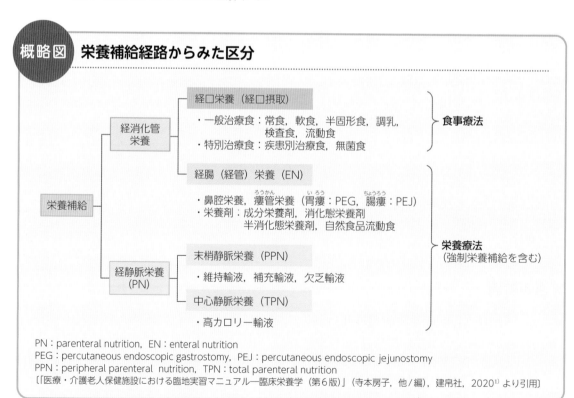

PN：parenteral nutrition，EN：enteral nutrition
PEG：percutaneous endoscopic gastrostomy，PEJ：percutaneous endoscopic jejunostomy
PPN：peripheral parenteral nutrition，TPN：total parenteral nutrition
〔「医療・介護老人保健施設における臨地実習マニュアル―臨床栄養学（第6版）」（寺本房子，他/編），建帛社，2020[1]）より引用〕

1 食事療法と栄養補給

A. 栄養・食事療法と栄養補給法の歴史と特徴

1）食事療法の歴史

　食物による治療（食養生，食事療法）についての知識は，最も古い時代からあったが，紀元前600年頃，ギリシャ・ローマ時代に栄養学の研究ははじまっていた．この当時の南ヨーロッパでは飽食の傾向が強く，肥満を大きく問題としていた．紀元1世紀頃のローマの学者ケルススは，栄養について関心をもち，特に食物を「強」と「弱」に区別し，前者が病気治療に役立つとした．その後，ギリシャの医学者ガレノスの提唱した「体液学説」※1は，中世を通じて1,500年にわたって医学に反映されていたが，一方では栄養素の欠乏による病気の発見の遅れにもつながった．

　16～17世紀になると，学者たちが消化過程について研究するようになった．食物が身体にエネルギーを供給するメカニズムの研究に化学を応用した．当時「壊血病」は，水兵，探検家に多発し，原因が判明するまで何世紀もかかったが，新鮮な柑橘類（ビタミンC）の摂取が壊血病の予防・治療に有効であることがわかってきた．この頃から栄養科学の歴史がはじまったことがわかる．

　18世紀には，「物質の燃焼と生物の代謝は基本的に同一の現象である」ことが認識され，ラボアジェ（Lavoisier）の一連の代謝機構の解明により近代生理学が爆発的に進歩した．

　19世紀になると栄養の知識が加速度的に普及した．食品成分として炭水化物，脂質，たんぱく質が個別に定義されて分析されるようになった．また，フローレンス・ナイチンゲール（Florence Nightingale）は，クリミア戦争（1853-1856）に従軍中に負傷した兵士に対して食物補給を行い，病状の改善を認めた．この経験に基づき，看護法における栄養補給の重要性を述べている．

　日本においては近代医療の歴史とともに栄養食事療法の歴史もうかがえる．病気も医療も重要な社会現象であり，各種の病気，特に脚気，伝染病，結核，がんなど難病の征圧をめざすことは，長く国家的厚生行政の重点課題であった．

　明治維新後，政府はドイツ医学を導入し，医学教育が整備された．"栄養学の父"といわれる佐伯矩（1876-1959）は，栄養研究所（現 国立健康・栄養研究所）を設立し，日本全体の栄養改善をめざしていった．一方，日本で病院の治療食の道をひらいたのは慶應義塾大学医学部の付属研究所として1917年に創立された食養研究所が最初である．食養研究所では，治療食の研究が中心テーマとなり，研究成果は1929年から発刊された月刊誌「食養研究」に刊行された．1933年には日本初の食養部が病院につくられた．広範な研究は1936年，第33回日本内科学会総会に「食餌療法」として大森憲太によって発表され，医学会に広まり，これがわが国

※1　**体液学説**：すべての病気は体液の乱れが引き起こすものであるとする考え方．

Column

食事療法の先駆者 ～高木兼寛

　日本での栄養食事療法の先鞭をつけたとされるのが，軍人であり医学者であった高木兼寛（1849～1920）である．わが国では明治時代になり，より一層猛威をふるっていた脚気になすすべがなかった．高木は海軍で大流行していた脚気を食事と関係しているものと考え，海軍の兵食を改善するよう海軍首脳部に提案した．しかし当時は「脚気は伝染病」との説が有力で意見はなかなか受け入れられなかった．

　1882年，練習軍艦「竜驤」は376名の乗員を乗せ航海に出たが，169名が脚気に罹患し，25名が死亡した．そこで高木は同規模の軍艦「筑波」に同季節，同航路を航海させ，それまでの米を主食とする日本食を洋食に変えるという大規模実験を行ったところ，洋食を食べることを拒否した18名のみが脚気になっただけであった．

　高木はビタミンB_1の発見には及ばなかったが，脚気が栄養素欠乏によって発生することをはじめて実証した者であり，食事（療法）により脚気が予防できることを証明した．

（久保ちづる）

の栄養学の草分け的研究となった．それまでの胃腸病や伝染病，糖尿病などの治療食しかなかった状況に，心臓病，腎臓病，高血圧症，バセドウ病なども取り上げられるようになった．

2）栄養補給法の歴史

1957年，グリーンスタイン（Greenstein）らは，化学的既成食（chemically defined diet）を発表して，これにより飼育した動物に何ら異常のないことを報告した．この研究は，ウィニッツ（Winitz）らに引き継がれて宇宙飛行士たちの食事（space diet）に利用され，一般にも知れるところとなった．

一方，経静脈栄養と経腸栄養の歴史は，外科領域で発展してきた．1968年，ダドリック（Dudrik）らは，**TPN**（total parenteral nutrition，**中心静脈栄養**）を子犬に施行し，正常な成長発達が可能であったことをはじめて証明した．これからTPNはあらゆる領域で普及し，栄養輸液として広く用いられるようになり，1970～1980年代にかけてTPNの有用性が多く報告された．

スティーブンズ（Stephens）は，特殊な栄養剤を用いた経腸栄養を外科領域で異化亢進状態の患者に利用して有効なことを報告した．同時に，この特殊栄養剤を "**elemental diet（ED：成分栄養剤）**" とはじめてよんだ．そして1976年，カミンスキー（Kaminski）が成分栄養法による経腸的高カロリー栄養（enteral hyperalimentation）の概念と方法を発表し，経静脈栄養と変わらない臨床効果が得られるようになった．

日本では，1974年にはじめて化学的既成食が紹介され，1975年には，手術後の管理にEDの名称と方法がはじめて紹介された．1977年には，成分栄養研究会が組織されて，さらに1978年に国産の成分栄養剤（ED-AC）が試作され，1981年に市販された．これは消化器外科を中心に利用されてきたが，ほかの領域でも広く応用されている．経腸栄養補給法では，最近は，鼻腔よりチューブを挿入する方法が一般的であったが，**PEG**（percutaneous endoscopic gastorostomy，**経皮内視鏡的胃瘻造設術**）の開発により**胃瘻**や**空腸瘻（腸瘻）**が増設できるようになった．

1980～1990年代は，経腸栄養が多臓器不全を予防するという報告，腸の役割を重要とする報告が多くされ，1990年後半から，**免疫賦活栄養法**（immunonutrition）として開発された経腸栄養剤により，感染症・合併症の発生率の低下や在院日数の短縮をもたらすことも明らかになってきた．

B. 食事療法と栄養療法の特徴（概略図）

1）食事療法（経口摂取）

食事療法は，各種疾患の基本的治療であり，調理・調整された食物を経口摂取し，咀嚼・嚥下・消化し，腸管から栄養素を吸収し，体内に取り入れる．治療効果を上げるためにも必須の治療となる．経口摂取は人間にとって生体の生理機能を維持する最も自然で理想的な方法である．また，合併症（バクテリアルトランスロケーション，p.96，※3参照）が少なく，嗜好を満たしたりQOLを向上させるなど種々のメリットがある．

2）栄養療法（強制栄養補給法も含む）

強制栄養補給法は，**経腸栄養補給法**（enteral nutrition：EN）と**経静脈栄養補給法**（parenteral nutrition：PN）に分かれる．

C. 栄養補給法の選択

栄養補給法は，**成長および新陳代謝の促進，生命を維持するためなどに行う．口腔，消化管の機能状態，栄養状態，疾患，病態など種々の条件を検討し，個々人への適正な栄養量を決定することで，疾病あるいは生命の回復促進に寄与することにつながる**（図1）．

病態などによって食物を直接口から摂取ができなくなった場合，消化管機能の有無が重要となる．消化管機能があれば経腸栄養，消化管機能がなければ経静脈栄養を慎重に選択する必要がある．この栄養補給の選択が，患者の全身状態を反映し，予後にも大きく影響する．

現在，世界基準である**ASPEN（米国静脈経腸栄養学会）**のガイドライン（2002）に沿って適応が決定されるようになり，経腸栄養，経静脈栄養の選択に関するアルゴリズムは日本でも広く用いられている（図2）．栄養剤の種類も180種類以上あり，1 mL/1 kcalの標準濃厚流動食から疾患別に対応したものまで豊富である（本章3-D「経腸栄養剤の種類と成分」参照）．

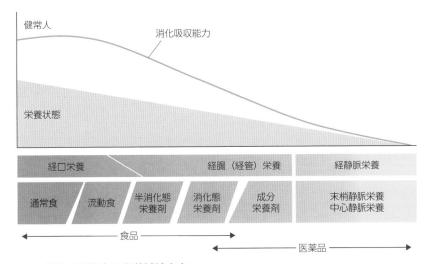

図1 消化吸収能力と栄養補給内容

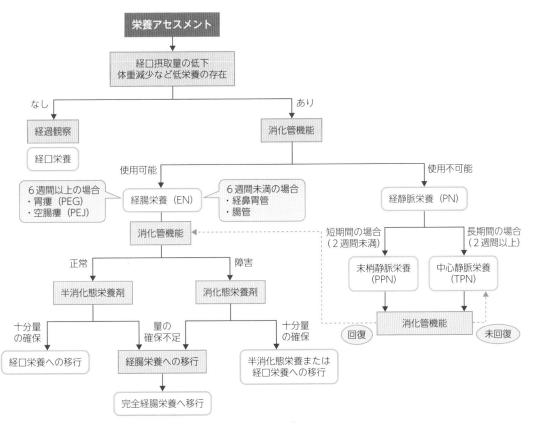

図2 栄養療法と栄養補給法選択の考え方（ASPEN, 2002）
〔「日本臨床栄養代謝学会 JSPEN テキストブック」（日本臨床栄養代謝学会／編），南江堂，2021[2]）および「エッセンシャル臨床栄養学（第9版）」（佐藤和人，他／編），医歯薬出版，2022[3]）をもとに作成〕

2 経口栄養補給法

現在，標準的な栄養摂取の基準量は，経口摂取量を対象とした「日本人の食事摂取基準（2020年版）」である．経口栄養補給は経腸・経静脈栄養補給に比べて安全で比較的安価であり，医療コスト低減にもつながっている．

A. 目的

本来，生理機能を維持する栄養素の補給は口から摂取することが理想的な方法である（経口栄養補給という）．食事を経口摂取する行為は精神的意義も大きいと考えられる．

傷病者において経口栄養補給を確保する手段として，食欲や食べる意思が存在し，咀嚼・嚥下機能において摂食行為が可能なこと，消化管機能や腸管に閉塞性病変が存在しないことである．補給される内容は，患者の全身状態や予後に反映するため量的にも質的にも必要栄養量を満たし，疾病の回復の促進に寄与することが目的となる．

B. 治療食と介護食

医療機関で提供される食事については，入院時食事療養制度（第2章 チーム医療，在宅医療を参照）の保険給付が受けられる．

1）治療食

治療食は，治療の一環として位置づけられ，疾病回復をより効果的にするために提供される食事である．患者ごとの栄養状態を評価し，栄養管理実施計画のもとに行われる．入院時食事療養制度に定める食事の条件は，「治療の一環として提供されるべきものであり，それぞれの患者の病状に応じて必要とする栄養量が与えられ，食事の質の向上と患者サービスの改善をめざして行われるべきもの」と示されている．

2）介護食
①介護食の必要性

口腔や摂食・嚥下の問題や，身体機能の低下から習慣的に食事摂取量が低下すると，エネルギーやたんぱく質が不足して栄養障害に陥る．また，脳梗塞，がん，呼吸器疾患，肝臓疾患などの疾患の罹患に伴って栄養障害に陥る[4]．これら低栄養の予防および栄養改善などを考慮した介護食の提供が必要とされている．

②介護食の形態

調理形態には，①ミキサー食（食物をミキサーなどにかけて，流動体にしたもの），②きざみ食（食物を細かくきざんだり，すりつぶし，裏ごしにしたもの），③とろみ食・ゼリー食（片栗粉やくず粉，増粘剤でとろみをつけたり，ゼラチンなどでゲル状にしたもの），④水分補給食（飲み物などをゼリー状にしたもの，スープ類，くず湯など），⑤ソフト食（舌で食物を押しつぶせるようなかたさに調理した食事）がある．

なお，介護食品をやわらかさにより8段階に区分けした規格である「スマイルケア食」が，農林水産省により発表されている（表1）．

C. 治療食の種類

2006年4月から診療報酬改定により，入院したすべての患者に「栄養管理実施計画」を行うこととなり，個別の食事が適切に提供され，疾病の進展防止・治療回復につながることが一層求められるようになってきた．栄養管理実施計画の手順は，「栄養スクリーニング」→「栄養アセスメント」→「栄養ケア目標設定」→「栄養ケア計画の作成」→「栄養ケア実施」→「モニタリング」→「再評価」を継続的に行うことである（第3章 栄養ケアマネジメント参照）．入院・入所施設では，食事箋または約束食事箋に基づいて医師からの食事指示をもとに傷病者の栄養管理を行うこととなる．約束食事箋とは，施設における栄養食事療法の食事栄養基準として治療方針を示したものである（一例を図3に示す）．大部分の傷病者においてこの約束食事箋が使用される．治療食は主に一般治療食と特別治療食に大別されている（図4）．

D. 治療食の疾患別分類と主成分別分類

栄養補給法では，疾病の種類にかかわらず，病態，身体の栄養状態から総合的知見をもって必要エネルギー量，必要栄養素の配分を決定し，さらに個別の咀嚼力，嚥下機能，消化管機能などを考慮し，食事面では嗜好，アレルギーの有無，服薬状況（副作用も含め）を確認して適正な食事形態や量を決定している[5]．

栄養食事療法の進歩により食事形態も細分化し個別

表1 農林水産省による介護食品の区分け（スマイルケア食）

3つの識別と区分

スマイルケア食		青マーク	噛むこと・飲み込むことに問題がなく，健康維持上栄養補給を必要とする人向け
スマイルケア食	5	黄マーク	噛むことに問題がある人向け．「2～5」の4段階
スマイルケア食	2	赤マーク	飲み込むことに問題がある人向け．「0～2」の4段階

分類と区分

スマイルケア食分類	区分
	健康維持上栄養補給を必要とする人向けの食品
5	容易に噛める食品（例：焼豆腐）
4	歯茎でつぶせる食品（例：もめん豆腐）
3	舌でつぶせる食品（例：きぬごし豆腐）
2	噛まなくてよい食品（例：粒のあるペースト食）
2	少し咀嚼して飲み込める性状のもの
1	口の中で少しつぶして飲み込める性状のもの
0	そのまま飲み込める性状のもの

（農林水産省のホームページより引用：https://www.maff.go.jp/j/shokusan/seizo/kaigo.html）

の対応が必要になった．食事分類（食種）の考え方も疾病名に応じた疾患別分類から栄養素の特徴によって区分した主成分別分類に主眼がおかれている．疾患別分類と主成分別分類の対照表を示す（図5，表2）.

E. 一般治療食（常食，軟食，半固形食，流動食）

「日本人の食事摂取基準（2020年版）」に準じた性，年齢，身体活動レベルを満たした栄養素量とする．体力の維持・増進を図り，適切な治療を受けることができるよう，栄養状態に応じた栄養管理計画に沿い，食事提供にあたる．また，疾病の治療上，行われる検査，服薬，処置，手術により必要栄養量が影響されるため多職種と協働し経過観察することにより栄養補給量を設定する.

1）常食

常食の食事計画は，単に生命活動のための必要栄養成分量を補給するに留まることなく，献立作成にあたって季節感のある食材や料理，行事食，地域の特産物，郷土料理なども取り入れ，五感を刺激する工夫が必要である．また，常食は軟食，治療食への献立を展開する基本となることから，必要栄養量を充足した作成がポイントとなる.

2）軟食

傷病者は身体に機能的あるいは器質的障害を伴うことから，発熱，倦怠感（けんたいかん），腫れ，むくみ，痛み，痒み（かゆみ），体重減少などのさまざまな症候から苦痛感や不安など心身ともに虚弱となっている．さらに食欲低下や消化・

Column

治療食の変革

1949年に患者給食業務が開始し，1950年には，健康保険法の規定に基づき，完全給食制度が始まった．そして，1958年の基準給食制度の創設と社会情勢の変化とともに病院におけるフードサービスは大きく変化していった.

しかし，1994年，食費を医療費とは区別することとなり，食費の一部が定額自己負担となり，給食経営において大きな転換期となった.

食事の提供は単に治療の一環であるだけでなく，安心・安全，顧客満足（customer satisfaction：CS）を追求したフードサービスに変革していった．特別な食材を用いて調理された食事を提供する場合，入院時食事療養制度の届出によって特別メニュー提供が可能となった．施設のオリジナリティのあるメニュー提供を行うことができ，ブランド食材などを使用した和風・洋風・中華の料理，薬膳料理，めん・丼料理など，特別メニューとして療養生活を支援する食事提供をしている施設も増えてきた．高価な食材は，利用者から自己負担で対応するなどさまざまな提供プランが行われている．また，2006年4月から，従来の必要栄養量確保に重点をおいた制度から傷病者に対する個別の栄養管理が求められるようになった.

○○○○福祉会　　　　　約束食事箋

平成25年1月改訂

I 普通食・全粥食
《主食量》
《白飯》

食種	エネルギー Kcal	たんぱく質 g	脂質 g	炭水化物 g	食塩 g	備考		
一般食	1,200	50	30	205	10	米飯	100g	
						全粥	240g	
	1,400	55	30	225	10	米飯	115g	
						全粥	250g	
	1,600	60	35	250	10	米飯	130g	
						全粥	280g	
	1,800	70	35	300	10	米飯	180g	
						全粥	400g	
	2,000	75	40	330	10	米飯	210g	
						全粥	470g	
	2,200	80	45	360	10	米飯	260g	
						全粥	470g	80kcal減
	2,400	90	50	380	10	米飯	290g	
						全粥	470g	128kcal減
	2,600	95	55	400	10	米飯	310g	
						全粥	470g	160kcal減
	2,800	100	60	440	10	米飯	330g	
						全粥	470g	192kcal減

《パン》

	食パン		ロールパン	
1,200	8枚切り	1枚	50g	1個
1,400	6枚切り	1枚	60g	1個
1,600	6枚切り	1枚	60g	1個
1,800	8枚切り	2枚	50g	2個
2,000	8枚切り	2枚	50g	2個
2,200	6枚切り	2枚		2個
2,400	6枚切り	2枚	60g	2個
2,600	6枚切り	2枚	40g	60g	2個 40g
2,800	6枚切り	2枚	40g	60g	2個 40g

《麺》

	茹うどん	補食量	茹そば	補食量	冷ラーメン	補食量	乾めん	補食量
1,200	160g	—	120g	—	120g		40g	—
1,400	180g		150g		140g		50g	
1,600	200g		200g		200g	50g	80g	
1,800	220g	50g	220g		200g	50g	80g	
2,000	240g	50g	240g		200g	100g	100g	
2,200	240g	100g	260g		220g	100g	100g	
2,400	260g	100g	260g	50g	240g	100g	100g	50g
2,600	300g	100g	260g	100g	260g	120g	100g	100g
2,800	330g	120g	280g	120g	280g	120g	120g	100g

	焼きそば	補食量	スパゲティ	補食量
1200	100g	—	40g	—
1400	130g	—	45g	—
1600	160g	50g	55g	—
1800	160g	50g	60g	—
2000	180g	100g	70g	—
2200	180g	100g	80g	—
2400	210g	100g	90g	—
2600	220g	120g	100g	40g
2800	240g	120g	110g	60g

—8—

図3　約束食事箋の例
〔日本栄養士会のホームページ (https://www.dietitian.or.jp/data/report/h24-3.pdf) より引用．塩分から食塩への変更は著者による〕

吸収力低下などがみられ，これらに対応するのが軟食である．また，常食に移行する前段階の食事でもある．

　軟食は，**食事形態が消化よく刺激の少ない食事であり，粥を主食とし全粥と重湯の配合比により七分粥，五分粥，三分粥に分けられる**（表3）．副食は，主食形態に準じ消化しやすい料理・形態となっている軟菜を組み合わせて用いられる．軟食の栄養基準量を表4に示す．また，咀嚼の程度により軟食をきざんだ形態もある．軟食に適切・不適切な食品と調理法を表5に示す．

3）半固形食

　経腸栄養補給法を必要とする傷病者が増加の一途を

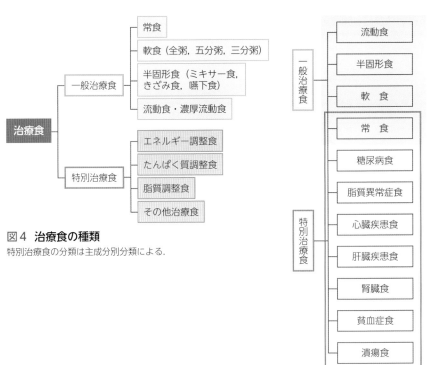

図4　治療食の種類

特別治療食の分類は主成分別分類による.

図5　治療食の疾患別分類

表2　治療食の主成分別分類

	食種	エネルギー（kcal）	たんぱく質（g）	脂質（g）	炭水化物（g）	食塩相当量（g）	その他	算出根拠など
エネルギー調整食	E1200	1,200	55	35	165	9・6・3 g（3 gは個別対応）	・カルシウム：600 mg以上 ・鉄：6.5 mg以上	・エネルギー：30 kcal/kg（標準体重） ・たんぱく質：1.1〜1.2 g/kg ・脂質：総エネルギーの25 %
	E1400	1,400	60	40	200			
	E1600	1,600	65	45	235			
	E1800	1,800	70	50	270			
	E2000	2,000	75	55	300			
幼児食	幼児1400（4〜6歳）	1,400	50	35	220	5 g	・カルシウム：400〜600 mg ・鉄：5.5〜6.5 mg	・「日本人の食事摂取基準（2020年版）」を参照 ・おやつを2回提供
たんぱく質調整食	P30E1600	1,600	30	45	270	9・6・3 g（3 gは個別対応）	・カリウム：1,500 mg ・リン：900 mg ・水分：1,000〜1,500 mL	・エネルギー：30〜35 kcal/kg（標準体重） ・たんぱく質：0.6〜0.8 g/kg（標準体重） ・脂質：総エネルギーの25 %
	P40E1400	1,400	40	40	230			
	P40E1600	1,600	40	45	260			
	P50E1800	1,800	50	50	290			

表3　粥の種類と大量調理・少量調理の配合比

粥の種類	大量調理 重湯と全粥の配合比		少量調理 水と米の配合比		出来上がり倍率
	重湯	全粥	米	水	
三分粥	7	3	1	15	13
五分粥	5	5	1	12	10
七分粥	3	7	1	9	7
全粥	0	10	1	6	5

表4　軟食の栄養基準量

	全粥	五分粥	三分粥
エネルギー（kcal）	1,600	1,400	1,100〜1,200
たんぱく質（g）	60〜65	55	45
脂質（g）	40	35	30
炭水化物（g）	240	210	190

表5 軟食に適した食品・不適切な食品と調理法

		適した食品と調理法			不適切な食品，調理法
		全粥	五分粥	三分粥	
主食	穀類	パン，めん，オートミール	パン粥，煮込うどん*		とうもろこし
副食	魚類	脂肪の少ない魚，焼き・蒸・煮	脂肪の少ない魚，蒸・煮	脂肪の少ない魚，蒸・煮，魚のほぐし	たこ，いか，うなぎ，塩蔵品，揚げ物
	肉類	脂身の少ない肉，焼き・蒸・煮	脂身の少ない肉，蒸・煮	脂身の少ない肉，蒸・煮，きざみ	脂身の多い肉，かたい肉，ベーコン
	卵類	目玉焼き，ゆで卵	スクランブルエッグ，プレーンオムレツ	ポーチドエッグ，茶碗蒸し，半熟卵，かき玉汁	魚卵
	豆・豆製品	金時豆，うずら豆	凍り豆腐，湯葉，焼き豆腐	豆腐煮物，煮豆裏ごし	丸大豆，おから
	野菜類	茹で，生野菜少量	皮・種子の除去	茹で，葉先の使用	ごぼう，たけのこ，ぜんまい
	果物類	生果物	果物コンポート，缶詰	果物コンポート，缶詰，きざみ，ジュース，ピューレ	パイナップル，干果物（くるみ，ピーナッツ）
	油脂類	サラダ油，ドレッシング	サラダ油，ドレッシング	バター，マヨネーズ	ラード

＊消化管術後の場合は通過障害リスクもあるので提供しない

たどっている．従来は経鼻胃管を利用した補給法が主たる方法であったが，経皮内視鏡的胃瘻造設術（percutaneous endoscopic gastrostomy：PEG）[6] が安全で簡便であることから経鼻胃管に置き換わる方法として普及している．PEGは栄養剤の流動性を低下させた**半固形流動食**の注入を可能にしている．半固形化の方法には寒天などを用いた固形化栄養補給法，増粘剤を利用した半固形短時間注入法，そしてミキサー食を利用した栄養補給法がある．

栄養剤を半固形化することにより流動性が低下するため，胃の噴門部の通過性が低下して胃食道逆流が少なくなる．また，液体に比較して胃内停滞時間が延長し，下痢の予防・食後高血糖の改善が期待できる．短時間で一度に注入できるため，介護者の負担軽減につながり，坐位の保持が不要のため，患者の負担も少ない[7]．

①ミキサー食

ミキサー食は，食べ物の形状を残さず，主に軟食としてつくった食事をミキサーにかけたもので，物性・粘度はペースト状の食事である．例えば，副菜にだし汁を適量加えてフードプロセッサーまたはミキサーなどを利用して食品中の残渣がないようにする．水分が多い食物は，飲み込むときに食塊ができずに誤嚥しやすいため，片栗粉，コーンスターチ，増粘剤などを使用し粘度調整をする．自然食品を用いた**維持流動食**としても用いられる．

②きざみ食

疾病や加齢による咀嚼力の低下のため食べ物を小さくきざんで食べられるように工夫した食事がきざみ食であり，軟食の食事を食べやすいようにきざんだものである．その種類に極きざみ（ごま大）や粗きざみ（大豆大）などがある．きざみ食をつくるときに食べ物のもともとの食感について注意する点がある．きざむとパサパサした細かい食べ物になり，飲み込みにくくむせて食べ物を気管から吐き出すこともできず，肺炎の原因になる．食べやすくする工夫として卵とじ，あんかけや，マヨネーズで和えたりすることで，食塊形成しやすい調理が大切である．

③嚥下食

摂食・嚥下が障害されると経口摂取量が減少し，栄養必要量の確保が難しくなることから，食形態に工夫が求められる．嚥下食は，食材や料理のもつ粘度，凝集性（バラバラになりにくく，まとまっているか），付着性などの物性を利用し，嚥下しやすい形態・形状に機能をもたせた食事である．嚥下障害者の約7割は，**仮性球麻痺**[※2]患者であり「丸呑み込み」を特徴とするので，食塊をスムーズに咽頭通過させる物性条件を備えることが重要となる[8]．現在，嚥下機能が低下した

患者に適切な食形態（やわらかさ）を提供する取り組みがさまざまされている．その中でも「日本摂食嚥下リハビリテーション学会嚥下調整食分類2021」は，病院・施設・在宅医療および福祉関係者が共通して使用できること，機能に応じた食品を適切に選択できる目的で利用されている．栄養管理計画書にも嚥下機能を評価する項目があり，副食の程度を共有するのに使用されている（表6，7）．

4）流動食

流動食は，固形分を含まない流動状であり，刺激が少なく低残渣で消化がよい食事である．主食は重湯・くず湯で，野菜，牛乳，卵，白身魚，味噌汁，清汁，ポタージュなどを流動状にしたスープ類，果物のジェル状，ジュース類などを組み合わせる．ジュース類にはヨーグルト味もあり工夫されている．

1食あたり3〜4品，水分量は300〜400 mLの補給量であり，主に水分補給が目的となる．栄養基準量も600〜700 kcal/日であり，各栄養素の必要量を満たすことはできない．栄養状態の低下防止のためにも短期間の提供とし，中・長期におよぶ流動食の提供が必要な場合は，濃厚流動食（経腸栄養）や静脈栄養を併用する．対象は，全身衰弱などによる消化管機能が低下した状態，術後の食事開始時，食道障害，胃腸疾患，食欲不振などに用いる．

F．特別治療食

医療現場では，侵襲度の大きな治療，合併症を伴う複雑な治療が増加し，傷病者のストレスは多大なものとなっている．この治療を支える体力に栄養補給が不可欠である．各疾患の特徴や病態に合わせ，医師の発行する食事箋に基づいて提供される食事を**特別治療食**という（図5）．傷病者の栄養管理には，それぞれの**疾患別の診療・治療ガイドライン**に伴う栄養食事療法，生活指導の指針も公表されており，合わせて適応する必要がある．

※2 **仮性球麻痺**：脳幹部の延髄にある嚥下中枢が機能しなくなった状態を「球麻痺」，延髄より上の脳幹部や大脳が損傷されて嚥下機能がうまくはたらかなくなった状態を「仮性球麻痺」という．

表6 嚥下段階食の栄養基準量

	エネルギー (kcal)	たんぱく質 (g)	脂質 (g)	炭水化物 (g)	水分 (g)
開始食	25	2	0.5	4	50
嚥下食Ⅰ（ゼリー食）	120	2	5	17	200
嚥下食Ⅱ（ゼリー・ペースト食）	400	10	15	60	870
嚥下食Ⅲ（ペースト食）	1,200	50	30	185	1,400
移行食Ⅰ（ムース食）	1,600	50	60	215	1,100
移行食Ⅱ（ムース・きざみ食）	1,600	50	60	215	1,400

表7 嚥下段階食の内容（一例）

食種	1食提供量	主食形態	副食形態	その他
開始食	25 g×2個	なし	ゼリー	1日1回提供（昼）
嚥下食Ⅰ	25 g×3個	重湯ゼリー	ゼリー	
嚥下食Ⅱ	ゼリー：50 g×2個 ペースト：50 g×2品	重湯ゼリー	ゼリー ペースト	
嚥下食Ⅲ	主食200 g，副食300 g（計500 g）	全粥200 g	ペースト	（朝・夕）ヨーグルト （昼）ゼリー
移行食Ⅰ	主食200 g，副食300 g（計500 g）	全粥200 g	ムース	（朝・夕）ヨーグルト
移行食Ⅱ	主食200 g，副食300 g（計500 g）	全粥200 g	主菜（ムース食） 副菜（きざみ菜）	

G. 食品選択と献立作成

特別治療食は，疾病の治療・回復に寄与することを目的とする．したがって，特定の栄養成分の増減，食事回数，量，形態，調味の調整などさまざまな要件が献立作成に勘案される．また，食事は摂取することでその効果を発揮するので，食味を低下させることのない工夫も課題となっている．

さらに，患者は多様な食生活を背景にもっているため，食習慣，嗜好面にも配慮した創意工夫が必要になる．臨床栄養管理では，食事計画マニュアルを整備する．種々の調整があっても食事による満足感が得られるように献立作成は，

①栄養基準量や栄養比率を満たすことが原則であるが，日差変動を±5％以内を目安にし，適正量を確保するよう計画する

②3食のバランスが均等になるよう組み立てる

③献立が単調にならないように季節感のあるもの，地域特産物の活用，行事食などを取り入れ，治療食も指示範囲内で組み合わせの変化や調和をとる

④患者（喫食者）の嗜好を考慮する

⑤厨房施設設備や調理機器類の使用状況も考慮する

⑥献立立案の手順は，主食を決定→主菜→副菜1～2品の順に決め，汁物，漬物，デザート（果物も含む）または飲み物を添える

以上について留意し，作成する．調理における**計量**は，味の標準化に重要となる．

3 経腸栄養補給法

経腸栄養（enteral nutrition：EN）は，体に必要な栄養を経腸的に投与する方法で，**経口的**に摂取する方法と**経管栄養法**（tube feeding）がある．一般的に臨床現場で使用される用語の「経腸栄養」は「経管栄養」を意味することが多い．以下，本章では「経腸栄養」と表記する．

経口摂取は最も生理的で最良の栄養補給法であるが，意識障害や嚥下障害などにより経口摂取が不可能な場合には，管を用いた経腸栄養法が適応となる．経腸栄養法には**経鼻アクセス**と**消化管瘻アクセス**（**胃瘻，空腸瘻**）がある．経腸栄養は，静脈栄養に比べて生理的

である他に感染症などの重篤な合併症が少ない利点がある．特に，腸管粘膜の萎縮を抑制することで**バクテリアルトランスロケーション**（bacterial translocation）[※3]の要因となることを防ぐとされている．

A. 目的

経腸栄養補給は，食事のみで栄養必要量が満たされない場合，原疾患の治療などにより将来的に栄養障害に陥る可能性が高い場合など，何らかの栄養補給が必要な傷病者に対し，経腸栄養剤を補食あるいは経腸栄養により投与することで，栄養状態を維持・改善することを目的とする．経口的な栄養摂取が不可能な場合または不十分な場合に，経腸栄養法を選択する．

B. 適応疾患と禁忌

「腸が機能している場合は腸を使う」ことが，栄養管理の基本的な方針である．経腸栄養の適応疾患を示す（表8）．経腸栄養が禁忌となるのは，消化管が機能していないか，あるいは使用が不可能な場合であり，下部消化管完全閉塞，消化管狭窄，消化管穿孔，重症吸収障害，難治性嘔吐や難治性下痢，活動性の消化管出血，小腸大量切除の術直後，バイタルサインの安定しない重症侵襲症例などである．

C. 投与方法・経路

経腸栄養法の考え方（図6）を示す．経腸栄養法には，経鼻アクセス（**経鼻胃管栄養法，経鼻十二指腸栄養法，経鼻空腸栄養法**）と消化管瘻アクセス（**胃瘻，空腸瘻**）がある（図7）．経鼻アクセスは，短期間の経管栄養において適応となり，誤嚥のリスクがなければ，経鼻胃管による胃内投与が第一選択となる．胃食道逆流症や誤嚥のリスクがある症例，胃に腫瘍による狭窄・閉塞を伴う症例などには，幽門後アクセスにより十二指腸もしくは空腸内に投与する．

消化管瘻アクセスは，経腸栄養の投与期間が4週間以上の長期に及ぶ場合や，長期になることが予想される場合に選択される．胃瘻は腹壁を介して胃内に直接

[※3] **バクテリアルトランスロケーション**：腸管粘膜は生体内常在菌との接点である．腸管粘膜の萎縮は，生体と常在菌の均衡を崩し腸管粘膜を透過して，腸間膜リンパ節や血液中に菌や菌体成分の侵入を許し，敗血症を引き起こす要因となる．

表8　経腸栄養の適応疾患

1. 経口栄養が不可能または不十分な場合
① 上部消化管の通過障害 　口唇裂，食道狭窄，食道がん，胃がんなど ② 手術後 ③ 意識障害患者 ④ 化学療法，放射線治療中の患者 ⑤ 神経性食欲不振症，重症うつ病
2. 消化管の安静が必要な場合
① 上部消化管術後 ② 上部消化管縫合不全 ③ 急性膵炎
3. 炎症性腸疾患
クローン病，潰瘍性大腸炎など
4. 吸収不良症候群
短腸症候群，盲管症候群，慢性膵炎，放射線腸炎など
5. 代謝亢進状態
重症外傷，重症熱傷など
6. 周術期
7. 肝障害，腎障害
8. 呼吸不全，糖尿病
9. その他の疾患
たんぱく漏出性胃腸症，アレルギー性腸炎
10. 術前，検査前の管理
colon preparation

〔「病態栄養専門管理栄養士のための病態栄養ガイドブック 改訂第7版」（日本病態栄養学会/編），南江堂，2022，p115[10)]をもとに作成〕

カテーテルを留置する方法で，**経皮内視鏡的胃瘻造設術**（percutaneous endoscopic gastrostomy：**PEG**），開腹手術または腹腔鏡手術による胃瘻造設術がある．胃切除後や腹水などで胃瘻が困難な症例には，**外科的空腸瘻造設**や**経皮経食道胃管挿入術**（percutaneous trans-esophageal gastro-tubing：**PTEG**）が選択される．

空腸瘻は空腸内にカテーテルの先端を留置する方法である．胃食道逆流により誤嚥のリスクがある症例や胃切除後で胃瘻が困難な症例，食道がん，胃がん，膵がんなどの術後早期経腸栄養のために造設される．外科的空腸瘻造設と胃瘻を介して空腸へアクセスする**PEG-J**（PEG with jejunal extention），経皮内視鏡的空腸瘻造設術（percutaneous endoscopic jejunostomy：**PEJ**）などがある．

D. 経腸栄養剤の種類と成分（付録5参照）

1）医薬品と食品

経腸栄養で使用する栄養剤は**医薬品**として，また**食品**として販売されているものがある．食品は医薬品的な効能効果を標榜できないため，医療者側が病態別経腸栄養剤の特徴を把握し，目的に添った選択を行うことが求められる．

2）成分栄養剤・消化態栄養剤・半消化態栄養剤

経腸栄養剤は，天然濃厚流動食と人工濃厚流動食に大別され，現在使用されている製剤のほとんどが人工濃厚流動食に該当する．人工濃厚流動食は，その組成

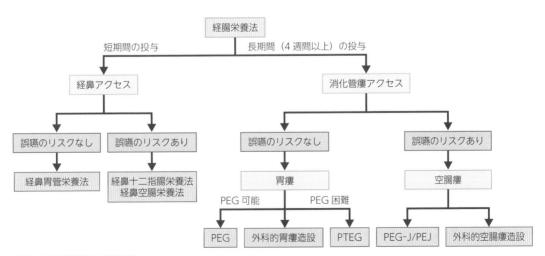

図6　経腸栄養法の考え方
〔「日本臨床栄養代謝学会 JSPEN テキストブック」（一般社団法人日本臨床栄養代謝学会/編），南江堂，2021[2)]，p204をもとに作成〕

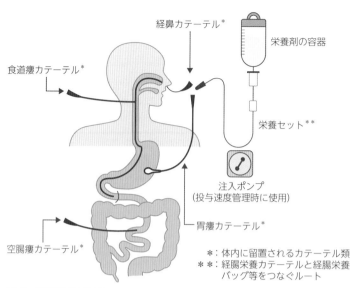

図7　経管栄養補給法
〔株式会社大塚製薬工場ホームページ．「経腸栄養（EN）」(https://www.otsukakj.jp/healthcare/iv/en/)[11] より引用〕

から，**成分栄養剤**（elemental diet），**消化態栄養剤**（oligomeric formula），**半消化態栄養剤**（polymeric formula）に分類される．

成分栄養剤の窒素源はアミノ酸，糖質はデキストリンからなり，低脂肪で食物繊維を含まない．消化態栄養剤の窒素源はアミノ酸とジペプチド，トリペプチドなどの低分子ペプチドが主体であり，たんぱく質を含まない．ジペプチドやトリペプチドは消化機能を必要とせず，アミノ酸よりも吸収が速い．糖質はデキストリンからなる．半消化態栄養剤の窒素源はたんぱく質，糖質はデキストリンからなり，脂質を含む．味がよく経口摂取がしやすいが，消化機能障害や消化管の安静を必要とする病態では適応とならない．半消化態栄養剤は，組成，濃度，粘度，フレーバーなどが多様で，200種類以上が市販されている．

3）濃度別の経腸栄養剤

標準的な経腸栄養剤は1 kcal/mLの濃度に調整されており，水分含有量は80〜85％である．高濃度の経腸栄養剤の水分含有量は，1.5 kcal/mLの経腸栄養剤で約75％，2.0 kcal/mLの経腸栄養剤で約70％である．高濃度経腸栄養剤は，食事に付加して栄養投与量を補う補食や水分制限のある病態などに使用される．

4）病態別経腸栄養剤

各病態に適した経腸栄養剤は，たんぱく質，炭水化物，脂質のバランスや質などが通常の経腸栄養剤と異なり，添加される栄養素にも特徴がある．分枝アミノ酸（BCAA）を豊富に含有した**肝不全用経腸栄養剤**，腎機能に応じて異なるたんぱく質量の製品を組み合わせて使用する**腎不全用経腸栄養剤**，炭水化物含有量の減量や一価不飽和脂肪酸の強化などにより血糖値の上昇を抑制する**糖尿病用経腸栄養剤**（耐糖能異常用），脂質含有量の多い**呼吸不全用経腸栄養剤**，グルタミンやアルギニンやn-3系多価不飽和脂肪酸などの免疫増強作用のある栄養素を強化した**免疫賦活型経腸栄養剤**，褥瘡治癒を促進させる亜鉛やアルギニンなどの栄養素を強化した**褥瘡用経腸栄養剤**などがある．

5）経腸栄養剤の粘度

胃瘻からの投与において，瘻孔からの栄養剤の漏れや腸管への速い流入による下痢，食道への逆流などを改善するために開発された**半固形状流動食**は，液状の流動食に比べて短時間で注入することが可能となる．そのため，経腸栄養のために座位あるいは上半身挙上とする時間が短縮され，褥瘡予防や介護者の負担軽減にもつながる．現在，粘度が最も高いとされる半固形状栄養剤の粘度は20,000 mPa・sであり，これ以上に

なると投与そのものが困難となる．なお，2018年度からは**在宅半固形栄養経管栄養法指導管理料**が，当初算定から1年間算定可能となっている．

液体から消化管内で半固形状に変化する**粘度可変型流動食**は，投与前には液状であるため，経鼻栄養チューブからの投与が可能である．pHの低い胃内において半固形状に変化するため，プロトンポンプ阻害薬やヒスタミン H_2 受容体拮抗薬など胃酸の分泌を抑制する薬を使用している場合や胃切除術後症例では，固形化が不確実となる可能性がある．

E. 投与方法

経腸栄養補給における経腸栄養剤の投与方法には，**ボーラス投与**，**間欠的投与**，**持続投与**，**周期的投与**がある．ボーラス投与は，栄養剤を短時間で一度に注入する方法で，数十秒〜数分で100〜400 mL程度の注入を行う．半固形化された栄養剤を胃瘻から注入する場合などに行われる．間欠的投与は，1日数回（2〜4回）に分けて，ある程度時間（1〜3時間）をかけて栄養剤を投与する方法で，液体の栄養剤を胃瘻から注入する場合などに行われる．持続投与は，一定速度で1日量を投与する方法で，重症例や腸瘻からの栄養剤の注入などのときに用いられる．周期的投与は昼間のみ，夜間のみ，のように投与する時間としない時間を交互につくる方法である．在宅経腸栄養の患者などが昼間活動し，夜間のみ栄養剤の注入を行うときに用いられる．

胃への栄養剤投与を開始する場合は，1回投与量を100〜200 mLとし，2時間以上かけて投与する．もしくは，注入ポンプを用いて少量持続投与（10〜20 mL/時）から開始し，間欠的投与に移行する．最終的には間欠的投与とし，200〜300 mL/時以下の速度で行う．ただし経腸栄養剤の投与速度が速すぎる場合は下痢症状を引き起こすことがある．

空腸への栄養剤投与は，原則的に注入ポンプを用いて，持続投与を行う．術後などの早期経腸栄養では，術後24〜36時間以内に栄養剤の持続投与が開始され，

10〜20 mL/時から開始し，5〜7日かけて目標注入量に上げる．

F. 経腸栄養補給に必要な器具・機械

1）投与容器

経管栄養時に使用する栄養剤の貯蔵容器（コンテナ）は，バッグ型のものとボトル型のものがある．繰り返し使用するコンテナは，栄養剤の注入が終了するごとに，微温湯や次亜塩素酸ナトリウム液で，洗浄・消毒する必要がある．コンテナに移し替える必要がある栄養剤は，微生物汚染のリスクがあることから，感染面からはバッグ型製剤（ready-to-hang：RTH）が推奨される．このバッグ型製剤は，経管栄養時にそのまま専用のラインに接続して投与することができる．

2）カテーテル

非侵襲的に留置することが可能な経鼻カテーテルは，経腸栄養専用の5〜12Fr（フレンチ）の細いカテーテルが選択される．半消化態栄養剤を投与する場合には8Fr以上のサイズが必要で，経口摂取を併用する場合には10Fr以下が推奨される．胃瘻から栄養剤を注入する場合には，20Fr程度に太い場合が多い．胃瘻のカテーテルは，バンパー型で4〜6カ月ごとに，バルーン型で1〜2カ月ごとに交換する．

3）経腸栄養ポンプ

栄養剤を空腸から投与する場合には，少量持続投与からはじめるのが基本である．ダンピング症候群[※4]などの代謝に関係した合併症の発生や下痢などの消化器症状を抑えるために，経腸栄養専用ポンプが用いられる．

G. モニタリングと再評価

経腸栄養補給の目的は，栄養補給が必要な傷病者の栄養状態を維持・改善することである．経腸栄養補給後は定期的にモニタリングを行い，栄養補給の実施状況，栄養補給量，合併症の有無等を確認し，栄養状態が改善されたか，不変か，低下しているかを再評価する．モニタリングにより栄養計画の妥当性を検証し，

[※4] **ダンピング症候群**：胃の手術を受けた患者に多くみられ，早期と晩期に分類される．胃から小腸内に高浸透圧の食物が急激に送られると，水分が胃壁から腸管腔内に移行し，細胞外液が少なくなるとともに末梢血管が拡張することで，循環血液量が低下する．また食物の腸管への刺激により，腸蠕動が亢進する．これにより，食後5〜30分に動悸，冷

汗，めまい，下痢，嘔吐，腹痛，腹部膨満感などを生じる（早期ダンピング）．胃内の炭水化物が急激に小腸内に送られると，一時的に高血糖になり，反応性に大量のインスリンが分泌されて低血糖発作を起こす．食後2〜3時間後に，頭痛，発汗，頻脈，頻呼吸，意識障害などを生じる（晩期ダンピング）．

問題点を修正する.

H. 経腸栄養の合併症と対策

経腸栄養補給法に伴う合併症は，**カテーテルに関連した合併症，消化器症状に関連した合併症，代謝に関連した合併症**などが起こりうる．その合併症と対策について**表9**に示す．合併症の多くは，発生要因を理解し，対策を講じることで回避することができる.

I. 在宅経腸栄養管理

在宅経腸栄養法の実施は，「患者の病態が安定している，栄養改善・維持のために長期の栄養管理が必要である，患者・家族の理解と協力が得られる，地域との連携が可能である，腸管が使用可能である，経口のみでは十分な栄養補給が困難である」ことを条件とする.

在宅経腸栄養法に関する診療報酬では（2022年4月現在），**在宅寝たきり患者処置指導管理料，在宅成分栄養経管栄養法指導管理料，在宅小児経管栄養法指導管理料，在宅半固形栄養経管栄養法指導管理料**などが保険適用となる.

在宅医療のなかで請求できる診療報酬項目は，病院での請求と異なるため，在宅と病院の制度の違いを理解しておく必要がある．病院内で実施していた方針をそのまま在宅に移行すると，患者に大きな自己負担を強いることや施設での管理に不都合が出ることがある．例として，入院中に経腸栄養剤を使用する場合は，「**入**

表9 経腸栄養の合併症と対策

	合併症		確認事項・対策
1. カテーテルに関連した合併症	気道への誤挿入（経鼻カテーテル）		・胃内溶液の吸引や胃内送気音の確認 ・X線検査によるカテーテル先端位置の確認
	鼻，咽頭部の損傷（経鼻カテーテル）		・細経で軟らかい材質（シリコンなど）のカテーテルを使用 ・エレファントノーズ型固定
	胃内容排出遅延		・胃内残量を確認：200 mLを目安 ・栄養剤注入1回休止 ・消化管作動薬（ガスモチン®，プリンペラン®）の投与
	胃食道逆流		・投与速度低下やポンプ使用 ・注入中は上半身挙上（30〜45°），注入後は約2時間上体を起こしておく ・半固形状栄養剤の検討
2. 消化器に関連した合併症	下痢	消化・吸収機能低下	・少量・投与速度低下，栄養剤の検討
		乳糖不耐症	・乳糖を含まない栄養剤に変更
		高浸透圧	・投与速度低下，低浸透圧の栄養剤の検討
		ダンピング症候群	・少量・投与速度低下，半固形状栄養剤の検討
	悪心・嘔吐		・胃食道逆流，胃内容排出遅延，便秘，腸閉塞の有無 ・胃からの投与を空腸からの投与に変更
	腹痛・腹部膨満		・便秘，ガス貯留，胃内残量の確認 ・注入前のガス抜き，消化管作動薬や緩下剤の投与
3. 代謝に関連した合併症	リフィーディング症候群*		・絶食期間，低リン血症，低カリウム血症，貧血，痙攣，浮腫などを確認 ・通常よりもゆっくりエネルギー投与量を増量
	高血糖高浸透圧症候群		・糖尿病，著しい高血糖，高ナトリウム血症，血中尿素窒素〔UN（BUN）〕上昇，尿量，高度の脱水，浸透圧などを確認 ・即効性インスリンと十分な低張性輸液の使用
	血糖	高血糖・低血糖	・投与速度，栄養剤の糖濃度，耐糖能異常，ダンピング症状などを確認 ・インスリン，耐糖能異常用栄養剤の検討
		低血糖	・投与速度，空腸内投与，ダンピング症状などを確認
	電解質・酸塩基平衡異常		・下痢・嘔吐，経腸栄養剤のナトリウム量などを確認
	必須脂肪酸欠乏		・成分栄養剤，消化態栄養剤のみ長期投与を確認 ・半消化態栄養剤や脂肪乳剤の静脈投与の検討

* リフィーディング症候群とは，慢性的な半飢餓状態の代謝に適合している患者に，大量のグルコースを急激に投与することで，主に体液量と電解質の異常に関連した重篤な心肺機能および神経系の合併症（心不全，末梢浮腫，痙攣，昏睡など）を引き起こし死に至る危険性が高い症候群である.

院時食事療養」の範囲で使うことが一般的であるため，「食品」の経腸栄養剤を使用することが多いが，在宅で「食品」の経腸栄養剤を使用した場合は全額自己負担となる．一方，在宅で「医薬品」の経腸栄養剤を用いた場合には，薬材料として算定することができるため，患者負担が軽減される．そのため，在宅では「医薬品」の経腸栄養剤を使うことが多い．

在宅経腸栄養管理の主体は患者・家族であり，患者・家族の希望を取り入れたうえでの栄養管理計画を作成することが必要である．さらに在宅経腸栄養管理をうまく行うためには，多職種からなるチーム医療，地域による保健・介護などの資源を十分に利用して，きめ細かい対応が重要となる．

4 経静脈栄養補給法

経静脈栄養（parenteral nutrition：PN）は，体に必要な栄養を静脈内に投与する方法で，食事摂取および経腸栄養が不可能または不十分な場合に適応となる．静脈栄養剤では，水・電解質を基本に，糖質はグルコース，フルクトース，マルトースなどの単糖類と二糖類，たんぱく質は最小単位のアミノ酸，脂質は生体のカイロミクロンに似た構造の人工脂肪粒子を投与することで三大栄養素のバランスを取り，これにビタミン，微量元素を投与する．

栄養管理を行うためには，生命活動に必要な物質を運び，人体の恒常性を維持している体液が必要不可欠である．健康な状態では，身体に入る水分量（食事・飲料・代謝水）と身体から出て行く水分量（尿や便・汗・不感蒸泄）はバランスが取れているのに対し，傷病者では食事や飲料の減少による水分不足や，病態により水分排泄が増加することで脱水が生じやすく，これを補正するために静脈からの輸液療法が行われる．

A. 目的

輸液とは，液体を皮下，血管内，腹腔内などに投与することとして定義されるが，一般的には経静脈的（血管）より輸液剤を点滴することをいう．

輸液療法の目的は，①体液の補充（水・電解質の補充と補正，酸－塩基平衡の是正）と，②栄養補充である．輸液製剤（水，電解質，糖質，アミノ酸，脂肪乳剤，ミネラル）を投与して，生体を維持すること，さらに原疾患の治療などにより何らかの栄養補給が必要な傷病者に対し，栄養状態を維持・改善するために行うものである．病態，栄養状態等を考慮し，比較的短期間の栄養管理には末梢静脈栄養（peripheral parenteral nutrition：PPN），長期間にわたる栄養管理が必要な場合には中心静脈栄養（total parenteral nutrition：TPN）が選択される．

B. 適応疾患

「腸が機能している場合は腸を使う」ことが，栄養管理の基本的な方針である．腸管が使用できない場合，あるいは腸管の安静が必要な病態において静脈栄養の適応となる．また，経腸栄養が不十分な際に併用する場合もある．静脈栄養法の適応を示す（表10）．

C. 投与方法・経路

経静脈栄養の投与方法は，末梢静脈栄養と中心静脈栄養がある．末梢静脈栄養は，低浸透圧（血漿浸透圧比で3以下）の輸液製剤を末梢静脈カテーテルから末梢血管に投与する方法である．主に，前腕の橈側皮静脈，尺側皮静脈を用いる．輸液製剤の浸透圧が高いことは静脈炎や血管痛の原因となるため，1日に1,500～2,000 mLで約600～1,200 kcal程度しか投与できず，長期間の栄養投与には適さない．中心静脈栄養は，高浸透圧の高カロリー輸液を中心静脈に投与する方法で

表10 静脈栄養の適応

1. 末梢静脈栄養の適応
腸管が使えない場合（経腸栄養ができない） ・腸閉塞，難治性の嘔吐・下痢，活動性の消化管出血，汎発性腹膜炎 ・重症の急性膵炎，炎症性腸疾患の重症期，小腸大量切除（短腸症候群） ・重症腸炎（吸収障害など），縫合不全など

2. 中心静脈栄養の適応
① 1週間以上（長期間）の栄養管理が必要な場合 ② 2週間以上腸が使えない状態で静脈栄養法で栄養補給を行う場合 ③ 2週間以内であっても栄養不良状態にある場合 ④ がん化学療法や放射線療法の副作用が強く，栄養摂取ができない場合 ⑤ 経腸栄養や末梢静脈栄養の投与経路が確保できない場合 ⑥ 経腸栄養の副作用症状が強くて施行困難な場合

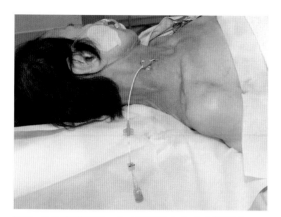

図8　右内頸静脈ルートで留置された中心静脈カテーテル

〔NPO法人PDN（Patient Doctors Network）ホームページ（https://www.peg.or.jp/lecture/parenteral_nutrition/02-06.html）[12]「Chapter3 静脈栄養 2.6. エコーガイド下でのCVカテーテル留置法」より転載〕

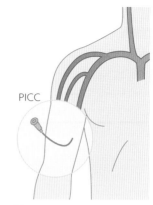

図9　PICCの模式図

〔NPO法人PDN（Patient Doctors Network）ホームページ（https://www.peg.or.jp/lecture/parenteral_nutrition/02-05.html）[12]「Chapter3 静脈栄養 2.5. PICCとその留置法」より転載〕

あり，1日に約2,000 kcal投与できる．**中心静脈カテーテル**（central venous catheter：**CVC**）を鎖骨下静脈か内頸静脈から挿入する方法（図8），および上腕の尺側皮静脈または橈骨皮静脈から**末梢挿入式中心静脈カテーテル**（peripherally inserted central catheter：**PICC**）を挿入する方法（図9）がある．在宅など長期の静脈栄養や間欠的投与，およびがんの化学療法などに用いられる長期留置用皮下埋め込み式CVCである**CVポート**は，鎖骨下静脈ルートで前胸部に留置される方法（図10）で，近年は留置の安全性が高い**上腕CVポート**が普及している．

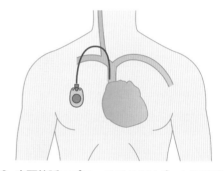

図10　内頸静脈アプローチでのCVポート埋設術

〔NPO法人PDN（Patient Doctors Network）ホームページ（https://www.peg.or.jp/lecture/parenteral_nutrition/02-04.html）[12]「Chapter3 静脈栄養 2.4. CVポートとその埋設術」より転載〕

D. 経静脈栄養剤の種類と成分

血管内に投与された輸液は，輸液製剤の種類により，**電解質輸液**，**栄養輸液**に分けられる．電解質輸液は，**細胞外液補充液**と**維持液類**に大別され，栄養輸液は末梢静脈栄養剤と中心静脈栄養剤に大別される．末梢静脈栄養剤としては，**高濃度糖加維持液，高濃度アミノ酸液，アミノ酸加糖電解質液，脂肪乳剤**がある．中心静脈栄養剤としては，**高カロリー輸液用基本液，高濃度アミノ酸液，高カロリー輸液用キッド製剤，脂肪乳**

剤，**総合ビタミン剤，微量元素製剤**がある．

1）電解質輸液 ※5

細胞外液補充液は，細胞外液の組成に近い成分からできている輸液製剤であり，血管内や組織間に水・電解質を補充する輸液製剤である．生理食塩液，リンゲル液，乳酸（酢酸）リンゲル液，重炭酸リンゲル輸液などがある．

維持液類（1号液～4号液）は，基本的に生理食塩液

※5　生理食塩水の浸透圧は308 mOsm/Lで，体液の浸透圧に近い値である（浸透圧比1.0）．生理食塩水にカリウムイオンやカルシウムイオンを加えた溶液がリンゲル輸液，リンゲル輸液に中和剤（乳酸イオン）を加えた溶液が乳酸リンゲル輸液（ハルトマン輸液）である．乳酸イオンの代わりに肝臓以外の組織でも代謝が可能な酢酸イオン（アセテート），

重炭酸イオン（バイカルボネート）が中和剤として使用されることで，肝臓に負担のかからない酢酸リンゲル輸液，重炭酸リンゲル輸液に進化している．細胞外液補充液は，脱水症，出血，術中，術後など主に治療の初期や急性期に使用し細胞外液に急速に水・電解質を補給できる一方で，栄養素は皆無なので，細胞外液補充液だけでは栄養不良となる．

と5％ブドウ糖液の配合割合を変えてつくられており，1号に近づくほど生理食塩液の割合が多くナトリウムの補給効果が大きくなり，4号液に近づくほどブドウ糖液の割合が多く水分補給効果が大きくなる．

2) 末梢静脈栄養剤

末梢静脈栄養剤は，糖質，アミノ酸，脂質などの各成分の輸液製剤と，アミノ酸加糖電解質液（糖質，アミノ酸，電解質が組み合わされたキット製剤）がある．アミノ酸濃度は数％〜10％程度である．糖とアミノ酸が反応（メイラード反応）すると褐色物質（メラノイジン）が生成されることから，両剤は使用直前に混合するよう，キット製剤は隔壁で分けられている．2020年には，アミノ酸，ブドウ糖，電解質に加えて，脂肪および水溶性ビタミン9種類を一剤化した末梢静脈栄養用キット製剤が販売され，単剤で1〜2週間程度の栄養管理が可能となっている．

3) 中心静脈栄養剤

高カロリー輸液用基本液は，糖質と電解質を配合し，糖濃度の違いで高カロリー輸液の導入期・維持期・離脱期で使い分ける．この製剤にはアミノ酸，ビタミン，亜鉛など微量元素を組み合わせて使用する．高カロリー輸液用キット製剤は，糖質とアミノ酸が別室に充填されたダブルバッグ製剤，総合ビタミン剤を配合したトリプルバッグ製剤，および微量元素も追加されたクワッドバッグ製剤が販売されている（図11）．また，上室に脂肪と糖質，下室にアミノ酸と電解質を充填した脂肪配合ダブルバック製剤も販売されている．

4) アミノ酸輸液

アミノ酸製剤は，総合アミノ酸輸液，高濃度分枝アミノ酸輸液，病態別アミノ酸輸液，小児用アミノ酸輸液に分類される．総合アミノ酸輸液は，アミノ酸濃度10〜12％で，非侵襲下の安定した状態，軽度から中等度までの侵襲下の状態に用いられる．高濃度分枝アミノ酸輸液は，分枝アミノ酸（BCAA）の配合が30〜55％と高く，不可欠アミノ酸を増量（不可欠アミノ酸と非不可欠アミノ酸の比：1.3〜1.7）することで，アミノ酸の需要が増大する術後や外傷，熱傷下の侵襲時

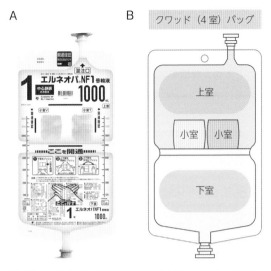

図11 エルネオパ®NF1号輸液（A）とクワッドバッグ（B）

〔Aは株式会社大塚製薬工場　医療関係者向け情報サイト．「エルネオパNF1号輸液」（https://www.otsukakj.jp/med_nutrition/dikj/menu1/hoso/000213.php）[13] より転載〕

のたんぱく合成を促進する．

5) 病態別アミノ酸輸液

病態別アミノ酸輸液は，肝不全用と腎不全用がある．肝不全用アミノ酸輸液は，肝性脳症の治療として使用され，BCAAを増量し，フィッシャー比[※6]を高くすることで，アミノ酸インバランスを是正する．腎不全用アミノ酸輸液は，不可欠アミノ酸を強化した製剤で，血液透析導入前の窒素負荷を避けるために使用される．

6) 脂肪乳剤

静脈から脂肪を投与する静脈注射（静注）用脂肪乳剤は，トリグリセリドをリン脂質で乳化し，エマルション化して静脈内に投与できるようにした製剤である．効率のよいエネルギー源としても使用される．脂肪粒子が効率よくアポたんぱく[※7]と結合して加水分解されるために，急速投与を避け，0.1 g/kg/時間前後の速度でゆっくり投与する．

※6　**フィッシャー比**：分枝アミノ酸（BCAA）と芳香族アミノ酸（AAA）の分子比（モル比）で，非代償性の肝硬変では低下している．
※7　脂質は水に溶けない分子である．食事から吸収された脂質はたんぱく質と結合してリポたんぱくとなり，血漿に溶けている．「アポたんぱ

く」はリポたんぱくの構造たんぱくである．静脈注射用脂肪乳剤はアポたんぱくを有していないため，血管内に入るとアポたんぱくを受け取り，代謝される．

E. 栄養補給量の算定方法

栄養管理を行う際は，食事，経腸栄養，静脈栄養から投与される水・電解質を含めた栄養素の合計を求めることから，静脈栄養に用いられる単位の理解が必要である（本章 Column 参照）.

栄養補給量を算定するためには，病態の正確な把握と理解が不可欠であり，病歴，身体所見，検査所見，脱水の有無，治療方針，他職種のケア方針，栄養状態などを考慮したうえで総合的に判断する．具体的な栄養補給量は，「日本人の食事摂取基準（2020年版）」

Column

食事・経腸栄養・経静脈栄養の栄養投与量を計算するための基礎

例1） 経静脈栄養で用いる生理食塩水〔生理食塩水1Lに溶質である塩化ナトリウム NaCl を9g含む水溶液（0.9％食塩水）〕の濃度（mEq/L；メックパーリットル）と，浸透圧（mOsm/L）を求める．なお，食塩のような電解質は水に溶かすとイオン化し（NaCl → Na^+ + Cl^-），イオンは正または負の電荷をもつ．イオンは種類により電荷の数および符号が異なり，ナトリウムイオン Na^+ は1価の陽イオン，塩化物イオン Cl^- は1価の陰イオンである．

（1）濃度（mEq/L）を求める
①モル濃度を求める：NaCl の式量は58.5（Na^+：23，Cl^-：35.5）なので，生理食塩水中の NaCl のモル濃度 mol/L は次式で求められる．
9g ÷ 58.5 g/mol = 0.154 mol/L
②単位をミリ（m）に変換する．
0.154 mol/L × 1000 mmol/mol = 154 mmol/L
生理食塩水の溶質 NaCl のモル濃度は154 mmol/L となるが，水溶液中では，ナトリウムイオン Na^+ が154 mmol/L，および塩化物イオン Cl^- が154 mmol/L ずつ存在することになる．
③経静脈栄養で用いる電解質濃度の単位である mEq/L に変換する．
③-a：mol を Eq（エクイバレント；当量）に変換する．
1価のイオンについては，1 mol = 1 Eq（n価のイオンについては，1 mol = n Eq）
③-b：Eq を mEq（メック）に変換する．
例えば0.001Eq ならば，0.001Eq × 1000 mEq/Eq = 1 mEq となる．
③-c：溶液1L中に含まれる電解質溶質濃度の単位である mEq/L（mmol/L ×電荷数）にする．
Na^+ 154 mmol/L × 1価 = 154 mEq/L
Cl^- 154 mmol/L × 1価 = 154 mEq/L

（2）浸透圧の求め方
浸透圧の単位は mOsm/L で，溶質のミリモル濃度（mmol/L）に粒子数（NaCl ならば水溶液中で Na^+ イオンと塩化物イオン Cl^- に電離するので2となる）を掛けたものである．
生理食塩水の食塩のミリモル濃度は154 mmol/L だから，浸透圧は154 mmol/L × 2 = 308 mOsm/L となる．

例2） 食塩1g をナトリウムのミリ当量（mEq）に変換する．
食塩1g中の Na^+ の当量数は1 g ÷ 58.5 Eq/g = 0.01709 Eq であるため，ミリ当量は0.01709 Eq × 1000 mEq/Eq = 17.1 mEq となる．

例3） ナトリウム（g）を食塩（g）に変換する．
食塩 NaCl の式量（58.5）をナトリウムの原子量（23）で除して得られる数値2.54を，ナトリウムの質量（g）に掛けて求める．
食塩（g）= ナトリウム（g）× 2.54

例4） カリウム1000 mg をカリウムのミリ当量（mEq）に変換する．
カリウムの原子量は39なので，1000 mg ÷ 39 mg/mmol ≒ 25.6 mmol がカリウム1000 mg の物質量となる．また，カリウムイオンの価数は1のため，25.6 mmol × 1価 = 25.6 mEq となる．

例5） たんぱく質（アミノ酸）に含まれる窒素 N を求める．
たんぱく質（アミノ酸）に含まれる窒素 N は平均すると約16％であり，たんぱく質（アミノ酸）1g に対しては1 g × 16 ÷ 100 = 0.16 g が窒素となる．逆に窒素1g に対しては，1 g × 100 ÷ 16 = 6.25 g がたんぱく質（アミノ酸）となる．

（鎌田由香）

や疾患別の「診療ガイドライン」，「Harris-Benedictの式で求められる基礎代謝量に活動係数とストレス係数を乗じてエネルギーを算出する方法（第5章p.77参照）」などが用いられる．感染症による炎症や外科的侵襲を伴う場合などについては，代謝変動に合わせた栄養補給量の増減が必要で，定期的なモニタリングによる変更を行う．

F. 栄養補給に必要な器具・機械

血管内に菌が入れば菌血症から敗血症になる危険があるため，静脈栄養法の投与経路は，輸液，器具，カテーテル，針などすべて無菌でなければならない．末梢静脈栄養法は，末梢静脈にカテーテル（留置針）を留置して輸液製剤を投与する．カテーテルの太さはゲージ（G）で表示され，太いものほど数字が小さく，最も太いもので14 G，小児用など最も細いものは24 Gである．中心静脈栄養法は，中心静脈カテーテルを介して輸液製剤を投与する（図8〜10）．穿刺部位に違いはあっても，カテーテルの先端は中心静脈に留置される．

G. モニタリングと再評価

輸液療法の目的は，生体の維持と原疾患の治療に伴う栄養補給である．したがって，病態および栄養状態の変化，輸液に伴う合併症などをモニタリングすることが不可欠である．傷病者の水分管理において，喪失する水分は尿量や不感蒸泄に加えて，発熱，下痢便，ストーマ（人工肛門）があればストーマ排液，嘔吐があれば吐物，出血があれば出血量，褥瘡などの傷があれば滲出液，ドレーン[8]があれば排液，経腸栄養中であれば胃管からの排液などを確認し，適切な水分量を投与する必要がある．また，経静脈栄養は輸液製剤に含有する糖質，アミノ酸，脂質，ビタミン，ミネラルを組み合わせて投与するため，生命維持に必要な栄養素の不十分な投与に注意が必要である．

栄養管理の基本として，目標栄養量に対する投与量のモニタリングが重要となる．栄養状態のモニタリングと再評価により栄養計画の妥当性を検証し，問題点を修正する．

※8 体内に貯留した血液・膿・滲出液を体外に排出する医療行為を「ドレナージ」といい，その際に使用する管のことを「ドレーン」という．

H. 経静脈栄養の合併症と対策

経静脈栄養補給法に伴う合併症と対策について表11に示す．糖代謝に必須のビタミンB_1が不足すると乳酸アシドーシスやウエルニッケ脳症をきたし重篤となることがあるため，総合ビタミン製剤またはビタミン含有キット製剤の処方が必要である．

末梢静脈栄養では，輸液製剤の浸透圧が高いと静脈炎を起こすことがある．5％ブドウ糖液が血漿と等浸透圧（280 mOs/L）であり，浸透圧比が約3（800〜1,000 mOs/L）程度が上限である．

経静脈栄養は，生理的な栄養経路ではないため，特に長期的に高カロリーを投与する中心静脈栄養において，合併症をきたしやすい．消化管を使用しないことにより生じる腸管粘膜の萎縮は，免疫能が低下して腸管内の細菌や毒素が門脈から血液中に入り，肝障害やバクテリアルトランスロケーションをきたすことがある．漫然と経静脈栄養を継続することを避け，「腸が機能している場合は腸を使う」栄養管理方法の検討を継続する．

I. 在宅静脈栄養管理

在宅静脈栄養法は，状態が比較的安定しており，長期にわたり在宅で中心静脈栄養が必要とされる患者に実施される．消化管が機能していない，もしくはアクセスできない場合に適応となる．診療報酬では，「在宅中心静脈栄養法指導管理料は中心静脈栄養以外に栄養維持困難な場合に算定でき，補助的栄養補給は算定できない」とされている．

在宅中心静脈栄養法を実施する際に必要な物品（Huber針，注入ライン，輸液バッグなど）は，院外処方で支給できる特定保険医療材料となっている．在宅中心静脈栄養法では，基本的に在宅専用の注入ポンプを使用することで，一定量を確実に投与することができ，流量調節や滴下確認の負担を軽減できる．ポンプの操作は医療従事者ではなくても簡単にできるよう工夫がされている．在宅中心静脈栄養において安心して長期に使用できる投与ルートは，長期留置用の皮下埋め込み式中心静脈カテーテルであるCVポートである．

一般的には針の交換や注入ラインの交換は訪問看護師が実施し，輸液剤の交換は患者・家族が実施する．カテーテルの特徴や取り扱い方法，感染予防，輸液製

表11 **静脈栄養の合併症と対策**

	合併症			確認事項・対策
1. 末梢静脈栄養に関連した合併症	静脈炎			・投与時間，輸液製剤の浸透圧，pHなどを確認 ・末梢では浸透圧900 mOsm/L程度を上限とする ・中性に近いpHの輸液製剤の検討
2. 中心静脈栄養に関連した合併症	気胸			・胸腔ドレナージの実施
	動脈穿刺			・圧迫止血の実施
	空気塞栓			・頭を下げ，左側臥位にする
	カテーテル位置の異常			・透視下で確認
	カテーテル敗血症			・発熱を確認 ・カテーテル抜去で解熱しカテーテル・血液の培養陽性が診断根拠
3. 代謝に関連した合併症	高血糖高浸透圧症候群			・糖尿病，著しい高血糖，高ナトリウム血症，UN（BUN）上昇，尿量，高度の脱水，浸透圧などを確認 ・即効性インスリンと十分な低張性輸液の使用
	血糖	高血糖・低血糖		・グルコースの投与速度・濃度，耐糖能異常などを確認 ・インスリンの投与量などを確認
		低血糖		・TPNの中止時に確認
	肝機能障害			・AST，ALT確認 ・間欠投与の実施
	消化管粘膜萎縮			・絶食期間を確認
	電解質異常	投与不足		・電解質投与量の確認
		脱水・水分過剰		・脱水による高ナトリウム，水分過剰による低ナトリウムを確認
	酸塩基平衡異常（乳酸アシドーシス）			・ビタミンB_1不足による乳酸アシドーシスやウエルニッケ脳症：ビタミンB_1 3 mg/日以上
	リフィーディング症候群			・絶食期間，低リン血症，低カリウム血症，貧血，痙攣，浮腫などを確認 ・通常よりもゆっくりエネルギー投与量を増量
	必須脂肪酸欠乏			・脂肪投与期間を確認 ・脂肪乳剤の静脈投与の実施

剤の保管および取り扱い方法，輸液剤の遮光カバーの取り付け，冷暖房器具の風向き，ペットがいる場合の対応などについて患者・家族に指導しておくとともに，訪問看護ステーションや保険調剤薬局など地域連携が重要となる.

疾患別の診療・治療ガイドライン

　疾患別の診療・治療ガイドラインは，各学会より編集され，公表されている．臨床栄養管理を行ううえで必要となるものを以下に挙げた．ガイドラインの内容は定期的に見直されるため，常に最新の情報を栄養管理に生かしましょう．

（金胎芳子）

疾患	ガイドライン	学会
肥満症	肥満症診療ガイドライン 2022	日本肥満学会
	小児肥満症診療ガイドライン 2017	日本肥満学会
糖尿病	糖尿病診療ガイドライン 2019	日本糖尿病学会
	糖尿病治療ガイド 2022-2023	日本糖尿病学会
	高齢者糖尿病診療ガイドライン 2023	日本老年医学会，日本糖尿病学会
	高齢者糖尿病治療ガイド 2021	日本糖尿病学会，日本老年医学会
高尿酸血症・痛風	高尿酸血症・痛風の治療ガイドライン第 3 版〔2022 年追補版〕	日本痛風・核酸代謝学会
高血圧症	高血圧治療ガイドライン 2019	日本高血圧学会
	高血圧診療ガイド 2020	日本高血圧学会
	高齢者高血圧診療ガイドライン 2017（2019 年一部改訂）	日本老年医学会
腎臓病	サルコペニア・フレイルを合併した保存期 CKD の食事療法の提言（2019）	日本腎臓学会
	エビデンスに基づく CKD 診療ガイドライン 2023	日本腎臓学会
	生活習慣病からの新規透析導入患者の減少に向けた提言～CKD（慢性腎臓病）の発症予防・早期発見・重症化予防～	日本腎臓学会
	慢性腎臓病に対する食事療法基準 2014 年版	日本腎臓学会
	慢性腎臓病　生活・食事指導マニュアル～栄養指導実践編～	日本腎臓学会
	サルコペニア・フレイルを合併した透析期 CKD の食事療法（2019）	日本透析医学会
	慢性腎臓病に伴う骨・ミネラル代謝異常の診療ガイドライン 2012	日本透析医学会
	腹膜透析ガイドライン 2019	日本透析医学会
食物アレルギー	食物アレルギー診療ガイドライン 2021	日本小児アレルギー学会
	食物アレルギーの栄養食事指導の手引き 2022	厚生労働科学研究班
骨粗鬆症	骨粗鬆症の予防と治療ガイドライン 2015	日本骨粗鬆症学会，日本骨代謝学会
脂質異常症	動脈硬化性疾患予防のための脂質異常症治療ガイド 2023	日本動脈硬化学会
	動脈硬化性疾患予防ガイドライン 2022	日本動脈硬化学会
肝疾患	肝硬変診療ガイドライン 2020（改訂第 3 版）	日本消化器病学会，日本肝臓学会
	慢性肝炎・肝硬変の診療ガイド 2019	日本肝臓学会
	NASH・NAFLD の診療ガイド 2021	日本肝臓学会
	NAFLD/NASH 診療ガイドライン 2020（改訂第 2 版）	日本消化器病学会，日本肝臓学会
消化器系疾患	炎症性腸疾患（IBD）診療ガイドライン 2020（改訂第 2 版）	日本消化器病学会
	潰瘍性大腸炎の診療ガイド 第 4 版	NPO 法人日本炎症性腸疾患協会（CCFJ）
	クローン病の診療ガイド 第 3 版	NPO 法人日本炎症性腸疾患協会（CCFJ）
	消化性潰瘍診療ガイドライン 2020（改訂第 3 版）	日本消化器病学会
	肝硬変診療ガイドライン 2020（改訂第 3 版）	日本消化器病学会，日本肝臓学会
	胃食道逆流症（GERD）診療ガイドライン 2021（改訂第 3 版）	日本消化器病学会
慢性閉塞性肺疾患	COPD 診断と治療のためのガイドライン 2022（第 6 版）	日本呼吸器学会
褥瘡	褥瘡予防・管理ガイドライン（第 5 版）	日本褥瘡学会
	褥瘡診療ガイドライン（2017）	日本皮膚科学会
サルコペニア・フレイル	サルコペニア診療ガイドライン 2017 年版 一部改訂	日本サルコペニア・フレイル学会，国立長寿医療研究センター
	フレイル診療ガイド 2018	日本老年医学会，国立長寿医療研究センター
嚥下障害	嚥下障害診療ガイドライン 2018 年版	日本耳鼻咽喉科学会
	嚥下調整食学会分類 2021	日本摂食・嚥下リハビリテーション学会
	摂食嚥下障害の評価 2019	日本摂食・嚥下リハビリテーション学会

（2023 年 11 月現在）

第 6 章　栄養・食事療法，栄養補給法の方法

第**6**章 **チェック問題**

問　題

☐ ☐ **Q1**　食事療法と強制栄養補給法の特徴は何か説明しなさい.

☐ ☐ **Q2**　経鼻経管法とは何か説明しなさい.

☐ ☐ **Q3**　経腸栄養補給法を実施する期間と投与方法について述べなさい.

☐ ☐ **Q4**　経静脈栄養補給法における血糖管理について述べなさい.

☐ ☐ **Q5**　経静脈栄養補給時の合併症は何か説明しなさい.

解答&解説

A1 **食事療法**は，各種疾患の基本的治療であり，調理・調整された食物を経口摂取し，咀嚼・嚥下・消化し，腸管から栄養素を吸収し，体内に取り入れる．人間にとって生体の生理機能を維持する最も自然で理想的な方法である．また，合併症（バクテリアルトランスロケーション）が少なく，嗜好を満たしたりQOLを向上させるなど種々のメリットがある．
栄養補給法は，経腸栄養補給法と経静脈栄養補給法に分かれる．

A2 鼻腔からチューブを挿入し，胃あるいは腸までチューブの先端を置き，栄養剤を注入する方法．適応は以下となる．
① 腸管を使って栄養補給ができるにもかかわらず，食事が摂取できない．
② 食べられるが摂取量が少なく，必要栄養量が確保できない．
③ 適応期間が2〜6週間と判断された場合，適応される経腸栄養補給法である．

A3 経鼻胃管は6週間未満，胃瘻・空腸瘻（腸瘻）は6週間以上を目安に検討する．チューブの留置部位は，胃，十二指腸，空腸を選択し，栄養剤の投与方法は，ボーラス投与，間欠的，持続的，周期的がある．
- **ボーラス投与**：短時間で一度に注入する方法で，数十秒〜数分で100〜400 mL程度の注入を行う
- **間欠的投与**：栄養剤を1日数回（2〜4回）に分けて，1回ある程度時間（1〜3時間）かけて投与する
- **持続的投与**：栄養剤を一定の投与速度で1日量を投与する
- **周期的投与**：投与する時間としない時間を交互につくり投与する

A4 開始時は輸液投与に伴う代謝応答を確認し，特に血糖管理を主体にチェックする．維持期には，目標の投与量になり血糖値をモニターする．通常の血糖値は150〜200 mg/dLで，血糖上昇がみられる場合はインスリンでコントロールする．

A5 ・末梢静脈栄養（PPN）の施行は細い末梢静脈内に投与されるため，輸液の浸透圧やpHの影響により血管痛や静脈炎を起こしやすい．
・中心静脈栄養（TPN）施行時は，1つには中心静脈カテーテル（CVC）留置法，部位，ライン管理の良否に起因する気胸などの**機械的合併症**がある．2つめには高濃度の糖質やアミノ酸，微量栄養素を静脈に投与することに起因する**代謝性合併症**がある．

薬と栄養・食物の相互作用

Point

1 グレープフルーツジュースやセント・ジョーンズ・ワート（セイヨウオトギリソウ）などは，薬物代謝酵素（CYP）に影響を与え，薬物の吸収や代謝を変動させることを理解する．

2 ビタミンK，アルコール，タバコなどは，薬物の作用に影響することを理解する．

3 薬物による口渇や亜鉛欠乏は味覚障害を起こす．抗悪性腫瘍薬（抗がん薬）や非ステロイド性抗炎症薬（NSAIDs）は食欲を低下させ，副腎皮質ステロイド薬は食欲を亢進させることを理解する．

4 利尿薬，一部の降圧薬，甘草湯，制酸薬，下剤などは，水・電解質に影響することを理解する．

概略図 **薬と栄養・食物の相互作用**

栄養・食物が医薬品に及ぼす影響

●薬物動態学的相互作用
・吸収過程：消化管での薬物の吸収，および薬物代謝酵素（CYP）への影響
・分布過程：薬物のアルブミンへの結合率と，薬物の組織分布・薬効への影響
・代謝過程：肝臓の薬物代謝酵素（CYP）への影響
・排泄過程：遊離型薬物の割合と，腎排泄への影響

●薬理学的相互作用
・ビタミンKによるワルファリンカリウムの効果減弱
・アルコールやタバコによる薬物作用への影響

医薬品が栄養・食事に及ぼす影響

●味覚・食欲に影響を及ぼす薬物
・味覚：薬物による口渇や亜鉛欠乏
・食欲：抗悪性腫瘍薬（抗がん薬），NSAIDs，ステロイド薬による食欲への影響

●栄養素の消化・吸収・代謝・排泄に影響を及ぼす薬物
・イソニアジド，ペニシラミン，フェニトイン，メトトレキセート，および多くの抗菌薬による栄養素の欠乏
・抗悪性腫瘍薬（抗がん薬）の副作用である消化管粘膜障害による栄養素の消化・吸収への影響

●水・電解質に影響を及ぼす薬物
利尿薬，一部の降圧薬，甘草湯，制酸薬，下剤などによる水分貯留や血中電解質濃度への影響

1 薬と栄養・食物の相互作用を学ぶ意義

　さまざまな疾患の予防・治療に食事療法，運動療法は有効であるが，それらだけでは十分な効果が得られず薬物療法が必要になることがある．薬物療法ではいくつか注意すべき点がある．1つは薬物による**副作用**であり，これは本来の期待すべき薬理効果以外の好ましくない効果，有害事象が起こることである．もう1つは**相互作用**である．それには大きく2つあり，2つ以上の薬物が投与されている場合の**薬物間相互作用**と，薬物と栄養・食物の間に起きる，**薬と栄養・食物の相互作用**である．多くの薬物は経口投与され，栄養素や食物同様，消化管を通じて吸収されるので，口腔から小腸までの間に，栄養素や食物との間に相互作用が生じる可能性がある．さらに，栄養素は，吸収された薬物の代謝，分布などに影響することもある．

　したがって，管理栄養士は，具体的な食材・食品の例を挙げ，薬と栄養・食物の相互作用を説明する必要がある．このことにより，薬と栄養・食物の好ましくない相互作用を防ぎ，また，本来の薬理効果と栄養素の効果が得られるように配慮しなければならない．

2 栄養・食物が医薬品に及ぼす影響

　栄養・食物が医薬品に及ぼす影響には，薬物の濃度に影響を与える**薬物動態学的相互作用**と，薬物の作用に影響を与える**薬理学（薬力学）的相互作用**が関与している（図1）．2つの相互作用を同時に起こす栄養・食物もある．

A. 薬物動態学的相互作用

　消化管を介した経口薬物の体内動態には，**吸収，分布，代謝，排泄**という主な4つの過程（図2）があり，栄養や食物はこれらの過程で，薬物の体内動態に影響を与えることがある．

1）吸収過程における影響

　食物は消化管粘膜を保護するので，薬物による粘膜障害を予防するため，多くの薬物は食後に服用される．食後に服用された薬物は，口腔，食道を通り，胃で胃液，食物と混ざりしばらく滞留する．その後，胃内容とともに幽門から排泄され，主に小腸から吸収される．

　一般に，**食事をすると，胃内容排泄速度は遅くなる**．したがって薬物が小腸に到達するまでの時間も長くなり，薬物の吸収は遅くなる．また，吸収量も低下することが多い．しかし，睡眠薬クアゼパム（商品名：ドラール®）のように，食事により吸収量が増加する薬剤もある（表1）．また，脂質異常症治療薬イコサペント酸エチル（商品名：エパデールなど）とオメガ-3脂肪酸エチル（商品名：ロトリガ®）は，食直後に服用するのが望ましい薬剤であり，空腹時の服用では薬剤吸収量が低下する．小腸粘膜から吸収された薬物は門脈を介して肝臓に到達する．脂溶性の高い薬物は，脂質と同様リンパ管を介して吸収される．

　カルシウム，マグネシウム，アルミニウム，鉄などを含む食品は，テトラサイクリン系，ニューキノロン系抗菌薬と消化管内で複合体を形成するため，これらの抗菌薬と電解質の吸収量がともに低下する．また，パーキンソン病治療薬であるレボドパ（levodopa：L-dopa）や，骨粗鬆症治療薬であるビスホスホネート製剤の吸収量は，食事および食事中の栄養素により減少する．

　消化管は，栄養素や薬物を含めたさまざまな物質を

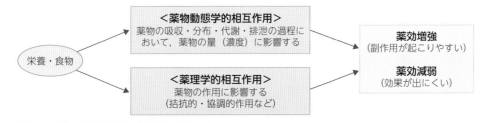

図1　栄養・食物が医薬品に及ぼす影響

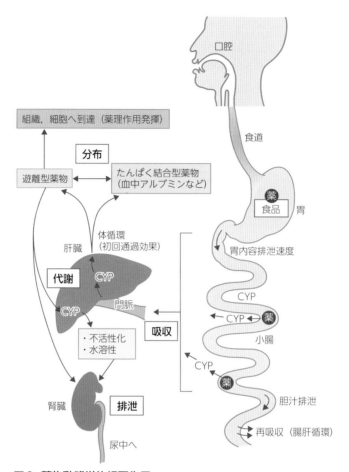

組織，細胞へ到達（薬理作用発揮）

分布

遊離型薬物 ↔ たんぱく結合型薬物（血中アルブミンなど）

口腔

食道

薬 食品 胃

胃内容排泄速度

体循環（初回通過効果）

肝臓

代謝 CYP

CYP 門脈

吸収

CYP
← CYP ← 薬
小腸

・不活性化
・水溶性

CYP
薬

腎臓 排泄

胆汁排泄

尿中へ

再吸収（腸肝循環）

図2 薬物動態学的相互作用

吸収するだけでなく，生体に不要な物質を排除したり（P糖たんぱくなどによる），有害な物質を解毒したりしている．小腸粘膜には，薬物を代謝する酵素が存在し，多くの薬物は小腸粘膜で吸収されながら同時に代謝されている．代表的な薬物代謝酵素として，**チトクロームP450**（cytochrome P450：**CYP**）がある．

　小腸から吸収された薬物は肝臓を通って体循環に入るが，体循環に入る前に一部が代謝されて薬物量が減少する．これを**初回通過効果**という．初回通過効果は薬物の種類によって異なり，90％以上減少する薬物もあれば，数％しか減少しないものもある．**静脈注射では，薬物のほぼ100％が体循環に入る**.

　タンニン[※1]が含まれる飲み物（緑茶，コーヒー，紅茶，ワインなど）は鉄の吸収を悪くするので，鉄が欠乏している場合には，食事の前後にこれらの飲み物を

控える必要がある．鉄剤が処方されている場合は，鉄の服用量が多いため通常の濃さの緑茶，コーヒーなら禁止する必要はない（**表1**も参照）.

2）分布過程における影響

　体循環に入った薬物は，血液中の**アルブミン**や$\alpha 1$-酸性糖たんぱくなどと，ある一定の割合で結合する（たんぱく結合型薬物）．薬理作用を発揮するのは，たんぱくと結合していない**遊離型の薬物**である．**栄養障害や肝機能低下**などにより血清アルブミン濃度が低下している場合には，遊離型薬物が多くなり薬理作用が増加する．また，遊離脂肪酸，カルシウム，非抱合型ビリ

表1　栄養・食物が医薬品に及ぼす影響（薬物動態学的相互作用）

過程	食事・栄養素など	医薬品に及ぼす影響
吸収	食事	・胃内容排泄速度を遅延させる．食後の薬物服用は，薬物の吸収を低下させる ・骨粗鬆症の治療薬であるビスホスホネート製剤の吸収を低下させる．しかし，睡眠薬クアゼパム（商品名：ドラール®）のように，食事により吸収量が増加する薬剤もある．また，脂質異常症治療薬イコサペント酸エチル（商品名：エパデールなど）とオメガ-3脂肪酸エチル（商品名：ロトリガ®）は，食直後に服用するのが望ましい薬剤であり，空腹時の服用では薬剤吸収量が低下する ・空腹は胃内容排泄速度を速める
	カルシウム，マグネシウム，アルミニウム，鉄を多く含む食品	テトラサイクリン系，ニューキノロン系抗菌薬と複合体をつくるため，吸収量が低下する
	高たんぱく質（1.5 g/kg/日以上）およびビタミンB$_6$	パーキンソン病治療薬であるレボドパの吸収低下，および作用の減弱を起こす
分布		・血清アルブミン値が低いときは，遊離型薬物が増加し，薬効が大きくなる ・遊離脂肪酸，カルシウム，ビリルビンなどが増加すると，アルブミンと結合していない遊離型薬物が増加する
代謝	グレープフルーツジュース	小腸と肝臓のCYP3A4阻害により，薬物代謝が低下する．カルシウム拮抗薬のほかに，HMG-CoA還元酵素阻害薬，免疫抑制薬，抗不安薬，抗ヒスタミン薬，抗HIV薬，ホルモン薬，抗てんかん薬などの代謝が低下する（薬物濃度が大きくなる）
	セント・ジョーンズ・ワート	小腸と肝臓のCYP3A4，CYP1A2の誘導により，薬物代謝が亢進する．強心薬，免疫抑制薬，気管支拡張薬，抗HIV薬，血液凝固抑制薬，HMG-CoA還元酵素阻害薬などの薬物の代謝が亢進する（薬物濃度が小さくなる）
	タバコ	CYP1A2を誘導し，テオフィリン，カフェイン，アセトアミノフェン（非ステロイド性抗炎症薬），プロプラノロール（β遮断薬）などの濃度を低下させる
	アルコール	常習的飲酒者では薬物代謝酵素（CYP2E1など）が誘導されるため薬物代謝が亢進し，薬理効果が低下しやすい
排泄		・遊離型薬物が増加すると，水溶性薬物の場合，腎排泄が多くなる ・肝機能，腎機能が低下すると，血中の薬物濃度は上昇しやすい ・アルカリ型食品により尿のpHが上昇すると，抗不整脈薬のメキシレチン塩酸塩（酸性）などの再吸収が増加する

・遊離型の薬物が増加すると薬効が大きくなりやすい．しかし，代謝を受けやすくなり，また，水溶性薬物の場合，腎排泄も多くなるため必ずしも薬効が大きくなるとは限らない
・お茶やコーヒーに含まれるタンニンは鉄の吸収を低下させる．しかし，病院などで処方される鉄剤は1日50〜100 mgと多量なので，通常はお茶，コーヒーなどを禁止する必要はない
・脂質含有量の多い食事では，胆汁と脂溶性ビタミンのミセル化が起こりやすくなり，吸収も増加する
・葉酸は抗てんかん薬のフェニトインの効果を減弱するが，その機序に関しては吸収低下と代謝亢進が考えられている．また，フェニトインを内服すると，血中のビタミンB$_6$と葉酸が低下する

ルビン，そして多くのホルモンは，血中アルブミンと結合する性質があるので，これらの物質が増加すると，血中のアルブミンに結合できない遊離型の薬物が多くなり薬理作用が増加する．

3）代謝過程における影響

体循環中の薬物は，肝臓に存在する薬物代謝酵素により主に代謝され，代謝を受けた薬物は薬理効果を失ったり（不活性化），あるいは水溶性が増加して腎から排泄されやすくなる．代謝には，酸化・還元・加水分解，グルクロン酸抱合などが含まれる．臨床上，薬物代謝酵素として重要なのは先に述べたCYPであり，80％以上の薬物代謝にかかわっており，相互作用の多くはCYPが関与している．CYP分子種には，いくつか種類があるが，臨床上問題となるのはCYP3A4が最

も多い．

①グレープフルーツジュース

グレープフルーツジュースに含まれるフラノクマリン誘導体は，小腸の**CYP3A4を不可逆的に阻害**する．また，グレープフルーツジュースを1回摂取すると，その阻害作用は数日（〜4日くらい）継続することがある．CYP3A4が阻害されると，生体に吸収される薬物量は増加し，薬物の副作用が起こりやすくなる．グレープフルーツジュースの影響を受けやすい薬物は，高血圧治療に用いられる**カルシウム拮抗薬**であり，薬物が効き過ぎた場合，低血圧，頻脈，ショックという重大な副作用が起こりやすくなる．しかし，影響の少ないカルシウム拮抗薬もある．その他の薬物も同様な影響を受けることがある（**表1**）．

表2 栄養・食物が医薬品に及ぼす影響（薬理学的相互作用）

影響を与える栄養・食品	薬物が受ける影響
ビタミンK含有食物 （納豆，クロレラ，青汁など）	ビタミンKはワルファリンカリウムの効果を減弱させる
セント・ジョーンズ・ワート	セント・ジョーンズ・ワートにはMAO阻害作用があるため，チラミン含有食品を同時に摂取した場合，血圧上昇が起きやすい．降圧薬を服用している場合は，降圧効果が低下する
チラミン含有食品（チーズ，ビール，ワイン，チョコレートなど）	抗結核薬のイソニアジドにはMAO阻害作用があるため，イソニアジド服用者がチラミン含有食品を摂取した場合，血圧上昇が起こりやすい
アルコール	飲酒の急性の効果として，睡眠薬，抗不安薬，抗うつ薬の作用を増強する
イチョウ葉エキス	血液凝固抑制薬の効果が増強される
タバコ	インスリン拮抗物質を分泌させ，インスリンや経口糖尿病薬の効果が減弱される
にんにく	血液凝固抑制薬の効果が増強される

非選択的MAO阻害薬（サフラジン塩酸塩など）はわが国では現在使用されていない．MAO阻害作用は，イソニアジドだけでなく，セント・ジョーンズ・ワートにもみられている．セント・ジョーンズ・ワートはわが国では医薬品には分類されていないので，ここでは栄養・食品として扱っている

②セント・ジョーンズ・ワート

ハーブの1種である**セント・ジョーンズ・ワート**（和名：セイヨウオトギリソウ）は，欧州の一部では医薬品として軽度のうつ病治療に使用されている．わが国でも，多くの人にサプリメントとして愛用されている．しかし，セント・ジョーンズ・ワートの常習的な摂取は，**肝臓および小腸のCYP3A4，CYP1A2を誘導**し，その結果，これらの酵素の基質となる多くの薬物の代謝が亢進し薬物濃度が低下する（**表1**）．

③その他

- にんにくは抗HIV薬であるサキナビルメシル酸塩の血中濃度を低下させることが報告されている（CYP3A4の誘導が推定されている）．
- 常習的なアルコール摂取者では，肝臓における薬物代謝酵素（CYP2E1など）が誘導され，非飲酒時は薬物代謝が亢進しており薬効が低下しやすい．
- タバコにはニコチンやタールなど多くの成分が含まれるが，タールはCYP1A2を誘導し，気管支拡張薬であるテオフィリンなどの濃度が低下することがある．

4）排泄過程における影響

食物によって尿のpHが変化することがある（通常，弱酸性pH $6.0 \sim 6.5$ 前後）．一般に，海藻，野菜などを多く摂取するとアルカリ性側に動き，肉や魚介類では酸性側に動く．弱酸性の薬物は，尿が酸性へ傾くと尿細管での再吸収が多くなり（排泄が減少），アルカリ性側に傾くと減少する．弱アルカリ性の薬剤ではその逆が起きる．

栄養障害などにより血清アルブミン濃度が低下している場合，遊離型薬物が増加し薬効が強くなる可能性もあるが，水溶性薬物の場合には腎排泄も増えるので必ずしも薬効が増加するとは限らない．

また，体内の物質（薬も含める）が胆汁中に排泄されるためには，その物質が適度な分子量と極性をもつことが必要である．分子量が小さい場合（300以下），また大きい場合（1,500以上）には排泄されにくくなる．胆汁に分泌された薬物は，腸から再吸収され腸肝循環することがある．

B. 薬理学（薬力学）的相互作用

薬物動態学的相互作用とは異なり，**薬理学的相互作用**は，薬物の作用に影響する相互作用を意味する（**表2**）．

1）ワルファリンカリウム（商品名：ワーファリン）

脳梗塞や肺梗塞などの血栓症は，致命的な疾患であり後遺症も合併しやすい．その予防のため，例えば，心房細動に罹患している人は，多くの場合，ワルファリンカリウムを服用する必要がある．

ワルファリンカリウムは，ビタミンK依存性の凝固因子の合成を阻害し，血栓形成を抑制する．そのため，ワルファリンカリウム服用中は，**ビタミンKを多く含む食品を制限する必要がある**．通常，摂取禁止とするのは**納豆**であり，緑黄色野菜，海藻，緑茶のなかにも多量にビタミンKを含むものがあり必要に応じて摂取

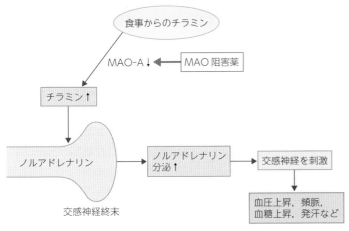

図3 MAO阻害作用とチラミンの相互作用

・食品中のチラミンは，小腸に存在するMAO-Aにより代謝され，体内の濃度が上昇することは通常ない．しかし，MAO阻害作用をもつイソニアジドやセント・ジョーンズ・ワートを服用すると，チラミンが代謝されずに高濃度になる
・チラミンは，ノルアドレナリンと化学構造が類似しているため，交感神経終末に取り込まれノルアドレナリンを遊離させ，交感神経を刺激する
・現在，パーキンソン病治療薬として使われているセレギリン塩酸塩（エフピー）は，選択的MAO-B阻害薬であり，脳内のドーパミンなどのモノアミン代謝に影響するが，小腸のMAO-Aには影響しない

を制限する．その他のビタミンK含有食品は，通常量（150 μg/日程度）であれば問題にはならない．ワルファリンカリウム服用者は，定期的な血液凝固能の検査（トロンボテスト）結果により食事内容を再検討したり，ワルファリンカリウムの量を調節する．

しかし近年，ワルファリンカリウムは多くの薬剤との相互作用（薬剤間相互作用）や，長期内服による骨粗鬆症の悪化などが問題となっている．また，出血を伴う医療行為（手術，生検，抜歯など）前に服薬を開始しても，薬剤の効果消失に時間がかかり（約1週間），また再開時の効果発現までにも時間がかかることが短所として挙げられていた．

これらの問題を解決するため，非ビタミンK阻害経口抗凝固薬（non-vitamin K antagonist oral anticoagulants：NOAC）が開発された．食事制限や定期的な血液凝固検査の必要性がなく，上記の問題も回避できるため，臨床現場で数種類のNOACが使用されはじめておりその処方率は年々増加している．

2）セント・ジョーンズ・ワート

セント・ジョーンズ・ワートには，**モノアミンオキシダーゼ**（monoamine oxidase：MAO）**阻害作用**がある．そのため，チラミンを多く含む食品を同時に摂ると，MAOで代謝されるべきチラミンの代謝が低下し，血中のチラミン濃度が上昇する．抗結核薬のイソニアジドにもMAO阻害作用があるため，同様のことが起こる．チラミンは，交感神経終末でノルアドレナリンの分泌を亢進し，その結果，交感神経が刺激され，血圧上昇，頻脈，動悸などが現れる（図3）．

3）その他

● イチョウ葉エキスやにんにくは血液凝固系を抑制し，ワルファリンカリウムや抗血小板薬の作用を増強し，出血しやすくなる．

● アルコールは，飲んだ数時間後，睡眠薬，抗不安薬，抗うつ薬の作用が増強しやすい．

● タバコはインスリンの感受性を低下させ（インスリン抵抗性を増加），経口糖尿病薬の効果を減弱させる．

3 医薬品が栄養・食事に及ぼす影響

薬物と栄養・食物の相互作用には，医薬品が栄養の吸収や代謝に影響する場合もあり，長期の服用では全身の栄養状態に影響することも多い（図4）．

A. 味覚，食欲，栄養素の消化・吸収・代謝・排泄に及ぼす薬物の作用

1）味覚

舌には，味細胞が集まってできた**味蕾**という器官が多数存在する．味覚は，唾液や水分などに溶けた食物が味蕾に流れ込むことにより認知されるので，**口腔乾燥症**などのように唾液分泌が少ない場合には，味覚を感じにくくなる．また，味蕾の新陳代謝は速く，細胞分裂に必要な**亜鉛**が欠乏すると味蕾の機能が低下する．

気管支拡張薬やパーキンソン病治療薬などの**抗コリン作用**[※1]**をもつ薬剤**（副交感神経遮断薬）は唾液分泌

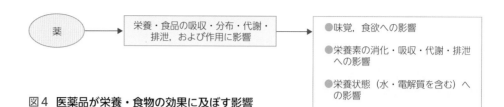

図4　医薬品が栄養・食物の効果に及ぼす影響

の減少を伴いやすい．亜鉛の欠乏には，食事性（亜鉛摂取不足）のものと，薬剤性のものがある．食事性では，偏食などによる亜鉛の摂取不足と，亜鉛をキレート※2する作用のあるポリリン酸やフィチン酸の添加食品の摂取がある．

　薬剤性の味覚障害を起こす可能性のある薬物は多数あり，亜鉛の吸収低下を起こすことによる味覚障害が多い．血中の亜鉛濃度が低い場合は，原因となる薬物を中止するか，亜鉛の補給を行う必要がある．亜鉛とキレートをつくることにより，亜鉛の吸収が低下する代表的な薬剤としては，降圧薬（カプトプリル，メチルドパ水和物），利尿薬（フロセミド），そして多くの抗精神薬や抗パーキンソン病治療薬がある．

2）食欲

　食欲は，味覚，嗅覚，そして消化管機能（胃腸障害，便秘，下痢など）にも関係し，これらに影響する薬物の多くは，間接的に食欲にも影響する．

①食欲低下

ⅰ．抗悪性腫瘍薬

　食欲低下を起こす薬剤としては，**抗悪性腫瘍薬**（抗がん薬）が最も顕著である．悪性腫瘍に対する化学療法（抗がん薬治療）は，全身の臓器，組織に影響を与え，全身倦怠感，発熱，悪心，便秘，下痢などとともに食欲低下を伴う．口内炎も発症しやすく経口摂食が困難となることが多い．

ⅱ．非ステロイド性抗炎症薬

　非ステロイド性抗炎症薬（non-steroidal anti-inflammatory drugs：NSAIDs）は，シクロオキシゲナーゼ阻害を介したプロスタグランジン合成抑制によ

表3　非ステロイド性抗炎症薬（NSAIDs）の副作用

副作用	関連症状
自覚症状	眠気，めまい，悪心，倦怠感
急性の全身症状	ショック，体温低下，四肢冷却，アスピリン喘息（NSAIDs喘息）
臓器別の副作用	関連症状
胃腸障害（最も多くみられる）	嘔吐，下痢，口内炎，消化性潰瘍，消化管出血，穿孔
腎障害	血清尿素窒素濃度〔UN（BUN）〕およびクレアチニン（Cr）濃度の上昇，浮腫，尿量減少，血圧上昇
肝障害	血清たんぱく（アルブミンなど）濃度の減少，薬物代謝酵素（CYP）の減少
出血傾向	血小板凝集抑制，貧血，白血球減少

り抗炎症作用，鎮痛作用，解熱作用を発揮する．一方で正常な胃粘膜機能に不可欠なプロスタグランジンの産生も抑制する．そのため，**NSAIDsで最も多くみられる副作用は胃腸障害である**（表3）．胃潰瘍に進展することもあり，食欲低下をきたしやすい．胃腸障害を減少させるためには，食直後の服用が望ましく（しかし，薬効は低下する），場合により消化性潰瘍治療薬を併用することもある．多くのNSAIDsは，感冒（風邪），頭痛，関節痛などに対する市販薬として容易に手に入るため，問診（医療面接）などにより服用状況を注意して聴く必要がある．

ⅲ．抗菌薬

　抗菌薬などによる腸内細菌叢の乱れ，菌交代現象※3も，下痢，便秘などの消化器症状を起こしやすく食欲低下につながる．

※1　**抗コリン作用**：アセチルコリンという神経伝達物質の作用（主に副交感神経で働く）を阻害することを抗コリン作用という．副交感神経の働きが阻害されるため，口渇，便秘，動悸，眼圧上昇などの症状が現れる．

※2　**キレート**：非金属物質が，包み込むような形で金属に結合することをキレートという．金属は，その物質から離れなくなるため，物質と

同様に代謝される．

※3　**菌交代現象**：抗菌薬の使用などにより，消化管で優勢であった細菌群が減弱し，それ以外の細菌群が優勢になることがあり，これを菌交代現象とよぶ．腸管機能の低下，ビタミン産生低下，病原性細菌の増加などを合併しやすい．

表4 副腎皮質ステロイド薬の作用と副作用

副腎皮質ステロイド薬の作用	消化器	胃液分泌亢進，味覚低下（嗅覚低下を伴う）
	たんぱく代謝	末梢のたんぱく同化の低下（筋肉量低下）
	糖・脂質代謝	糖の取り込み低下，肝臓における糖新生増加，血中遊離脂肪酸増加
	血液	血清カリウム濃度低下，血清ナトリウム濃度増加，白血球数増加
重症な副作用		・感染症の誘発と悪化 ・骨粗鬆症 ・消化管障害（消化性潰瘍，出血，穿孔など） ・糖尿病の発症と増悪 ・精神障害（うつ状態など） ・動脈硬化性疾患（心筋梗塞，脳梗塞など） ・副腎不全

iv．GLP-1受容体作動薬

GLP-1（glucagon-like peptide-1：グルカゴン様ペプチド-1）受容体作動薬には，血糖値依存性のインスリン分泌促進やグルカゴン分泌抑制などの作用がある．これらの作用を通じて血糖値を改善する糖尿病治療薬である（インクレチン関連薬とよばれる）．また，胃排泄能抑制や中枢性食欲抑制などの効果もあるため，悪心を伴うこともあり，体重減少が起きやすい．

v．マジンドール

過度な肥満に対して減量を目的として食欲低下薬が用いられることがある．マジンドール（サノレックス®）は，視床下部の食欲中枢抑制による摂取エネルギーの減少と，交感神経刺激による消費エネルギーの増加をもたらす．対象は食事療法，運動療法が効果不十分であるBMI 35.0以上，または肥満度＋70％以上である．覚醒剤であるアンフェタミンに類似しているため，依存性や耐性が出やすく，短期間（3カ月）投与という制限がある．

②食欲亢進

i．副腎皮質ステロイド薬

抗炎症作用，免疫抑制作用，抗アレルギー作用がある．味覚，嗅覚を低下させる一方，胃酸分泌は亢進させるので食欲が亢進する．しかし，NSAIDsと同様，プロスタグランジンの産生を抑制するため，胃腸障害が発生しやすく，食欲低下を起こすこともある．体重増加や高血圧，糖尿病，脂質異常症，骨粗鬆症も伴いやすく，動脈硬化性疾患も発症しやすい（表4）．

ii．抗ヒスタミン薬

抗ヒスタミン薬の多くは，抗コリン作用（口渇，便秘など）のために食欲低下を伴うことがあるが，シプロヘプタジン塩酸塩（ペリアクチン）のように食欲を亢進させ体重増加をきたすものもある．

3）栄養素の消化・吸収・代謝・排泄に与える影響（表5）

● 抗菌薬の多くは菌交代現象を起こすことがあり，その場合，腸内細菌叢によるビタミンK，ビタミンB

第7章 薬と栄養・食物の相互作用

Column

食品，栄養素の"副作用"

"副作用"や相互作用を起こす健康食品がある．例えば，血圧が高めの場合に用いられるペプチド〔"トクホ"（特定保健用食品）〕はアンジオテンシン変換酵素（angiotensin converting enzyme：ACE）を阻害し血圧を低下させると考えられているが，ACE阻害薬（ACEI）の副作用である空咳や高カリウム血症などがみられる可能性がある．降圧薬を併用していると過度の血圧低下も起きやすく，副作用も現れやすくなる．

セント・ジョーンズ・ワートや甘草にも"副作用"や相互作用を起こす可能性がある．"副作用"とは本来薬物療法の有害事象に用いられる用語であるが，栄養素・食品には医薬品に勝るとも劣らない"副作用"，相互作用を起こすものがあることに注意しなければならない．

表5 栄養素の消化・吸収・代謝・排泄に影響を及ぼす薬物

影響を与える薬物	影響
抗菌薬	抗菌薬の多くは腸管で菌交代現象を起こし，ビタミンK，ビタミンB群の欠乏を伴いやすい．テトラサイクリン系，ニューキノロン系の抗菌薬は，カルシウム，マグネシウム，鉄などと複合体を形成し，これらの電解質の吸収が低下する
フェニトイン	ビタミンD，葉酸，ビタミンB_6の欠乏が起こりやすく，そのため低カルシウム血症，骨軟化症も伴いやすい
メトトレキサート	葉酸，ビタミンB_{12}，カルシウムが低下しやすい
ペニシラミン	ビタミンB_6が欠乏しやすい
イソニアジド	・MAOはヒスタミン代謝にも関与しているため，イソニアジド服用中に，ヒスチジンを多く含む食品（赤身の魚が多い）を摂取すると，ヒスタミン中毒を起こすことがある[*1] ・ビタミンB_6と構造が類似しているため，ビタミンB_6が欠乏しやすい
α-グルコシダーゼ阻害薬[*2]	二糖類分解酵素を競合的に阻害し，単糖類への分解を抑制する
抗悪性腫瘍薬（抗がん薬）	消化管粘膜障害により，栄養素の消化・吸収が低下する

[*1] ヒスチジンを多く含む食品は赤身の魚が多いが，細菌によりヒスチジン→ヒスタミンの反応が進むため，MAO阻害作用により，ヒスタミンの濃度が上昇する．鮮度の低い魚（赤身）に含まれるヒスチジンは，特有の細菌によってヒスタミンに代謝され蓄積される．ヒスタミン中毒では食後から，顔面紅潮，発疹，腹痛，下痢などが発症する

[*2] 食後高血糖を改善させるα-グルコシダーゼ阻害薬では，低血糖を起こす頻度はスルホニル尿素薬（SU剤）に比べて少ない．しかし，低血糖が起きることもあり，そのような場合は，二糖類，多糖類の摂取では低血糖改善効果はなく，グルコースを摂取する必要がある．また，α-グルコシダーゼ阻害薬の副作用として，便秘，消化管内のガス貯留などがある

群の産生が低下し，欠乏しやすくなる．

● 抗結核薬のイソニアジドや抗リウマチ薬のペニシラミンは，ビタミンB_6に対する拮抗作用により，視神経炎，末梢神経炎を起こすことがあり，予防のためにビタミンB_6の投与をすることが多い．

● 抗てんかん薬である**フェニトイン**は，ビタミンD，葉酸，ビタミンB_6の欠乏を起こしやすく，腸管からのカルシウム吸収も低下し，低カルシウム血症や骨軟化症をきたすこともある．

● 抗悪性腫瘍薬あるいは免疫抑制薬として用いられる**メトトレキサート**は葉酸代謝拮抗薬であり葉酸の作用を阻害することにより細胞分裂を抑制する．副作用として骨髄抑制，口内炎などがみられるが葉酸投与により改善する．

B. 水・電解質に及ぼす薬物の作用 （表6）

1) サイアザイド系利尿薬・ループ利尿薬

高血圧や心不全の治療に用いられるサイアザイド系利尿薬・ループ利尿薬は，水分の尿中排泄とともに，**カリウム，ナトリウム，マグネシウムなどの排泄も促進する**．そのため，これらの血中濃度は低下しやすい．

2) アンジオテンシン変換酵素阻害薬（ACEI），アンジオテンシンⅡ受容体拮抗薬（ARB）

降圧薬であるACEI（angiotensin converting enzyme inhibitor），ARB（angiotensin Ⅱ receptor blocker）の2群に分類される薬剤は，糖尿病新規発症抑制効果，たんぱく尿減少効果があり，ARBは尿中ナトリウムの排泄を促進し，日本高血圧学会による『高血圧治療ガイドライン2019』にて使用が推奨されている．しかし，高カリウム血症を伴うことがある．特に**カリウム保持性利尿薬**と併用する場合，高カリウム血症を招きやすい．腎機能低下が進行した場合には，減量あるいは中止する必要がある．**妊娠高血圧症では，胎児死亡が多いため禁忌である**．

3) 甘草湯

甘草は，甘草の根からつくられた甘い味がする生薬であり，咳，咽頭痛を治める漢方薬や，食品甘味料として用いられている．主成分はグリチルリチンであり，コルチゾールからコルチゾンに変換させる酵素を阻害することにより，**血圧上昇，浮腫，低カリウム血症**という原発性アルドステロン症に類似する症状（**偽性アルドステロン症**）を呈することがある．

4) その他

その他，ステロイド薬や，糖尿病治療薬の1つであるチアゾリジン誘導体も電解質に影響することがある．**制酸薬・下剤**も長期に使用すると，含有されている電解質が貯留しやすいという副作用がある．

表6 水・電解質に影響を及ぼす薬物

影響を及ぼす薬物	備考
サイアザイド系利尿薬：ループ利尿薬	水分排泄とともに，カリウム，ナトリウム，マグネシウムなどの排泄も増加する．そのため，これらの血中濃度は低下する
アンジオテンシン変換酵素阻害薬（ACEI） アンジオテンシンⅡ受容体拮抗薬（ARB）	高カリウム血症がみられることがある．カリウム保持性利尿薬を併用すると発症しやすい．腎機能低下がある場合は使用を避ける．妊娠高血圧症では禁忌である
甘草湯	血圧上昇，浮腫，低カリウム血症（偽性アルドステロン症）がみられることがある
ステロイド薬	血清カリウム低下，血清ナトリウム上昇が起こりやすい
チアゾリジン誘導体（糖尿病治療薬）	水とナトリウムの貯留を起こしやすい．体重増加も伴いやすく，心不全では禁忌である
SGLT2阻害薬（糖尿病薬）＊	多尿による脱水や，尿糖による尿路感染症が発症しやすい．体重は減少しやすい
制酸薬	・炭酸水素ナトリウムは，ナトリウム貯留による浮腫を起こしやすい．沈降炭酸カルシウムは，高カルシウム血症を起こすことがある．これらの2剤（アルカリ性）は，牛乳などを大量に摂取するとミルクアルカリ症候群を起こしやすい．ミルクアルカリ症候群は，慢性的な制酸薬服用と大量の牛乳摂取によって生じる．血中カルシウム濃度上昇と，血液のアルカリ性側への傾きがみられる．頭痛や悪心が生じ，重症では腎結石，腎不全になることもある ・アルミニウムを含む制酸薬は，血中アルミニウム濃度が高値になりやすく，透析患者では禁忌である
下剤・浣腸剤	マグネシウムを含む下剤，浣腸剤は，長期の使用では高マグネシウム血症を伴いやすい

＊SGLT（sodium-glucose contransporter：ナトリウム依存性グルコース輸送体）のうち，腎臓の近位尿細管に発現しているSGLT2の作用を阻害してグルコースの再吸収を抑制する．その結果，尿中へのグルコース排泄が増加して血糖が低下する．

Advanced NSAIDsの副作用が主作用！？

「抗凝固薬（抗血栓薬）」といって，ワルファリンカリウムを思い浮かべるのは栄養領域では常識である．一方，抗血小板薬には，ほとんどスポットライトが当てられることがない．しかし，臨床現場では，抗血小板薬の処方数が圧倒的に多く，動脈硬化性疾患（狭心症，心筋梗塞，脳梗塞など）を合併している患者には頻用されている．

抗血小板薬が栄養領域で注目されない理由は，ワルファリンカリウムと異なり，栄養・食物との相互作用がないからである．しかし，消化管障害などの副作用も多く，それらは食欲低下，消化管出血，鉄欠乏性貧血につながりやすい．

抗血小板薬として，アスピリン，つまり，非ステロイド性抗炎症薬（NSAIDs）も多く用いられている．なぜ，アスピリンを抗血小板薬として使うのか．その理由は，NSAIDsの"副作用"の1つである血小板凝集抑制作用（100 mgくらいの低用量時）を逆手にとり，血小板凝集塊の血栓予防をしているのである．

つい1990年代ころまでは，狭心症などに低用量のアスピリンを処方するため，"小児用バファリン"が用いられることがあった．上記のことをよく説明せずに処方すると，薬を受けとった患者からは，「成人に子ども用の薬を出している」，「処方ミスでは？」など，いろいろな質問・苦情があったらしい．現在は「バファリン81 mg錠」という名称になり，そのような誤解はなくなった．

また，イソニアジドは現在，結核の治療に用いられるが，当初はMAO阻害作用が注目され，抗うつ薬として用いられていた．しかし，途中から結核の治療に用いられるようになり，主作用であったMAO阻害作用は，副作用に転じた．このように，薬剤の主作用，副作用は見方次第で変わるものである．

（中島　啓）

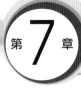

第**7**章 **チェック問題**

問 題

☐ ☐ **Q1** 医薬品に及ぼす栄養・食物の影響のうち，薬物動態学的相互作用にはどのようなものがあるか説明しなさい．

☐ ☐ **Q2** 医薬品に及ぼす栄養・食物の影響のうち，薬理学的相互作用にはどのようなものがあるか説明しなさい．

☐ ☐ **Q3** 味覚や食欲に影響を及ぼす薬物にはどのようなものがあるか述べなさい．

☐ ☐ **Q4** 水・電解質に影響を及ぼす薬物にはどのようなものがあるか述べなさい．

解答&解説

A1 食事は薬物吸収を一般に遅くする．グレープフルーツジュースはCYP3A4を阻害し，カルシウム拮抗薬などの小腸での代謝を低下させる．セント・ジョーンズ・ワートはCYP3A4などを誘導し，薬物代謝を亢進させる．

A2 ビタミンKはワルファリンカリウムの効果を減弱する．セント・ジョーンズ・ワートはMAO阻害により，チラミン代謝を低下させる．アルコール，タバコも薬物代謝に影響する．イチョウ葉エキスやにんにくは血液凝固抑制薬の作用を増強する．

A3 抗コリン作用（唾液分泌抑制）をもつ薬物や，亜鉛の吸収を阻害する薬物・食品添加物などは味覚障害を引き起こす．抗悪性腫瘍薬（抗がん薬），非ステロイド性抗炎症薬（NSAIDs），抗菌薬，その他多くの薬物が食欲低下を起こしうる．副腎皮質ステロイド薬とシプロヘプタジン塩酸塩（ペリアクチン）は食欲を亢進させる．

A4 サイアザイド系利尿薬：ループ利尿薬はカリウムなどの排泄を促進し，これらの血中濃度を低下させやすい．アンジオテンシン変換酵素阻害薬（ACEI）などは高カリウム血症を伴いやすい．甘草湯は血圧上昇，低カリウム血症をきたしやすい．制酸薬や下剤は含有されている電解質が貯留しやすい．

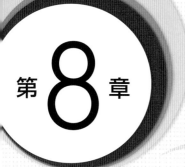

第8章 栄養ケアの記録

Point

1 栄養評価，栄養ケア計画，実施，経過観察，再評価，計画修正には栄養ケア記録が必要であることを理解する．

2 栄養ケアの記録は栄養ケア・マネジメントの一部であり，栄養ケアに関する記録は診療録（カルテ）に添付することがNST加算要件として決められていることを理解する．

3 栄養ケアは多職種で行うチーム医療であるので，医療スタッフ全員と共有できるようにPOS（問題志向型システム；problem oriented system）の概念に基づきS（主観的情報；subjective data），O（客観的情報；objective data），A（評価；assessment），P（計画；plan）形式で記載したPOMR（問題志向型診療録：problem-oriented medical record）が必要であることを理解する．

概略図　必要とされる栄養ケアの記録

```
┌─────────────────────┐
│ 栄養スクリーニングシート │
└──────────┬──────────┘
           ↓
```

| 栄養アセスメント記録
（栄養アセスメント表）
・身体測定
・生化学検査
・栄養摂取量 | → | 栄養ケア計画の記録
（栄養管理計画書）
・目標
・栄養量
・投与方法
・栄養教育 | → | 栄養ケア経過観察記録
（栄養治療実施計画 兼
栄養治療実施報告書）
・経過
・再評価 | → | 要約の作成 |

栄養食事指導報告書
・医師の指示内容
・主観的，客観的データ
・患者の理解
・栄養計画
・指導内容
など

多職種医療チームで共有できる，POS の概念に基づいて作成した POMR 記録

1 栄養ケアの記録

臨床の場における記録には，法律で定められていて医師が記載する**診療録（カルテ）**と，看護師が記載する**看護記録**，さらには各専門職種が残す**部門別記録**，その他に多職種（管理栄養士，医師，看護師，薬剤師，臨床検査技師，言語聴覚士，理学療法士，作業療法士など）で記載する**チーム医療記録**などがある．

栄養ケア記録は管理栄養士，栄養士，医師，その他医療従事者が記入する記録である．個々の患者に対してスクリーニング，アセスメント，栄養計画，実施，経過観察，評価，必要に応じた再計画，実施の一連の流れを示し，それぞれが的確に記録されている必要がある．

医療保険制度における診療報酬において2006年新設の栄養管理実施加算に必要な記録として栄養管理計画書の様式が，また2010年，栄養サポートチーム（NST）加算が新設され，栄養治療実施計画兼栄養治療実施報告書（図1）の記録様式が厚生労働省より示されている（栄養管理実施加算は特定の条件の場合を除き2012年に入院基本に包括化され廃止されたが，2014（平成26）年度改定で有床診療所において施設基準を満たした場合に栄養管理実施加算を認めるとされた）．2005年，介護保険法の一部を改正する法律が施行され，栄養マネジメント加算が創設されたが，2021（令和3）年の介護報酬改訂で同加算は廃止となり，栄養ケア・マネジメントの未実施が減算となった．また，栄養マネジメント強化加算が新設された．栄養ケア・マネジメントに必要とされるリハビリテーション・個別機能訓練栄養管理，口腔管理に係る実施計画書，栄養・摂食嚥下スクリーニング・アセスメント・モニタリング，栄養ケア経口維持計画書（施設），栄養ケア計画書（通所・居宅）の様式例が厚生労働省より示されている．いずれも記録を**診療録（カルテ）**に添付することが加算要件となっている．

チーム医療の実践においては栄養食事管理記録をカルテに残すことで，多職種の医療従事者に管理栄養士が行った業務を認識，理解してもらうことができ，またスタッフの交代があった場合もスムーズな引継ぎを行うことができる．

以前は，医師の記録が中心となっていた診療録（カルテ）においても，電子カルテの普及とともにさまざまな職種のスタッフが共有したい情報について記入するようになり，栄養管理に関する情報も記載されるようになってきている．栄養管理体制の確保が入院基本料等加算の要件であること，栄養サポートチーム加算（NST加算），有床診療所における栄養管理実施加算など栄養食事記録は加算要件の1つとなっている．

栄養ケア記録に記載する内容は，患者・家族からの主観的情報，生化学検査・栄養食事摂取状況などの客観的情報，これらによる問題点の抽出，栄養ケア目標，栄養ケア計画，実施方法，ケアへの評価，考察などである．

2 問題志向型システム（POS）の活用

問題志向型システム（problem-oriented system：POS）とは患者（対象者）の問題を解決するためのプロセスである（図2）．POSの概念は，患者の側にあって人権や人格，人生観を尊重し患者に寄り添いながら患者とともに医療従事者が作成する全人的ケアをめざすシステムである．このPOSを活用することで，問題点をしっかりととらえ，患者とともに，その改善や解決にチームで効果的に取り組むことが可能となる．

A. 問題（problem）

患者のもつ問題であり，この問題を改善するために目標を設定し目標到達のための方法を探る．問題解決のために患者のおかれた状況や環境および背景を考慮し，十分な情報を収集したうえで問題点について整理（プロブレムリスト）する．

B. 志向（oriented）

見つけた問題点を常に見据えて，科学的エビデンスに基づいて改善・解決を導き出すための計画（plan）をたて実施する．"oriented"は「志向，指向」と訳されるが，"problem"をしっかりとらえ，解決・改善のための方法を探り，実施していくどの過程においても**問題点を常に見据えている**ことを示している．

(別紙様式5)

栄養治療実施計画 兼 栄養治療実施報告書

患者氏名		患者ID		性：男・女	年齢 歳		入院日	年 月 日
病棟		主治医		NST患者担当者			初回回診日	年 月 日
NST回診実施者名	医師		看護師		薬剤師		管理栄養士	
NST回診実施者名	歯科医師 歯科衛生士		臨床検査技師		PT・OT・ST MSWほか		NST専従者氏名	
現疾患			褥瘡	なし あり（　）	嚥下障害	なし あり（　）	前回回診日	年 月 日
その他の合併疾患*1			感染症	なし あり（　）	社会的問題点	なし あり（　）	回診日	年 月 日
身長 cm		現体重	浮腫 有□無□ kg	BMI：	標準体重（BMI＝22） kg		通常時体重	kg

栄養評価	主観的栄養評価	アルブミン(g/dL)	リンパ球数(/mm³)	ヘモグロビン(g/dL)	トリグリセリド(mg/dL)	トランスサイレチン(TTR：プレアルブミン)(mg/dL)		総合評価（栄養障害の程度）
	良・普通・悪	検査日 月 日	検査日 月 日	検査日 月 日	検査日 月 日	検査日 月 日	検査日 月 日	良・軽度・中等度・高度
前回との比較	改善・不変・増悪	改善・不変・増悪	改善・不変・増悪	改善・不変・増悪	改善・不変・増悪	改善・不変・増悪		改善・不変・増悪

栄養管理法

経口栄養	□ 普通食　□ 該当なし □ 咀嚼困難食 □ 嚥下障害食 　（濃厚流動食・経腸栄養剤）	経腸栄養*2	□ 該当なし □ 経鼻（　） □ 胃瘻（　） □ 腸瘻（　）	経静脈栄養	□ 末梢静脈栄養　□ 該当なし □ 中心静脈栄養 （鎖骨下・ソケイ部・PICC・リザーバー）
栄養投与法の推移（前回との比較）（例：経腸栄養→経口栄養，経口栄養→中心静脈栄養）		□ 無		（　）→（　）	

投与組成・投与量 （該当なしの場合 □ にチェックを入れること）

	水分量(mL/日)	エネルギー(kcal/日)	たんぱく・アミノ酸(g/日)					
前回栄養管理プラン*3	□無	□無	□無	□無	□無	□無	□無	□無
実投与量	□無	□無	□無	□無	□無	□無	□無	□無
投与バランス*4	□無	□無	□無	□無	□無	□無	□無	□無
新規栄養管理プラン	□無	□無	□無	□無	□無	□無	□無	□無
栄養管理上の注意点・特徴*5								

活動状況・評価

他チームとの連携状況	嚥下障害チーム（あり　なし）	褥瘡対策チーム（あり　なし）	感染対策チーム（あり　なし）	緩和ケアチーム（あり　なし）	その他のチーム（　チーム）
治療法の総合評価*6 【　】 ①改善 ②不変 ③増悪	【評価項目】*7 1. 身体的栄養評価：　改善度　5・4・3・2・1　（改善項目：　） 2. 血液学的栄養評価：改善度　5・4・3・2・1　（改善項目：　） 3. 摂食・嚥下状態：　改善度　5・4・3・2・1 4. 褥瘡：　　　　　改善度　5・4・3・2・1 5. 感染・免疫力：　改善度　5・4・3・2・1 6. 7.			コメント*8　【入院中・転院・退院】：	

＊1：褥瘡・嚥下障害・感染症以外で，栄養管理に際して重要と思われる疾患を優先的に記載すること．
＊2：投与速度と形状（半固形化の有無など）を含めて記載すること．
＊3：初回時には記載を要しない．
＊4：必要に応じ患者及び家族等に確認し，提供している食事・薬剤のみではなく，間食等の状況を把握した上で，体内へ入った栄養量を記載するよう努めること．
＊5：栄養管理の上で特に注意を要する点や特徴的な点を記載すること．
＊6：栄養療法による効果判定を総合的に行うこと．【　】内には，①～③のいずれかを記載すること．
＊7：評価項目中変化があった項目を選択し，程度を「5：極めて改善」「4：改善」「3：不変」「2：やや悪化」「1：悪化」の5段階で記載すること．また，改善項目の詳細も記載すること．
＊8：治療評価時の状況として「入院中」「転院」「退院」のうちいずれか一つを選択し，栄養治療の効果についての補足事項や詳細を記載すること．特に，「転院」又は「退院」の場合にあっては，患者及び家族に対して今後の栄養管理の留意点等（在宅での献立を含む．）について丁寧な説明を記載するとともに，転院先又は退院先で当該患者の栄養管理を担当する医師等に対し，治療継続の観点から情報提供すべき事項について記載すること．

図1　栄養治療実施計画 兼 栄養治療実施報告書（通知）
〔平成30年3月5日保医発0305第1号（様式医科）より引用〕

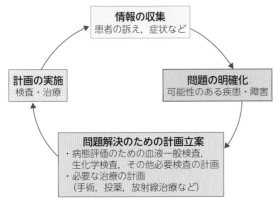

図2 POSの展開

C. システム（system）

患者情報収集方法，栄養教育（指導）を行うためのプロセス，**栄養食事療法をチームで行うための組織や**役割なども含めたシステムである．質の高い栄養食事療法を行うための情報の把握や共有，多職種での協力体制のための方法が確立されていることが望ましい．

POS実践にはカルテが必要であり，「**POMR**（problem-oriented medical record，**問題志向型診療録**）」とよばれるものである（**表1**）．

3 SOAPに基づく記録

医療従事者に共通した記載形式であり，要点を簡潔に記入する．実際のカルテはこの形式で書かれることが多く，医師，看護師，薬剤師，管理栄養士，臨床検査技師，言語聴覚士，理学療法士，作業療法士などさまざまな職種が記載するため，他職種のスタッフが読

表1 POMR（問題志向型診療録）

基礎データ（data base）
患者名，性別，年齢，主訴，現病歴，既往歴，家族歴，生活歴，栄養情報（患者プロフィール，食習慣，食歴など），栄養評価に必要な検査項目（身体計測，生化学検査値，経口・経腸・経静脈栄養摂取量など）

問題リスト（problem list）
データベースから具体的な問題点をリストアップする．栄養食事療法や栄養教育（指導）を行ううえで問題点がどこにあるか拾い出す ・食習慣（食事時間や回数，間食の有無や内容，飲酒頻度や量，甘味飲料多飲，ドカ食い，早食い，欠食，外食回数，極端な偏食） ・栄養素，栄養量の過不足（エネルギー摂取過剰，たんぱく質・脂質・食塩摂取量過剰，ビタミン・ミネラル・食物繊維の摂取不足） ・生活環境，社会的因子（一人暮らし，単身赴任，民族・宗教習慣，経済的問題，調理担当者・家族の協力状態） ・その他の因子（手術・放射線・化学療法などによる疼痛，悪心，口内炎，味覚異常などのための食欲不振，下痢や嘔吐の継続など）

栄養ケア計画（initial plan）：目標を設定し，実行可能なケアを文章化したもの	
初期計画	患者との初回談で拾い出した具体的な問題リストごとに対する診断・治療・教育の計画 ・診断的計画（diagnostic plan：Dx） 　栄養状態把握，栄養食事療法，栄養教育（指導）に必要な情報収集のための計画 ・治療的計画（therapeutic plan：Rx） 　栄養食事療法のためのエネルギー量・たんぱく質量・脂質量・ビタミン量・ミネラル量・水分量などの設定，経口・経腸・経静脈など投与方法の設定などの記載 ・教育的計画（educational plan：Ex） 　患者や家族に対する栄養教育（指導）計画を記載 ・モニタリング計画（monitoring plan：Mx） 　体重の変化，摂食量の変化，栄養投与量の変化，検査値の変化など経過観察に必要な事項を記載
目標設定と留意点	①目標は患者自身が考え達成しようとするものであること ②目標達成時にはその成果が得られ達成感を感じられるものであること ③成果は客観的に確認できるようなものであること ④目標達成期限を設定すること

栄養ケア実施記録（progress notes）	
叙述的記録	SOAP形式で主観的情報（S），客観的情報（O），評価（A），計画（P）の4つに分けて簡潔にわかりやすく記載する
フローチャート	疾患の治療過程を経過の流れに沿って経時的に一覧できるように記載したものである．治療内容，身体計測値，臨床検査値，ADL（身体機能）などが一目で把握できるようにする
要約	・栄養ケアが目標に到達し終了した時点，または転院時に，実施したケアについての要約，次のステップに向けての治療方針を問題リストにしたがってまとめて記載する ・確定診断名，転帰，入院経過抄録，組織診断，退院時指示，退院時処方など ・症例を系統的に蓄積し，また転院・退院などの場合には円滑な引継ぎに役立つ

表2 SOAP（例：胃潰瘍）

S	主観的情報（患者本人の訴え：主訴） 例）食後胃のあたりが痛むことがある，だるい，やる気が出ない，便が黒ずんでいたときがあった
O	客観的情報（生化学検査値，身体計測値，栄養摂取量，医師の所見など） ・体重の変化 ・血液，便，尿の生化学検査値 ・食事摂取，摂取栄養素・栄養量の状況 ・X線検査，内視鏡検査結果 ・医師の所見 例）身長163 cm，体重50 kg，BMI 18.8，Hb 9.5 g/dL，血清Alb 3.3 g/dL，Cr 1.0 mg/dL，UN（BUN）12 mg/dL，栄養摂取量1,200 kcal，たんぱく質50 g程度
A	・栄養状態の評価（栄養障害の有無とその程度） ・SとOから栄養量，食事バランスや食生活の問題点，栄養食事療法への意識や知識などの評価を行う 例）栄養診断 ・鉄分の不足．胃潰瘍を原因とする出血での損失，胃痛による摂取量の減少および消化吸収障害を原因とする鉄分の不足からHb低値（貧血）の徴候がみられる ・エネルギーおよびたんぱく質の不足．胃痛による食事摂取量の減少から摂取エネルギー量およびたんぱく質量の不足があり，BMI低値，血清アルブミン低値，倦怠感の徴候がみられる
P	・S，O，Aに基づいた計画の立案 ・栄養補給計画（管理栄養士・医師） ・必要栄養量の算出，補給方法の決定（食事の種類，特殊食品の使用，投与経路の検討） 例）・目標：潰瘍部分を庇護しながら必要栄養量を経口摂取で充足する．体重の減少を防ぎ，貧血改善をめざす ・必要栄養量：エネルギー1,700 kcal，たんぱく質75 g，脂質50 g，鉄分強化 ・提供食種：胃潰瘍III期食（全粥食） ・エネルギー補充およびビタミン・ミネラルの充足のため，経口で濃厚流動食1本/1日追加 ・鉄分強化のため，鉄ゼリー追加（鉄分15 mg/個）

んでも理解できるように記載することが必要である（表2，図3）．

A. S（subjective data，主観的情報）

患者が直接訴えた言葉（主訴）やその内容．体感していること（お腹が痛い，だるい，食べたくない，甘いものが食べたい，頭が痛いなど），食生活や食習慣，患者をとりまく生活環境（家族，仕事，経済状態など），生き方や生活信条などが含まれる．

B. O（objective data，客観的情報）

患者本人以外から得る情報．身体計測値，生化学検査値，栄養摂取量，治療内容など客観的で明確に断定できる内容が含まれる．

C. A（assessment，評価）〔D（diagnosis，診断）〕

主観的・客観的に得られた情報に基づき，患者の状態を評価する．栄養食事療法での評価としては，栄養状態が良好であるか，栄養障害があるかを評価し，栄養障害がある場合はその程度を軽度栄養障害，中等度栄養障害，高度栄養障害というように評価する．

栄養診断とは医学診断とは異なり，食物や栄養に関する専門家が栄養領域に限定された問題に介入し，解決・改善すべき課題を整理し記録することである．栄養診断は**摂取量**（栄養素の摂取量が必要量と比較して不足か過剰か），**臨床栄養**（疾患，病態，身体状況に関わる栄養問題），**行動と生活環境**（知識，信念，物理的環境など）の3項目で構成される．問題（P：problem）はどのような原因（E：etiology）で発生し，どのような徴候（S：sign/symptoms）として表れているかを「Sの根拠に基づき，Eが原因となった，Pの栄養状態と診断できる」というように "**PES**" で記録する[11]．

D. P（plan，計画）

栄養状態を評価し，主観的・客観的情報に基づいて栄養食事療法や栄養教育（指導）の計画をたてる．栄養食事療法においては問題点を明確にして目標設定，必要栄養量の設定，投与方法を設定し経過観察を行う．必要栄養量の算出においては算出根拠を示すことがで

栄養指導報告書

依頼日		栄養指導日	
依頼科		依頼医	
患者ID	患者氏名	年齢　　歳　　性別　男　女	
身長　　　cm	入院時または依頼時体重	kg　　BMI　　kg/m²	

病名	指示エネルギー　　kcal
	たんぱく質　　　g　　脂質　　g
	食塩　　　g
指示内容・特記事項	カリウム制限　　あり・なし　　mg
	リン制限　　　　あり・なし
	ビタミンK制限　あり・なし
	その他

指導管理栄養士氏名

S	
O	
A	
P	
備考	

図3 栄養指導報告書（例）

きなければならない.

栄養教育（指導）では問題点を明確化し目標を設定したうえで段階を追って栄養食事療法に必要な知識や技術を習得できるようにする. 段階ごとの計画実施の経過を本人にフィードバックし，達成感を感じられるようにすることが重要である.

Advanced　管理栄養士として現場で何を求められているか

栄養ケア計画をたてるには栄養評価が必須であるが，管理栄養士としてなすべきことはアセスメントした内容から栄養状態が良好または栄養障害があるか，栄養障害がある場合には軽度か中等度か高度であるのかを評価し（栄養診断），その根拠を医師や他職種の医療従事者に説明できるように整理し，まとめることである．

栄養状態の評価は，適正な栄養計画実施の基本であること，そして管理栄養士の力量が示される場であることをしっかり認識する必要がある．医師の役割である「病態や病名の判定」を栄養評価として記載することのないように注意する．

栄養計画は根拠をもって栄養量を決め，その栄養量をどのように投与するか（投与方法）を設定するが，この投与方法の設定は栄養量を設定する以上に難しい．必要な栄養量や栄養素がわかっていても投与方法が見出せないこともしばしばある．消化管の機能に異常がない場合は腸管を使うことが基本とされるが，経口摂取ができるにもかかわらず食欲がない，摂食障害で食べることを拒否し食べてもらうことができない，また，嚥下機能に障害があり経口摂取ができないにもかかわらず，本人が経管栄養を拒否する，感染を起こし中心静脈栄養が行えず，さらに静脈炎から末梢静脈栄養も十分に行えないなどさまざまである．

多職種で知恵を出し合い，病態に応じて経口栄養，経腸栄養，経静脈栄養を組み合わせて必要栄養量のうちどの程度を投与できるかを検討し，段階的に充足量を増やしていく．管理栄養士は経口摂取が可能であれば嚥下機能も考慮した食事の工夫は当然であるが，病態に合わせた経腸栄養剤（食品）の選択や流量計画について中心的な役割を担うことも多い．そのための知識の習得や情報の収集が大切である．

栄養ケアの記録は，多職種で情報を共有し効果的な栄養療法を実施するために重要であるが，同時に現代の診療報酬に基づく病院運営においてもチーム医療の実践を証明することが必須とされ，そのためにも多職種で明確で簡潔な記録を残すことが厳しく求められる．

（久保ちづる）

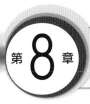

第 **8** 章 チェック問題

問 題

□ □ **Q1** 問題志向型システムとはどのようなシステムか説明しなさい.

□ □ **Q2** 栄養ケア記録での叙述的記録とはどのような記録か説明しなさい.

解答&解説

A1 患者の医学面での問題だけでなく,心理面,生活面など全般的にその問題点を拾い出し,問題解決のための形態的記録法である.多職種でのチーム医療において,効率のよいチーム医療の実践を行うためのシステムである.

A2 栄養ケア記録の叙述的記録とは主観的情報(S),客観的情報(O),評価(A),計画(P)の4つの要素に分けて記録する方法である(SOAP).簡潔かつ論理的に整理して書くことが大切である.

第9章

栄養教育の実施

Point

1 栄養教育（栄養食事指導）は，患者個々の問題点を整理し，目標を設定する．栄養食事療法実施のための知識・技術の修得，態度・行動の変容を促す計画でなければならないことを理解する．

2 栄養食事指導方法には，対象者別では，外来・入院・退院時・在宅訪問指導，形式別では，個人・集団指導があることを理解する．

3 行動科学理論における食習慣変容のための技法には，多くの技法がある．患者の現状を把握し，技法を有効に組み合わせ，最も望ましいアプローチをしていく必要がある．

4 カウンセリングのための基本的姿勢は，傾聴・受容・共感的理解であることを理解する．

概略図 栄養教育（栄養食事指導）の流れ

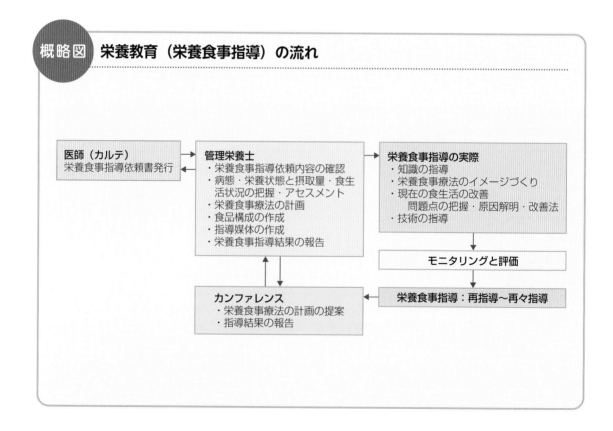

```
医師（カルテ）              管理栄養士                         栄養食事指導の実際
栄養食事指導依頼書発行      ・栄養食事指導依頼内容の確認        ・知識の指導
                          ・病態・栄養状態と摂取量・食生      ・栄養食事療法のイメージづくり
                            活状況の把握・アセスメント        ・現在の食生活の改善
                          ・栄養食事療法の計画                    問題点の把握・原因解明・改善法
                          ・食品構成の作成                    ・技術の指導
                          ・指導媒体の作成
                          ・栄養食事指導結果の報告
                                                            モニタリングと評価

                          カンファレンス                     栄養食事指導：再指導～再々指導
                          ・栄養食事療法の計画の提案
                          ・指導結果の報告
```

1 栄養教育（栄養食事指導）

A. 栄養教育（栄養食事指導）の意義と目的

栄養教育（栄養食事療法）は治療の一環であり，その実施状況は，疾病の進行・治療に影響する．

栄養教育（栄養食事指導）の目的は，患者に栄養食事療法の知識・技術の修得を指導し，患者が自分の意志で栄養食事療法を継続して実施していける，すなわち，セルフケア（自己管理）していけるよう支援することである．

栄養食事指導は，原則的には医師の指示〔多くの医療機関では，医師によってオーダーされた，**栄養食事指導依頼書**（図1）〕のもとに実施する．認められた疾患の栄養食事指導では，指導時間や人数などの条件を満たせば，「栄養食事指導料」が算定できる（**第2章チーム医療，在宅医療**参照）．

		記入日　　　年　　　月　　　日
	栄養食事指導依頼書	

主治医名 _____

外来名	フリガナ		生年月日：明 大 昭 平 令　　年　　月　　日
病棟名	患者氏名		年齢：　　　　歳　性別　：　男　女

身体状況	身　長：　　　　　　cm	体　重：　　　　　　kg

疾患名
- ☐ 糖尿病　☐ 糖尿病性腎症　☐ 脂質異常症　☐ 肥満症　☐ 高血圧症・心臓病
- ☐ 腎臓病　☐ 透析　☐ 肝臓・胆疾患　☐ 膵臓疾患　☐ 胃術後　☐ 胃潰瘍
- ☐ 貧血症　☐ 食物アレルギー　☐ 痛風
- ☐ その他_____

服薬状況

検査値　（検査日）　　　月　　　日

空腹時血糖	mg/dL	HbA1c	%	トリグリセリド	mg/dL
LDL-コレステロール	mg/dL	HDL-コレステロール	mg/dL	尿酸	mg/dL
クレアチニン	mg/dL	UN（BUN）	mg/dL	K	mEq/L
AST（GOT）	IU/L	ALT（GPT）	IU/L	γ-GTP（γ-GT）	IU/L
赤血球	/μL	Hb	g/dL	Ht	%

指示栄養量
　エネルギー　_____kcal　　　たんぱく質_____g　　　脂質_____g
- ☐ 食塩制限_____　☐ カリウム制限_____
- ☐ 水分制限_____　☐ リン制限_____
- ☐ その他_____

その他指導事項

図1　栄養食事指導依頼書
電子カルテなどにより判明する項目は記入不要

表1 個人指導と集団指導の特徴（糖尿病の場合）

	個人指導	集団指導
必要な人手や時間	集団指導に比べ人手や時間がかかる	個人指導に比べ人手や時間がからない （糖尿病の一般的な知識や参加者に共通して必要な情報を提供する場合に効果的）
患者への対応	・患者個々の状況に即した指導ができる（患者の生活状況に合った自己管理の方法を一緒に考え工夫するときや患者のプライバシーにかかわる問題に対応する場合など） ・指導中の患者の反応に応じた対応がとりやすい	患者の個々の状況に合わせた指導はしづらい
患者・医療従事者関係	患者と医療者との相互関係を重視したかかわりがとりやすい	医療者から患者への一方通行的なかかわりになりやすい
医療従事者に求められる能力	その患者の状況を考慮したうえで，患者の反応を把握し，それに応じた対応ができる専門的な知識や能力が必要になる	集団への働きかけのなかで，患者の反応を把握し，それを指導に反映させる能力が必要
患者同士の関係づくり	直接患者同士のつながりをつくる場にはならない	患者同士の意見交換，話し合いの場がもて，患者間での相互作用が生まれる場になる
影響要因	患者ー医療従事者関係，落ち着いてゆっくり話せる場であるか，プライバシーが保たれる場であるか，など	参加者の人数や特性に影響を受ける

〔「糖尿病療養指導ガイドブック2021ー糖尿病療養指導士の学習目標と課題」（日本糖尿病療養指導士認定機構／編），メディカルレビュー社，2021[1]）より引用〕

B. 栄養食事指導の方法

　対象患者により，**外来・入院・退院時・在宅患者訪問栄養食事指導**に分類される．患者のみではなく，家族やヘルパーなど，実際に自宅で献立作成や調理を行うキーパーソンにも指導する．

　指導形式には，**個人・集団に対する栄養食事指導**があり，それぞれ特徴がある（**表1**）．

　指導場所は，多くの病院では，栄養相談室として，病院玄関や内科外来近くに設置されている．入院患者では，病室や病棟の多目的室などで行うこともある．

1）外来栄養食事指導

　患者が指導内容をどのようにとらえ何を求めているのか（ニーズ）を確認し，ニーズを考慮した内容とする．一般的には，聴き取り調査を行い，栄養摂取量や食生活状況を把握し指導する（**表2**）．予約制をとっていて指導日が来院のその日ではなく，別の日になる場合には，自宅での食事摂取記録用紙を配布し，予約日に食事摂取記録をもとに指導する．

2）入院（入所）栄養食事指導

　病院食の特徴を，栄養食事療法と関連づけて説明し，病院食を理解すること，病院食を全量摂取すること，病院食以外の持ち込みによる補食をしないことについて注意を促すこと（医師の許可がある場合はこの限りでない）が目的となる．慢性疾患で退院後も栄養食事療法が必要な場合には，病院食を秤量・記録する．写

表2 食生活状況調査

摂取方法		●経静脈　　●経腸 ●経口　　●咀嚼嚥下状態
摂取量		●エネルギー　●たんぱく質　●脂質 ●炭水化物　●水分　　●食塩
食生活状況	摂取	●食欲　　　　●味付け ●嗜好　　　　●アレルギー食品 ●サプリメント　●飲酒
	習慣	●食事・間食・夜食の時間　　●外食頻度 ●食事にかける（噛む）時間　●喫煙
	環境	●加工食品・惣菜の利用　●食品購入の難易 ●自家栽培野菜　●経済性　　●地域性
	協力	●調理・介護担当者　　●キーパーソン ●家族の協力　　　　●職場の協力
身体活動量		●通勤方法　　●仕事内容 ●運動　　　●安静度
栄養食事指導・栄養食事療法	知識	●栄養食事指導の有無　●中断理由
	態度	●栄養食事療法の有無　●中断理由
	スキル	●食生活の工夫点　　●困っていること
	ニーズ	●知識の修得　　　●実技の修得 ●動機付け　　　　●心理的サポート
心理状態		●性格　　　　　●感情 ●学習能力など
QOL,ADL		●栄養ケア　　　●栄養ケア以外

真に撮ることで，食品量や献立を理解でき，退院後に役立つことが多いので勧める．

3）退院時栄養食事指導

　退院後は身体活動量が増えるので入院中より必要栄

養量が増加する場合がある．また，消化器手術後の患者などでは，退院時軟食であっても経過とともに普通食にしていくことや，経腸栄養剤を減らして経口食を増加していく必要があることについても指導する．

入院中の患者が外泊を許可された際には，外泊中に栄養食事療法を実施し食事記録をしてもらい，それをもとに退院後の生活をイメージしながら指導する．また，退院後の栄養食事指導の予約をとり，食事摂取記録用紙を配布し，退院後の外来栄養食事指導につなげていく．

4）在宅患者訪問栄養食事指導

管理栄養士が患者の自宅を訪問し，家族らに対し，**調理指導**を含めた具体的な指導を行う．医師・看護師の訪問診療・訪問看護に同行して指導する場合もある．対象は要介護の高齢者が多く，指導後，家族の協力が得られず栄養食事療法の実施が困難で，市販の惣菜や宅配食の利用についても指導が必要な場合も多い．

5）個人指導（表1）

1人の患者とその家族などキーパーソンが対象となる．患者との信頼関係を築き，個人指導の利点の活きる指導を行う．来院が困難な場合には，テレビ電話等を利用する．

6）集団指導（表1）

複数の患者が対象となる．参加人数・目的・場所・経費に合わせ，**講義・討議・体験型**など形式を設定する（表3）．「**糖尿病教育**」（表4），「**妊産婦教室**」などでは，医療職種が各専門の立場で療養指導を行う場合が多い．できるだけ共通のテーマとなるよう，疾患はもちろん，その病期や治療法などが類似した患者が同じグループとなるように計画する．また，患者の個々の状況に合わせた指導はしづらいという集団指導の欠点を補うため，集団指導のなかでも個人を配慮した指導を行ったり，集団指導の後に個人指導を行うなど工夫する[2]．

C. 栄養食事指導の流れ（表5）

栄養食事指導の依頼を受けた後の基本的な流れを表5に示す．ただし，患者のニーズが，知識の修得，実技の修得，動機付け，心理的サポートなど異なるので，ニーズに合わせ臨機応変に進める．

1）栄養食事指導の準備

①栄養食事指導依頼書の内容の確認

担当医の栄養食事指導依頼書の内容を確認する．

②病態・栄養状態と栄養摂取量・食生活状況の把握とアセスメント

カルテ（電子）・カンファレンスによって，自覚症

表3 集団指導の方法

方法	内容	
講義	●レクチャー ●セミナー ●ウェビナー	
討議	●フォーラム ●パネルディスカッション ●シンポジウム ●web会議システム	
体験型	●調理実習 ●バイキング	

表4 糖尿病教育入院プログラム（例）

入院	糖尿病とは	医師，看護師
2日目	糖尿病の食事療法（栄養指導）	管理栄養士
3日目	糖尿病の薬物療法（服薬指導），低血糖	薬剤師，看護師
4日目	糖尿病の運動療法	理学療法士
5日目	糖尿病の合併症	医師，看護師
6日目	フットケア	看護師
退院	生活の振り返り	看護師

〔「糖尿病療養指導ガイドブック2021—糖尿病療養指導士の学習目標と課題」（日本糖尿病療養指導士認定機構/編），メディカルレビュー社，2021[1]より引用〕

Column

医師からの依頼と，管理栄養士による栄養食事療法計画が異なる例

糖尿病患者において，標準体重と身体活動量から計算し，医師の指示が1日あたり1,600 kcalであった．しかし，栄養食事調査の結果，現在は1日あたり2,500 kcal摂取しており，患者は急激な減量は困難であると訴えている．

管理栄養士として，まずは，患者が実施可能とする2,000 kcalとし，随時段階を経て減量をしていく方が好ましいと判断し，医師に提案する場合などがある．

表5 栄養食事指導の流れ

1) 栄養食事指導の準備
①栄養食事指導依頼書の内容の確認
②病態・栄養状態と摂取量・食生活状況の把握・アセスメント
③栄養食事療法の計画
④栄養食事療法の計画の提案
⑤食品構成の作成
2) 栄養食事指導の実際
①知識の指導
②食事療法のイメージづくり
③現在の食生活の改善 　a. 問題点の把握 　b. 問題点の原因解明 　c. 問題点の改善法
④技術の指導
3) 栄養食事指導の再指導 　（モニタリングとアセスメント）
随時) 栄養食事指導の結果の報告 　カンファレンスへの参加

状，他覚症状，身体計測値，臨床検査値，現病歴・現症，既往歴，家族歴，生活歴，治療方針，処方などを理解する．摂取方法，摂取量，食生活状況，身体活動量，栄養食事指導と栄養食事療法の有無，心理状態，QOL，ADLなどを把握する（表2）．これらを総合してアセスメントする．

③栄養食事療法の計画

②の結果を総合し，患者の意向も加味し，患者が実施可能な栄養食事療法の計画を管理栄養士として設定する．

④栄養食事療法の計画の提案

管理栄養士による栄養食事療法の計画と医師による栄養食事指導依頼内容が異なる場合には，カンファレンスなどで栄養食事療法の計画を提案する．

⑤食品構成の作成

栄養食事療法が決定すると，1日の食品構成を決める．例えば，糖尿病や腎臓病の場合には，**食品交換表**[※1]を用いると食品構成を決めやすい．

2）栄養食事指導の実際

①知識の指導

栄養食事指導は，1日の必要量として，食品構成や食品交換表の配分を患者に直接説明することではない．これを念頭において，患者のペース，理解，ニーズにあわせて指導を行う．

②食事療法のイメージづくり

1日の食品構成，さらに，1食に必要な食品群と量を，**図，写真，フードモデル，実際の食品・料理**などを使用しながら食事療法がイメージできるように指導する（図2）．日頃から献立・調理を行っている患者の場合には，献立のつくり方や調理方法も指導する．

③現在の食生活の改善

a. 問題点の把握

現在の食生活状況について，②の食事療法のイメージと比較すると，"朝食と昼食に野菜が不足している""油類を減らしすぎている"など問題点が把握できる．患者自らが問題点に気づくことが重要である．

b. 問題点の原因解明

a. の問題点がどのようなことから生じているか原因を明らかにする．

c. 問題点の改善法

患者と一緒に，a. またはb. を進めていくと，患者自らが改善法に気づくことが多い．患者の質問に答えな

[※1] **糖尿病食事療法のための食品交換表**：1日に摂取するエネルギーを6つの食品群に分類し，1単位を80 kcalとして，バランスよく摂取するための各群の割合を決め，献立作成の参考とするもの．

Column

問題点とその原因をとらえよう

栄養食事指導では，患者の現在の食生活状況を聴き取り，問題点と原因を探ることが大切である．

例えば，「最近，体重が増加し，血糖値のコントロールが不良である」という問題点を抱えた患者について考える．普段の食生活状況を聴き取ると，会社の転勤により夜の飲食の付き合いが増え，油脂類・肉類・アルコールの摂取が増えた，夜遅く帰宅し夜食にラーメンを摂ることが増え，1日の摂取エネルギーは3,000 kcalである，また，車通勤となり活動量不足で消費エネルギーは1,800 kcal程度であることがわかり，これらが原因であることが判明した．

あなたの1日の食事

令和　　年　　月　　日	病棟 外来				様

標準体重（目標体重）kg	エネルギー kcal	たんぱく質 g	脂質 g	炭水化物 g	食塩 g 以下	

			朝食	昼食	夕食	間食
毎食食べる食品	主食（炭水化物）	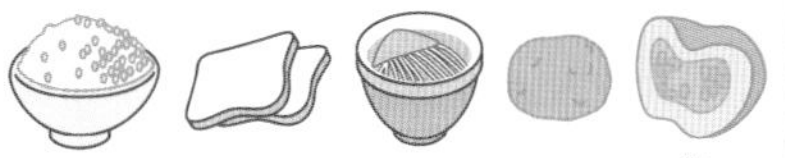 ごはん　パン　めん　いも　かぼちゃ				
	主菜（たんぱく質）	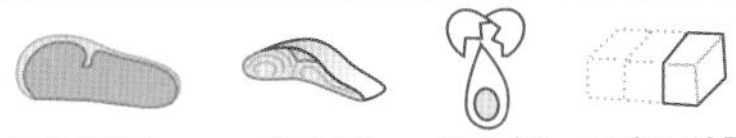 赤身肉60g　魚1切　卵1個　豆腐1/3丁 より1日にどれか ケ				
	副菜 ［ビタミン ミネラル 食物繊維］	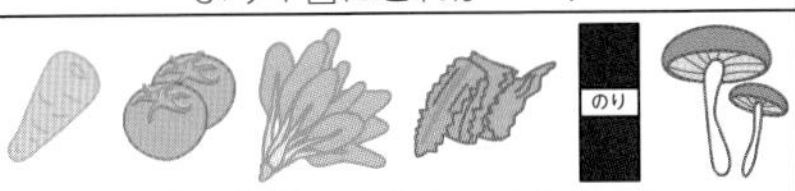 野菜・海藻・きのこ・こんにゃく のり	100g以上	100g以上	100g以上	
	食塩	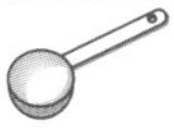 しょうゆ 小さじ 杯	杯	杯	杯	
1日に食べる食品	調理油	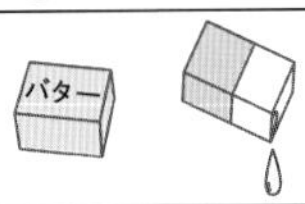 バター 大さじ 杯				
	牛乳と乳製品	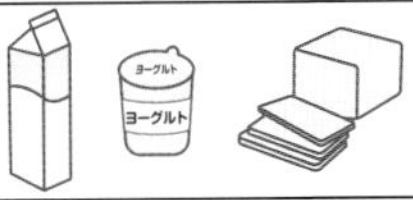 低脂肪牛乳 cc				
	果物	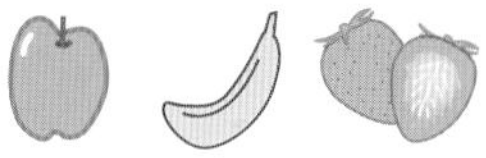 りんごなら 小 1ケ				
	調味料	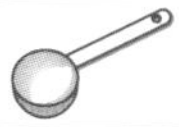 みそ 小さじ 杯　砂糖 小さじ 杯				

＜制限する食品＞

① 食塩類
- 食塩・しょうゆ・ソース・みそなど食塩を含む調味料
- 漬物・佃煮・梅干類
- 干物・たらこなど食塩を多く含む加工品
- インスタント食品
- 化学調味料

② 砂糖・アルコール類
- 砂糖・はちみつ・みりんなど甘味を含む調味料
- アルコール飲料
- 嗜好飲料・果物缶詰・ジャム・菓子類

③ 飽和脂肪酸の多い食品
- 脂肪の多い肉・ベーコン
- バター・ラード・生クリーム
- チョコレート・パイ類・ケーキ類

④ たんぱく質の多い食品
- 肉・魚・大豆およびその製品
- 牛乳・乳製品

図2 1日の食品構成
1～3の食品の制限について特に注意する

がら，現在の食生活をもとに，"何をどれだけ減らすのか，増やすのか，何を何に変えるのか"を具体的に提示する．外食中心の患者では摂取可能な外食料理を聞き，具体的な選択例とその量を示す．夜勤など仕事の都合で食事時刻が不規則になる患者には，軽食を取り入れた食事の配分を示すなどするとよい．

④技術の指導

献立作成・調理などの実習，自分の栄養食事療法に合わせて料理を選択する**バイキング**，病院の食事を用いた**食事会**など実技指導により，さらに理解を深めるとともに，患者の理解状況を確認する．これらは，集団指導を行う場合が多い．

D. 栄養食事指導の媒体

患者個々に，「1日の食品構成」や「制限する食品・料理と積極的に摂取する食品・料理」などを**図や写真を入れたパンフレット**を用いて説明すると，理解しやすく，また，一患者だけの資料として貴重となる（図2）．例えば，「1日の食品構成」を説明するのに，**図**，**写真**，**フードモデル**，**食品**，**料理**などのほか，入院患者では，**病院食**が最も役立つ媒体である．集団指導の場合は，**ポスター**，**動画**，**スライド**，**DVD・Blu-ray**，**画像資料**など視覚・聴覚に訴えることや，**ゲームやクイズ**など遊びを取り入れ，興味を引く工夫をする．

E. 栄養食事指導の要点

1）目標の設定

摂取量・食生活状況と栄養食事療法の計画をもとに，**長期目標**（栄養食事療法のゴール），**中期目標**（ゴールに向けての段階的目標）を設定する．また，中期目標のうち，1〜2つを次回の栄養食事指導までに到達する**短期目標**とする．実施可能な目標とすること，患者自身が「この目標を達成する」と**自己決定**することが重要である（第5章「1. 栄養ケアの目標設定」参照）．

2）初期指導の注意点

初期指導では，患者を理解し，良好な**信頼関係**を築くことが重要である．受診したときが**動機付け**のよい機会である．疾病を受け入れ，栄養食事療法を理解し，肯定的に取り組み，自己管理ができるための指導が必要である．意欲がない場合には，なぜなのかを聴きながらその原因を解明し問題を解決していく．

3）実施の動機付け

栄養食事指導を受け，栄養食事療法の知識・技術を修得できたとしても，「わかっているが守れない」という患者は多い．これらの患者には，特に，**行動科学理論**や**カウンセリング**が重要である（本章「3. 行動科学理論とカウンセリングの応用」参照）．

4）継続の必要性

一度の栄養食事指導で，栄養食事療法が実施できる患者は少ない．患者の疑問に答え，悩みを聞きながら，継続して栄養食事指導を行い，栄養食事療法が実施でき習慣化するまで支援していく．栄養食事指導の継続は，治療の中断・放置の防止となる．

5）モニタリング：再評価（リ・アセスメント）と再指導

前回の栄養食事指導後の自宅での栄養食事療法の実施状況を把握するとともに，身体計測値，臨床検査値，治療の変化をモニタリングする．摂取量・食生活状況と栄養状態・病態の改善・進行との関連を総合してアセスメントする．QOLの改善，負担感などマイナス感情の低減や美味しく食べられたというプラス感情もアセスメント項目となる．栄養食事療法の効果を実感することが，自己管理に対する自信や意欲につながる．しかし，栄養食事療法を実施しても病態が改善しない場合も多い．現在の栄養食事療法がさらなる病態の悪化や進行の防止となっていることを理解し，継続するように指導する．

6）中断者の再指導時の注意点

栄養食事療法が生涯必要となる慢性疾患では，栄養

再指導はどのように行う？

「順調に減量してきたが，減量がストップしている．目標体重にはまだまだ到達しない」．

栄養食事指導を行っている患者からこのように訴えられたら，どのように対応するのがよいだろうか．

減量を進めるための次の目標として，「摂取エネルギーを現在量よりさらに1日あたり200 kcal減らす」など検討する．実施可能な範囲で，少しずつ目標を高め，ゴールに近づくよう導くことが大切である．

食事療法を中断してしまうことがある．中断していた患者が，自覚症状の出現により再来院した場合，中断したことを指摘するのではなく，中断せざるを得なかった患者の気持ちを受け止め，受診したことを前向きにとらえ，栄養食事療法を再開できるように指導する．中断の原因を明確にし，再度中断が起こらないように注意していく．

F. 栄養食事指導結果の記録と報告

患者ごとに栄養食事指導についての栄養カルテを作成するとともに，栄養食事指導依頼書を発行した医師（多くは診療録を記入している医師）に，栄養摂取量，食

Column

糖尿病療養指導士

糖尿病患者では，管理栄養士による栄養食事指導のほか，看護師によるインスリン自己注射，薬剤師による服薬，臨床検査技師による血糖自己測定，理学療法士による運動など専門分野の指導が必要である（表6）．

これらの医療者を対象として，日本糖尿病療養指導士認定機構（日本糖尿病学会，日本糖尿病教育・看護学会，日本病態栄養学会の3学会により構成されている）では，「糖尿病療養指導士」という資格を認定している．

糖尿病の指導経験年数や研修会受講単位などの条件を満たし，症例レポートを提出して試験を受ける．管理栄養士には，管理栄養士の資格を取得した後も臨床の場を経験しつつ，このようにさらに専門的分野を深めていくことが要求される．

表6 糖尿病療養指導チームのメンバーの主な役割*

療養指導項目	医師	看護師 准看護師	管理栄養士 栄養士	薬剤師	臨床検査技師	理学療法士
糖尿病の診断, 治療方針の決定	●					
療養における自己管理の意義	○	○	○	○	○	○
療養上の課題/問題把握**	●	●	○	○	○	○
食事療法の概要	○	○	○	○	○	○
栄養管理の意義	●	○	●			
献立・調理の理論と実践	○		●			
薬物治療の概要	○	○	○	○	○	○
薬剤の作用機序	●			●		
服薬指導	○	○		●		
自己注射指導	○	○		○		
糖尿病に関する検査の概要	○	○	○	○	○	○
検査の意義	●				●	
血糖自己測定	○	○			○	
運動療法の概要	○	○	○	○	○	○
運動の種類と効果	●					●
運動の実践方法と評価	○	○				●
療養指導の計画と立案	●	○	○	○	○	○
療養指導の実践と評価	○	●	○	○	○	○

○：一般的であるが患者教育として必要なもの，●：特に専門知識を必要とするもの

*この表は各職種の役割分担の1例である．表に示した●の役割を担う，医師以外の職種がいない施設では，医師，あるいは医師の指示のもとで他の職種がその役割を分担する．

**療養上の知識・生活経験に関して，情報収集・アセスメントし，課題や問題点を明確化する．

〔「糖尿病療養指導ガイドブック2021—糖尿病療養指導士の学習目標と課題」（日本糖尿病療養指導士認定機構/編），メディカルレビュー社，2021[1] より引用〕

栄養食事指導報告書

記入日　　年　　月　　日

外来名	フリガナ		生年月日：明 大 昭 平 令　年　月　日		
病棟名	患者氏名		年齢：　　　　歳	性別：　男　女	主治医名 ＿＿＿＿＿＿＿＿＿

身体状況	身長：　　　　cm	体　重：　　　　kg	BMI	管理栄養士名 ＿＿＿＿＿＿
		標準体重(目標体重)：　kg	体脂肪率　　　　%	

	摂取状況
栄養食事摂取方法 □ 静脈　□ 経腸　□ 経口 咀嚼嚥下状態 ＿＿＿＿＿＿＿＿＿＿＿＿＿＿＿＿＿＿ 食事のかたさ ＿＿＿＿＿＿＿＿＿＿ 身体活動量　通勤方法 ＿＿＿＿＿＿　仕事内容 ＿＿＿＿＿＿　運動・安静度 ＿＿＿＿＿＿ 栄養食事指導 □ 有 □ 無 □ 中断 (理由：＿＿＿＿＿＿＿＿＿＿＿) 食生活での工夫点 ＿＿＿＿＿＿＿＿＿＿＿＿＿＿＿＿＿＿＿＿＿＿＿ 食生活で困っていること ＿＿＿＿＿＿＿＿＿＿＿＿＿＿＿＿＿＿＿ 栄養食事療法のニーズ □ 知識修得 □ 実技修得 □ 動機付け □ 心理的サポート 心理状態 ＿＿＿＿＿＿　性格 ＿＿＿＿＿　感情 ＿＿＿＿＿　学習能力 ＿＿＿＿＿	栄養量　　　　　　　問題点 エネルギー ＿＿＿＿＿ kcal たんぱく質 ＿＿＿＿＿ g 脂質 ＿＿＿＿＿ g 炭水化物 ＿＿＿＿＿ g 塩分 ＿＿＿＿＿ g ＿＿＿＿＿＿＿＿＿

食生活の現状	指導内容
食　欲 □ 有　□ 無 味付け □ 普通　□ 濃い　□ 薄い 嗜　好　好き ＿＿＿＿＿＿＿＿　嫌い ＿＿＿＿＿＿＿＿ アレルギー ＿＿＿＿＿＿＿＿＿＿ サプリメント ＿＿＿＿＿＿＿＿＿＿ 食事時間　朝食 ＿＿＿＿＿　昼食 ＿＿＿＿＿　夕食 ＿＿＿＿＿　間食 ＿＿＿＿＿ 　かける時間　(　　　分)　(　　　分)　(　　　分)　(　　　分) 間　食 □ あまり食べない □ よく食べる (食品と量：＿＿＿＿＿＿＿＿) 外　食 □ あまりしない □ する (1カ月　　回) (1週間　　回) 加工食品　(1日　　皿) (1週間　　皿) 惣菜の利用 □ あまり利用しない □ よく利用する (内容：＿＿＿＿＿＿＿) 食品購入の難易 □ 易 □ 難しい 自家栽培野菜 □ 有 (＿＿＿＿＿＿＿＿＿) □ 無 喫　煙 □ 有 (　　　本 / 日)　□ 無　□ 以前は喫煙していた 飲　酒　頻度 ＿＿＿ 回 (週・月)　種類 ＿＿＿＿＿＿　量 ＿＿＿＿＿ 調理担当　本人　妻　嫁　母　その他 ＿＿＿＿＿＿＿＿ 家族の協力 (キーパーソン) ＿＿＿＿＿＿＿＿＿ 職場の協力 ＿＿＿＿＿＿＿＿＿＿＿＿＿＿＿＿＿＿ 食習慣 (地域性) ＿＿＿＿＿＿＿＿＿＿＿＿＿＿＿＿ 経済性 ＿＿＿＿＿＿＿＿＿＿＿＿＿＿	栄養量　　　　　　計算式 エネルギー ＿＿＿＿＿ kcal ＿＿＿＿＿ たんぱく質 ＿＿＿＿＿ g ＿＿＿＿＿ 脂質 ＿＿＿＿＿ g ＿＿＿＿＿ 炭水化物 ＿＿＿＿＿ g ＿＿＿＿＿ 塩分 ＿＿＿＿＿ g ＿＿＿＿＿ ＿＿＿＿＿＿＿　＿＿＿＿＿＿ 長期目標 中期目標 短期目標 今後の計画

図3　栄養食事指導報告書
患者に応じた必要な項目を報告する

生活状況, 指導栄養量, 今後の計画などを**栄養食事指導報告書**（図3）として報告する（電子カルテに入力する）.

G. 医療チームによる指導
（カンファレンスへの参加）

管理栄養士が行う栄養食事療法の知識・技術の指導のほか, 生活指導, 服薬指導, 運動指導, 心理的な支援などが必要である. **医師**をはじめとする, **管理栄養士**, **看護師**, **薬剤師**, **理学療法士**, **臨床心理士**などの医療者がチームを構成し, 各職種が連携を図りながら専門分野の指導を行う. 各職種が治療目標に応じた, 矛盾のない統一した指導を行うことが必要であり, 医師や医療者をメンバーとする**カンファレンス**の場で情報の共有を図る. 医師の治療や各職種の患者への対応・指導状況が報告・検討される. 栄養食事指導の結果についても報告し, 意見を述べる.

H. 栄養食事指導システムのアセスメント

栄養食事指導システムに関しては, 定期的に表7の観点からアセスメントし, 改善していく.

表7 栄養食事指導システムのアセスメント

- ●栄養食事指導を必要とする対象に行うことができているか
- ●1日の栄養食事指導件数は何件で, 1人あたりの指導時間数は適切であるか
- ●予約待ち日数はどれくらいか
- ●利用しやすい曜日・時間を設定しているか
- ●曜日別や疾患別担当者は適切であるか
- ●個々の状況を考慮した方法・内容・進め方をしているか
- ●指導媒体はそろっているか
- ●利用しやすい場所にあるか
- ●1年間の経費はいくらか, 収支はどうか
- ●他職種との連携はとれているか

2 要支援者・要介護者への栄養食事指導

A. 介護老人福祉施設・介護老人保健施設・介護療養型医療施設における栄養食事指導

入所者への栄養食事指導は, 提供されている食事の全量摂取を指導することが中心であり, そのためには, 個々の咀嚼・嚥下・消化管機能に応じた適切な食事・

個人の嗜好を取り入れた食事・行事食などを提供し, そして, 誕生会など楽しく食べる機会をつくることが重要である.

B. 居宅者への栄養食事指導

簡単な調理なら自分でできる, 全く調理は自分でできないなど, 個人の状況を把握し, 必要に応じた指導を行う. 市販の惣菜や宅配食, 咀嚼・嚥下食の利用などについて, 家族やキーパーソンに指導する場合が多い. 農林水産省は, 噛むこと, 飲み込むことに問題がある場合の食品および健康維持上栄養補給が必要な人向けの食品などについて,「新しい介護食品（スマイルケア食）」を策定している. 噛むことに問題がある場合には, 容易に噛める食品, 歯ぐきでつぶせる食品, 舌でつぶせる食品, 噛まなくてもよい食品に, 飲み込むことに問題がある場合には, 少し咀嚼して飲み込める性状のもの, 口の中で少しつぶして飲み込める性状のもの, そのまま飲み込める性状のものに分類しており, 指導の参考となる（第6章 表1参照）.

3 行動科学理論とカウンセリングの応用

A. 行動科学理論

食習慣変容のために用いられる行動療法には多くの技法がある. 患者の現状を把握し, 単一, あるいは, 複数の技法を有効に組み合わせ, その状況に応じた最も望ましいアプローチをしていく.

1) 行動療法の技法
①目標設定

患者が栄養食事療法のためにどのような食行動を行えばよいか, 具体化する. 例えば, 朝食を摂らない患者に「朝10分早く起き, 前日に用意したパン, 牛乳, 野菜ジュースを摂取する」など,「**いつ, どこで, どのように, 何を, どのくらい**」行うかを決める. 面接によって食生活状況を把握し, 効果が期待でき, 実行できそうな目標を選ぶ. 例示した行動から選択してもらってもよい. 一度に多くの目標を設定しない.

②セルフモニタリング

患者が自分の食行動を観察し, 記録する. **モニタリ**

ングにより，自分の行動を客観的に観察することになり，**状況**（例：朝，時間がない）と**問題行動**（例：朝食欠食）との関係に気づき（**自己観察**），行動を評価するようになる（**自己評価**，例：朝食欠食は栄養素の不足につながる）．評価結果のフィードバックが望ましい行動の促進へとつながる（**自己強化**，例：朝食にパン，牛乳，野菜ジュースを摂取する）．

食事のほか，運動量・睡眠・行事（生活）・感情，体重・血圧値・血糖値（身体指標）などを同時に記録すると，刺激・認知と行動との関係や栄養食事療法の身体への影響が明らかになる．

③刺激統制法

行動は**刺激**（環境や状況）に影響されるので，**望ましい行動の引き金となる刺激を増やし，望ましくない行動の引き金となる刺激を減らすことにより，行動を修正**する．例えば，「お菓子は置かない」「空腹時には買い物に行かない」など，目標行動を実行しやすい環境や状況をつくる．

④オペラント強化法

望ましい行動を増やすには，望ましい行動の直後に，本人にとって望ましい強化刺激（**正の強化子**）を伴わせるか，または，望ましくない刺激（**負の強化子**）を除く．一方，望ましくない行動を減らすには，望ましくない行動の直後に，正の強化子を除くか，または，負の強化子を伴わせる（**罰**）[3]．

例えば，正の強化子として医療者の褒め言葉による「**社会的強化**」や，お菓子を買わない日にはシールを貼り，シールが30個になったら好きな本を買うなど，目

標達成を得点化し，得点を品物と置き換える「**自己強化**」，お菓子を買わない分お金を貯めていく「**物理的強化**」などがある．

⑤反応妨害・習慣拮抗法

衝動的な欲求（お菓子を食べたいなど）が生じたとき，それに反応しないでいると，**欲求が低減**していく．「食べたくなったら散歩をする」など，両立しない別な行動を行わせると実行しやすい．

⑥社会技術（自己主張）訓練

ロールプレイング[※2]などで訓練し，飲み会に誘われたときや食べ物を勧められたときの断り方などを学習する．

⑦認知再構成法

「食事を半分にする」など非現実的な目標をたてたり，一度栄養食事療法の継続を断つと自己嫌悪に陥り，これまでの制限をしなくなってしまう完全主義や，「今日だけは」と言ってルールが守れなくなってしまう強迫思考などに自ら気づき修正する．**不適応な認知**が浮かんだ場合にはすぐに望ましい考えを声や文字に表し，望ましい考えと対比して修正していく．

⑧再発予防訓練

栄養食事療法が実施できていても守れなくなることがあり，これを「**再発**」という．例えば，ストレスを感じたときにお菓子を食べるなど，再発の起きやすい状況を予測する，再発のサインを見分ける，そして，

※2　**ロールプレイング**：実際に起こりうる場面を想定したシナリオにしたがい，複数の演者がそれぞれ与えられた役割を演じ，現実に起こった場合に適切に対応できるように訓練すること．

Column

行動療法とカウンセリングの人間観

「行動療法」では，不適切な行動は，古典的な条件づけやオペラント条件づけなどの原理に基づいて，誤って学習されたものと考え，同じ条件づけの原理に従って，誤った学習を消去したり，適応的な行動習慣を再学習しようとするものである．「認知療法」では，不適切な行動は，独特の「認知の歪み」をもつと考え，不合理で否定的な認知を明らかにし，合理的・肯定的な認知に置き換えようとするものである．認知行動療法は，行動療法と認知療法の総称である[4]．

カウンセリングにおいては，「人間は生まれながらにして，より成長しよう，自分のもてるものを最大限に発揮しようという動機付けをもった存在である」[5]という人間の尊厳に対する気持ちが基本となる．今，栄養食事療法にうまく取り組むことができないのは，「何らかの問題を抱えているため，それが解決できれば実施していくことができる」「患者が自己の能力に気づき成長していく」という人間観が前提である．

そのときの具体的な対策をイメージすることが大切である.

⑨社会的サポート

栄養食事療法の実施・継続のためには，家族，友人，職場，地域の人の援助・協力が重要である．栄養食事指導に一緒に出席する，献立・調理を行うなどの援助はもちろん，**励ましや賞賛**は社会的な正の強化子となる.

⑩ストレス管理

栄養食事療法の実施・継続は，長年の食習慣の変更を伴う場合が多く，ストレスとなる．ストレスをモニタリングし，**ストレス因子，ストレス反応，ストレス対処**を把握し，ストレス緩和方法を実践する.

2) セルフケア行動に影響する心理的要因[6]

セルフケア行動とは，患者が行う栄養食事療法や運動療法などの自己管理行動をさす.

①健康信念（ヘルスビリーフモデル）

「認識が行動を予測する」という理論で，**セルフケア行動の促進要因には，罹病性・重大性・利益性の認識**が挙げられ，**障害性の認識は阻害要因**になる（図4）.

②健康に関するコントロールの所在（ローカスオブコントロール）

栄養食事療法の結果が，**自分（自身の努力）**による結果か，**他者（家族など）**による結果か，**運・偶然**と考えるかによって，取り組みが異なってくる．自分（自身の努力）による結果であると考えることで，さらに良い結果が期待される.

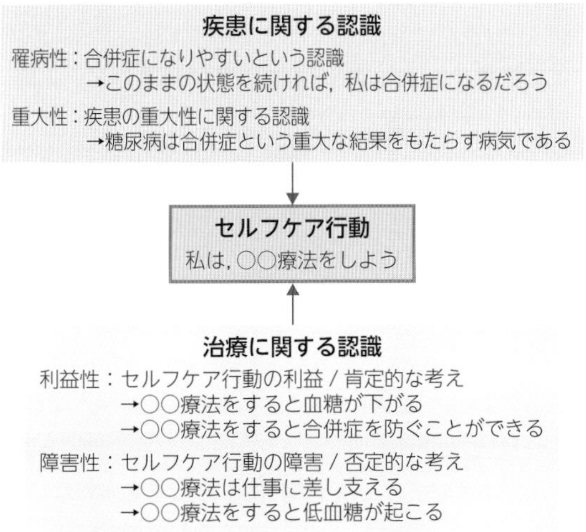

③自己効力感（セルフエフィカシー）

"ある行動がある結果を生み出すであろうという予期"を「**結果予期**」，"ある結果を生み出すために必要な行動を適切に遂行できるという予期"を「**効力予期**」といい，自分がどの程度の「効力予期」をもっているかを認知したときに，**自己効力感（セルフエフィカシー）**があるという[7]．セルフケア行動の実施には，自己効力感（セルフエフィカシー）"できるという確信・自信"が重要となる．自己効力感（セルフエフィカシー）は，**遂行行動の達成（成功体験），代理体験，言語的説得**，生理的・情動的喚起が影響するため，栄養食事指導では，自己効力感が高まるよう対応する（表8）.

3) 行動変容に対する準備状態

行動の変化には，5段階の変化ステージ（**無関心期，関心期，準備期，実行期，維持期**）がある．各変化ステージは患者の**変化への準備状態**（動機付け，意図，行動の状態）を問うものである．ステージに応じた指導が有効であるが，逸脱・再発[※3]などもあり，変化ステージは一方向とは限らず，変動するため，そのときの患者の状況を把握して指導する（表9）.

4) 患者と管理栄養士の関係

「**アドヒアランス**」とよばれる，患者が主体的に治療に取り組む姿勢を中心に進める.

近年，医療・教育などにおいて，「**エンパワーメントアプローチ**」という方法が用いられてきている．これは患者自身が能動的に学習することであり，患者自身が自己決定することで，セルフケア（自己管理）に主体性・自主性が生まれる.

栄養食事指導では，患者が栄養食事療法に対するセルフケア行動（自己管理行動）を継続実施できるよう支援していく．管理栄養士と患者が，「指導する」と「指導される（受け身）」という関係になってしまうと，管理栄養士が自分の考える栄養食事療法を押し付け，患者がこれをいかに忠実に守るかという「**コンプライアンス**」が中心となりやすい.

図4 糖尿病を例にした健康信念モデル
［「糖尿病療養指導ガイドブック 2016―糖尿病療養指導士の学習目標と課題」（日本糖尿病療養指導士認定機構/編），メディカルレビュー社，2016[6]より引用］

※3 **逸脱・再発**：治療（食事療法など）していたが，守れなくなること.

表8 自己効力感（セルフエフィカシー）を高める要因とその方法

要因	状況	方法例
遂行行動の達成 （成功体験）	実際に遂行し成功を体験する．ある行動をうまく行って成功感を感じた後では，同じ行動に対する遂行可能感は上昇し，「またできるであろう」という見通しが上昇する．逆に，失敗感を感じた行動に対しては，あとの遂行可能感は下降する	小さな目標をたて遂行し成功する（スモールステップ法）
代理的経験	成功している人の行動を観察する．自分と類似した人が成功する様子を観察することにより，「自分にもできそうだ」と感じる	類似の栄養食事療法を行っている人の実際を見聞きする
言語的説得	信頼する人からの言語的説得（暗示）や自己強化である．暗示や自己教示を遂行行動の達成（成功体験）や代理的経験に付加することで，自己効力感を上げたり下げたりする	・「大丈夫」「できる」など肯定的な言葉かけ ・オペラント強化
生理的・情動的喚起	情動的な喚起状態を知覚することである．情動状態が落ち着いていることを知覚することにより，「これならできる」という気持ちが高まってくることが多い	・栄養食事療法に対する構えや力を抜く ・リラクセーション

表9 行動変容の変化ステージと働きかけ（栄養食事療法）

ステージ	状況	働きかけ	具体的な方法例
無関心期	6カ月以内に行動を変えようと思っていない	・栄養食事療法のメリットを知る ・現在の食生活ではよくない，問題があると思う ・家族など周りへの影響を考える	・疾患や食生活についての一般的な知識を高める ・食生活の問題点を認識し，関心を高める
関心期	6カ月以内に行動を変えようと思っている	・栄養食事療法を行っていない自分をネガティブに，行っている自分をポジティブにイメージする	・栄養食事療法について正しい知識を十分に提供する ・家族などに患者の栄養食事療法の実行を促す
準備期	1カ月以内に行動を変えようと思っていない	・栄養食事療法を実施できるという自信をもち，栄養食事療法を始めることを周りに宣言する	・自己効力感を高める 成功体験・代理体験・言語的説得 ・生理的・情動的喚起（表8）
実行期	行動を変えて6カ月未満である	・好ましくない行動を好ましい行動に置き換える：行動置換（例：甘いジュースの代わりに野菜ジュースにする） ・周りのサポートを受ける：ソーシャルサポート（飲み会に誘わないように依頼する） ・食事療法の実施に対して"ほうび"を与える：強化（例：洋服を購入する）	・この時期の患者は積極的に自己管理の技術や知識を得ようとする．積極的に学習の機会を設ける ・実行の妨げとなる要因について解決する方法を話し合う（不規則勤務・生活の行事など）
維持期	行動を変えて6カ月以上である	・取り組みやすい環境づくりをする：刺激統制（例：空腹時には買い物に行かない習慣に）	自己効力感を高めるために医療チームによるサポートを行う

B. 認知行動療法

　人は，状況や出来事に対してそれぞれ異なった感情や行動を示す．認知行動療法では，感情や行動を引き起こすのは，出来事そのものではなく，**出来事に対し**その人にとっての意味を与える認知であると捉え，**人の感情**，**認知**（思考，捉え方，考え方の癖），**行動**（態度を含む）に焦点を当てる．栄養食事指導では，食生活上の問題となる行動がどのような学習や認知によって生じているかを理解し，その行動変容の妨げとなる要素を取り除きながら，望ましい行動を，行動療法的技法や認知的技法により条件づける[8]．

　例えば，食生活（食べ過ぎ）の改善が必要となった場合，強い不安，鬱陶しさ，歪んだ解釈を示す人もあれば，積極的に向き合う人もいる．

●出来事（食べ過ぎ）→ 認知（私は意思の弱い人間だ）→ 行動（落ち込む）
●出来事（食べ過ぎ）→ 認知（もう食べ過ぎてしまっているのだから）→ 行動（やけくそになり食べる）

　認知行動療法は，「**認知面**」に変化が生じ，その結果が行動に影響するよう支援する．

●出来事（食べ過ぎ）→ 認知（私は意思の弱い人間だ）→（意思が弱いからではない．いつも目の前にお菓子があるからだ）→ 行動（例：お菓子を置かない）
●出来事（食べ過ぎ）→ 認知（もう食べ過ぎてしまっているのだから）→（食べ過ぎの失敗を今後に生かせばよい）→ 行動（例：決めた量を取り分けて食べる）

「考え方が変わることによって，気分や行動は変わる」ということを繰り返し経験することにより，「考え方を変えれば，情緒や行動をコントロールすることができる」ということを自覚できるように促していく．

栄養食事指導では，食事・体重の記録（セルフモニタリング）や面接により，食行動の問題点やパターンに目を向け客観的に気づけるように導入し，行動療法の技法を応用し進める（**本章3-A参照**）.

摂食障害では，低体重となるような食事量の減少や，過食につながるような強固で極端な食事制限などの行動は二次的なものであり，自分の価値を判断する「**体型や体重の過剰な評価**」が焦点となる．治療は精神神経科の専門医が主体であり，管理栄養士はチームのメンバーとして参画する[8].

C. カウンセリングの応用

1）基本的態度

患者と一緒に栄養食事療法を考えながら，患者自身が食生活の問題点に気づき，解決策を見つけ出していくことに寄り添っていく（**パートナーシップ関係**）.

①受容

患者を**無条件に肯定的**に受け入れる．患者は安心感をもち，ありのままでいることができる．ありのままに自然に振舞うことができれば，自己理解を深め，自分を確認し，確信をもって自分の栄養食事療法の進め方を選ぶこともできる．

②共感的理解

"患者の内側から相手をとらえよう" "あたかも患者の気持ちになったように"理解する[5]．患者の感じていることが，その人のようにわかるのが共感である．

③傾聴

患者の話を評価したり批判したりせずに，何を言おうとしているかを受け止めようという姿勢で，共感的理解を進めるように聴く．そのことにより，患者は安心して本音を話せ，理解されていると感じ，管理栄養士への信頼関係が生まれる．

④自己一致

自己一致とは，理想と現実の自己が一致することではなく，**一致していないことをありのまま認め，受け入れることである**．管理栄養士は，構えのないありのままの自然な自分でいること，患者と裸で付き合える

純粋さや自由さ・自然さをもっていることが重要である．そのことにより，患者がありのままの自分自身でいられ，自分の感じていること，行っていることを正確に意識化し，それを表現できる．

2）人間観

①人間の尊重

一人ひとりの人間のもつ重み，そのかけがえのなさを十分認識していることが大切である[9]．この考え方がないと，自分の思いどおりに患者を動かしたくなったり，自分の価値観や生き方を患者に押し付けたくなったりする可能性がある．また，異なった生き方や価値観をもった患者に対しては違和感をもってしまい，受容・共感的理解・傾聴ができなくなる可能性がある．ほかの人間を心から受け入れることができるかどうかが基本となる．

②自己受容（自分自身を好きであること）

ほかの人間を心から受け入れることができるには，自分自身を好きであることが大切であり，他者の受容は自己受容に始まる．自分の個性や価値観を大切にするからこそ，相手の生き方やあり方を受け入れることができ，評価や批判をつけない態度がもてる．

3）技法

①精神浄化（カタルシス）

栄養食事療法の辛さや不安などの感情を，話す・泣く・怒るなどにより，開放する機会をつくる．感情的な問題の整理がついて問題解決へと結びつきやすい．

②要約

患者の発言について，適所で，言いたいことや感じていることを要約して返すことで，患者は自分の問題を整理し明確化していくことができる．また，管理栄養士は，患者の発言により正しく理解しているか確認できるとともに，理解したことを患者に伝えることができる．

③開かれた質問

あいまいな点を明確にしたり，感情や気持ちを表現しやすくするためには，「どのようなことが難しいですか」「どのように感じられていますか」など，患者が自分の言葉で返せるような"開かれた質問"をする．「はい」「いいえ」で答える"閉ざされた質問"は，本当の気持ちを表現しにくい．

④**沈黙**

患者が自分を**振り返り**，洞察し，感情や気持ちを整理するため，沈黙することがある．その状況を判断し，妨害せずに寄り添っていく．

4）グループカウンセリング[10]

①**方法**

管理栄養士1〜2名，患者10名程度が話しやすく，

また，テーマも豊富となる．座席は，患者がお互いに顔が見えるようテーブルを囲み，円形や四角形になって座る．

最初に，「同じような栄養食事療法が必要な患者さんが集まっている．栄養食事療法で困っていることや工夫があれば，お互いに話したい」というような場面設定をする．弁当や食事内容自己評価表（**図5**）などの

食事内容自己評価表

月　　　　日

氏名＿＿＿＿＿＿＿＿＿＿＿＿＿

必要量と食取記録を比較し，該当する欄に○を記入してください

1. 毎食食べる食品

	朝食の必要量に対して		
	多い	ちょうどよい	少ない
主 食			
主 菜			
副 菜			
味付け			
食事時間			

	昼食の必要量に対して		
	多い	ちょうどよい	少ない
主 食			
主 菜			
副 菜			
味付け			
食事時間			

	夕食の必要量に対して		
	多い	ちょうどよい	少ない
主 食			
主 菜			
副 菜			
味付け			
食事時間			

2. 1日に食べる食品

	1日の必要量に対して		
	多い	ちょうどよい	少ない
調理用油			
牛乳と乳製品			
果 物			
砂糖・菓子・アルコール類			
コレステロール・飽和脂肪酸の多い食品			

図5　食事内容自己評価表（例：糖尿病）

媒体があると，自分自身を振り返ることができ話しやすくなる．前もって，個人指導を行い，患者の状況を把握して信頼関係をもっておくと，集団のなかでも個人に対応した指導が可能である．ただし，プライバシーには十分注意する．

②管理栄養士の姿勢

管理栄養士には，前述のとおり，**受容，共感的理解，傾聴，自己一致**のカウンセリングの姿勢が必要である．過去の栄養食事療法中断の経験，よくないと思っている食生活などについて，管理栄養士は批判や否定することなく，すべてを無条件に受容・共感し，理解してくれると患者が感じることが重要である．

管理栄養士を通して話が進むのではなく，**患者同士が話し合う**，ほかの患者の悩みを真剣に聞く，改善策を一緒に考えるなど，患者中心に進める．

③グループカウンセリングの長所

- 患者間の相互作用が生まれ，**グループ・ダイナミクス**※4の効果が期待できる．
- ほかの患者の栄養食事療法に対する知識・技術・態度・実施から，栄養食事療法に対する**動機付けや自信**を得る．また，自己の食生活を省みて問題点に気づき，具体的な改善策を見つけ出せる．
- 栄養食事療法の内容をほかの患者と比較することにより，相違点が明らかとなって，自己の栄養食事療法の特徴を理解でき，重要性，意義をさらに認識することができる．

※4　**グループ・ダイナミックス**：集団になると互いに作用しあう集団力学がはたらき，参加者個人のもつ能力の合計以上の力が生まれること．

Advanced　栄養教育（栄養食事指導）の上達には

栄養食事指導において，患者の話を傾聴・受容し，共感して，適切なアドバイスができると，個人指導では，「栄養食事療法をやっていこうと思います」「私の食事のここが問題ですね．このようにすればよいですね」など，動機付けや気付きの発言がある．集団指導では，終了近くになると，「今度，指導はいつありますか」と次回への参加希望が述べられる．このようなスムーズな指導ができるようになるにはどのようなトレーニングすればよいだろうか．

まずは，指導終了後，自分の指導を振り返り，「患者の話した内容を正確にとらえ，ニーズに対応した返答をしているか」などを見直すことである．先輩に自分の指導に参加してもらいアドバイスを受ける，または，自分と患者のやり取りについて逐語を起こし（これらは，患者の許可を得て行い，守秘義務を遵守する），後で，先輩管理栄養士に指導を受けるとよい．自分の指導を，謙虚に受け止め，振り返ることが重要であり，自己満足し，独りよがりな栄養食事指導では上達はない．

（土江節子）

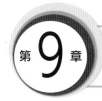

チェック問題

問 題

☐ ☐ **Q1** 対象者別の栄養食事指導の方法と特徴をまとめなさい.

☐ ☐ **Q2** 行動の5段階の変化ステージ,各ステージにおける介入法,注意点を述べなさい.

解答&解説

A1 ①外来栄養食事指導：栄養摂取量や食生活状況を把握し,患者に合わせ指導する.
②入院（入所）栄養食事指導：病院食を理解すること,病院食を全量摂取すること,病院食以外の持ち込みによる補食をしないことについて注意を促すこと（医師の許可がある場合はこの限りでない）が目的となる.
③退院時栄養食事指導：退院後の食事について指導する.外泊を許可された入院患者には,外泊中の食事記録をしてもらい,それをもとに退院後の生活をイメージしながら指導する.
④在宅訪問栄養食事指導：管理栄養士が患者の自宅を訪問し,家族らに対し,調理指導を含めた具体的な指導を行う.

A2 行動の変化には,無関心期,関心期,準備期,実行期,維持期の5段階がある.無関心期では,疾患や食生活についての一般的な知識を高め,食生活の問題を認識し関心を高める.関心期では,栄養食事療法について正しい知識を提供し,家族などに実行を促す.準備期では,自己効力感を高め,生理的・情動的喚起を促す.実行期では,積極的に学習の機会を設け,実行を妨げる要因を解決する方法を話し合う.維持期では,自己効力感を高めるために医療チームによるサポートを行う.変化ステージは一方向とは限らず,変動するので,患者の状況を把握して指導する.

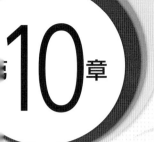

モニタリングと再評価, 栄養ケアの修正

Point

1 栄養ケア・マネジメントの最終ステップであるモニタリング・再評価・修正が, それぞれ何を意味するのか, どのような点に注意しなければならないのかについて理解する.

2 モニタリング・再評価・修正の一連の工程が, なぜ重要なのかについて理解する.

3 栄養ケア・マネジメント自体を評価する方法について理解する.

概略図 栄養ケア・マネジメントにおけるモニタリングと再評価, 修正の位置づけ

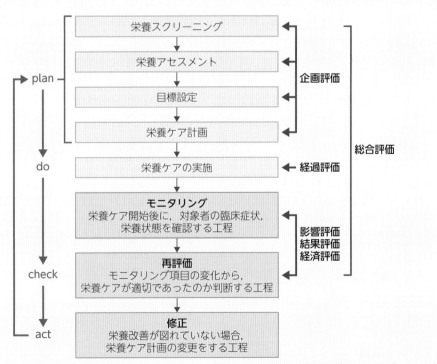

〔「管理栄養士養成のための栄養学教育モデル・コア・カリキュラム準拠 第4巻 栄養管理の基本―栄養ケア・マネジメントと食事摂取基準の理解」(日本栄養改善学会/監, 小切間美保, 木戸康博/編), p9, 医歯薬出版, 2021[1]) を参考に作成〕

モニタリングと再評価，栄養ケアの修正は，基本的な栄養管理の過程である栄養ケア・マネジメントの最終ステップとなる．すなわち，栄養スクリーニング，栄養アセスメントをもとに栄養ケア計画を作成し，栄養ケアを実施した次の工程であり，栄養ケア計画に沿った栄養ケアが問題なく実施されたのか，実施された場合，目標となる栄養改善がどの程度達成されているかをチェックし，必要に応じて栄養ケアを変更する工程がモニタリング・再評価・修正である．なお，**モニタリング**は経過を観察すること，**再評価**は実施した栄養ケアが適切であったかを判断すること，**修正**は再評価の結果，栄養ケアが適切でないと判断された場合に，栄養ケアを変更することであり，別の工程ではあるが，同時期に実施されることが多い．さらに，栄養管理が終了した後，総合的な評価を行うことによって栄養ケア・マネジメントは完結する．

1 臨床症状や栄養状態のモニタリング

対象者の食事・栄養関連の情報，身体計測値，各種臨床検査値，身体所見，個人履歴をふまえ，科学的根拠を基にした最善の栄養ケア計画であっても，実施後の経過を確認することは不可欠ある．例えば，適切だと考えて実施した栄養ケアでも，栄養改善の兆しが見えないこともある．入院患者に対し，計画上は十分な栄養量の食事を提供したとしても，食事を残していた場合には，十分量が補給できていないことになる．外来患者に対する栄養指導において改善案を伝えたとしても，実施できていない場合には，栄養ケア計画を再検討する必要がある．したがって，栄養ケア開始後も対象者の臨床症状，栄養状態を確認することは不可欠であり，この確認する過程を**モニタリング**という．

モニタリングをするうえでポイントになるのは，**モニタリングをする項目（モニタリング項目）**と，**モニタリングの時間的な間隔（期間），モニタリング項目の情報をどのように得るのか（情報源）**である．

A. モニタリング項目

モニタリング項目の対象となるのは，栄養アセスメント項目のすべてと考えてよい．すなわち，食事・栄養摂取量をはじめ，治療中の疾患の臨床症状，栄養状態に関連する自・他覚症状，身体計測値，各種臨床検査値，身体活動量に加え，ストレスやQOLも含まれる．実際には，疾患に関係した指標に絞ってモニタリングする場合が多いが，その他，基準値から外れている指標，変更された薬剤への注意も必要である．例として，具体的な疾患と注意が必要なモニタリング項目について後述する．なお，詳細な疾患ごとの注目すべき栄養アセスメント項目については，姉妹書『臨床栄養学 疾患別編』を参照されたい．

糖尿病では，食事・栄養摂取量だけでなく食習慣改善のための行動変容も必ず観察する．加えて，血糖降下薬の服用やインスリン投与による低血糖，高齢者においてはサルコペニアを念頭に置き，必要以上に食事量が減っていないかについても注意する．血糖関連指標（血糖値やHbA1cなど）や体重の変化だけでなく，合併症である腎症を視野に入れ，尿たんぱくなどの尿検査値にも注意する．

肥満症など，その他の生活習慣病患者の減量でも，糖尿病と同様，食事・栄養摂取量とともに食習慣改善のための行動変容も観察する．体重の変化のみでなく，体脂肪率も追跡して，体脂肪の減少を確認する．

慢性腎臓病では，食事摂取量，特にたんぱく質とエネルギー，塩分の摂取量を観察する．たんぱく質制限時には，エネルギー摂取量の不足から栄養状態が悪化しやすいため，十分なエネルギー摂取ができているかを確認する．食事記録のみならずUN（BUN）/Cr比や尿中尿素窒素排泄量からも，たんぱく質摂取量を確認することができる．24時間蓄尿から得られる情報は特に有用である．

慢性閉塞性肺疾患（COPD）などの消耗性疾患では，栄養状態の低下に注意をはらう．体重だけでなく，上腕周囲長（arm circumference：AC）および上腕三頭筋皮下脂肪厚（triceps skinfold thickness：TSF）を測定し，上腕筋面積等の評価を行う．上腕筋面積は筋肉量を反映するが，筋力の指標となる握力や呼吸筋力などを測定することも，栄養ケアのモニタリングや効果判定に有用である．

B. 期間

入院患者のモニタリング期間は，栄養ケア計画の段

階で検討する．栄養アセスメントにより把握した栄養状態と栄養摂取状況をふまえて，毎日，3日ごと，1週間ごとなどの期間を決定する．例えば，急性期患者では頻回に行うのが望ましい．令和2年度に新設された早期栄養介入管理加算では，留意事項として1日3回以上のモニタリングをすることが求められている．外来通院患者では通常月1～2回実施するが，経過が良好な場合は，3カ月，6カ月，1年ごとと間隔を空けることもできる．

他方，特に入院患者においては，全員を毎日のようにモニタリングすることが理想的であるが，管理栄養士の勤務時間には限りがあり，人数も多いとはいえない．無理のない間隔で，最大限の効果が得られる適切で効率的なモニタリング計画を検討することも，大勢の患者を栄養管理する管理栄養士業務の観点から求められる．

C. 情報源

モニタリングに必要な情報のすべてを，管理栄養士が自ら目視，聴取，測定することは困難であり，現実的ではない．どのようなものから情報を得るのか，食事・栄養摂取量とその他のモニタリング項目に大別して説明する．

1）食事・栄養摂取量

外来患者の食事・栄養摂取量は，主に**食事記録法**や**写真撮影法**を用いて把握する．初回の外来栄養指導時に記録用紙を配布，記録方法を説明し，記録を依頼する．**24時間思い出し法**で前日の食事量を把握する場合もあるが，対象者の記憶に頼る部分が多く，食事記録法や写真撮影法に比べて把握漏れがあることを念頭に置く．それ以外に**セルフモニタリング**専用の記録用紙（図1）を配布し，体重とともに課題への取り組み状況と，取り組めなかった場合の理由を記録するよう

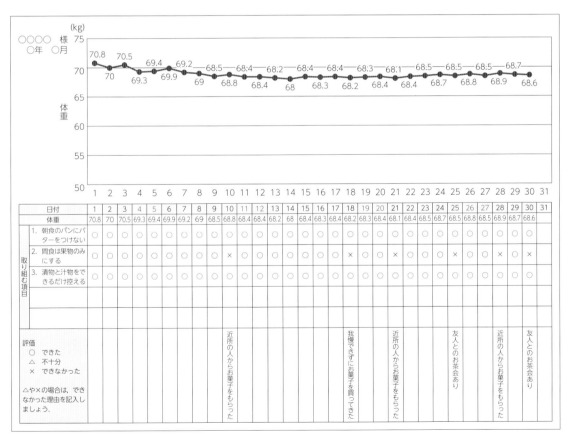

図1　セルフモニタリング表
〔「トレーニーガイド　栄養食事療法の実習 第13版 栄養ケアマネジメント」（本田佳子／編），医歯薬出版，2022[2)] を参考に作成〕

に依頼する．栄養指導時に持参するように伝え，課題への取り組み状況を確認する．

入院患者の食事摂取状況は，主に看護師により目測で把握され，カルテに主食と副食に分けて摂取率が記録される（図2）．例えば，主食を5割摂取，副食を10割摂取した場合，5/10と記録されていることがある．この結果を病院食の献立と照らし合わせて計算し，栄養摂取量を把握する．主食と副食の摂取率から求めた栄養摂取量の情報は有用ではあるが，精度は低い．食事摂取率を目測する方法であっても，料理ごとに把握，計算することで正確性は増す．最も正確性が高い方法は，提供前に食器ごと料理の重量を計測し，食後に食器ごと残食の重量を計測して，その差を求める方法がある．あらかじめ食器の重量を把握しておけば，食事の摂取量がわかる．このように外来患者に比べ，入院患者の食事・栄養摂取量は正確かつ容易に把握できる．必ず確認し，次の工程である再評価に活かす．

カルテの記載や残食を確認するだけでなく，ミールラウンド[※1]などで患者の食事摂取状況を直接観察する

※1 入院・入所者の食事摂取状況の観察を目的に，食事摂取中に対象者のもとを訪問すること．

こともモニタリングの一環である．特に食事摂取量が少ない場合，カルテの記録や看護師，その他のメディカルスタッフからの伝聞からでは発想に至りにくい改善案も，対象者の食事摂取状況を確認することで，思いつくことができたりする．

2）食事・栄養摂取量以外の項目

通院中の外来患者の場合，血液・生化学検査値，尿検査値などの臨床検査値，バイタルサイン，浮腫などの身体所見に関する情報はカルテから得ることが多い．しばしば患者に渡される臨床検査結果用紙には，臨床検査項目の基準値，測定値，評価（測定値が基準値より高値の場合「H」や「↑」，低値の場合「L」や「↓」など）が記載されている．体重や体脂肪率，筋肉量，骨密度などの身体計測については，主に栄養指導時に実施し，把握する．

入院患者の身長や体重などの身体計測値，血液・生化学検査値，尿検査値などの臨床検査値，意識レベルや嚥下(えんげ)状態，バイタルサイン，浮腫(ふしゅ)などの身体所見に関する情報は，カルテのみならず，医師，看護師などのメディカルスタッフからの聴取やカンファレンスで得る．上腕周囲長，上腕三頭筋皮下脂肪厚，浮腫や皮

日付		06/02（月）			06/03（火）			06/04（水）			06/05（木）			06/06（金）			06/07（土）			06/08（日）		
病日		8日			9日			10日			11日			12日			13日			14日		
体温■	脈拍■	血圧*▲	呼吸数●																			
42	100	200	50																			
41	90	180	45																			
40	80	160	40																			
39	70	140	35																			
38	60	120	30																			
37	50	100	25																			
36	40	80	20																			
35	30	60	15																			
34	20	40	10																			
33	10	20	5																			
32	0	0	0																			
食事	食種	軟食	軟食	軟食	軟食	軟食	軟食	常食	常食	常食	常食	常食	常食	常食	常食	常食	常食	常食	常食	常食	常食	常食
	主食（割）	8	8	8	8	8	8	9	10	10	10	10	10	10	10	10	10	10	9	10	10
	副食（割）	8	9	10	10	10	10	10	10	10	10	10	10	10	10	10	10	10	10	10	10
	画像																					
	検査																					
	処方																					
	注射																					

図2 カルテの経過表
バイタルサインとともに食事摂取率の記載があることが多い．
* 数値の高い血圧は収縮期を，低い血圧は拡張期を示す

膚の状態，提供されている食事に対する思い，疾患に関する愁訴などは，管理栄養士が病室を訪問し，計測や面談を通して，情報収集する場合もある．患者は治療すべき疾患を抱えて入院しているため，それらの疾患に関連する愁訴について聴取することは，医療人としての基本である．特に疼痛や腹部不快感などの訴えは，モニタリングするうえでも重要な情報となる．

2 再評価と修正

　観察したモニタリング項目の変化から，提案または実施した栄養ケアが適切であったのか判断する工程が**再評価**である．望ましい変化であれば栄養ケアを継続する．一方，栄養改善がみられないまたは悪化が示された場合は，栄養ケア計画の変更が必要であり，これが**修正**の工程にあたる．

　モニタリングは，絶対的な評価よりも相対的に評価することの方が多い．すなわち，症状があるかないか，栄養摂取量が十分か不足か，臨床検査値が正常か異常かなどよりも，自覚症状が軽くなったか，食事摂取量が増加しているか，臨床検査値が正常値に近づいているかなどの前回のアセスメントと比較し，改善がみられているかどうかが主な評価の対象になる．

　多くの場合，栄養ケアの結果として，食事・栄養摂取量，身体計測値，臨床検査値，臨床診査結果が変化する．例えば食事内容の変更を行った場合に，十分な食事摂取量，体重や血清アルブミン値，倦怠感などの改善がみられれば，適切な栄養ケアを実施できたと評価し，その栄養ケアは継続となる．経腸栄養を開始し，下痢がみられた場合，栄養ケアが適切ではなかったと評価し，注入速度を遅くするなどの栄養ケアの修正を図る．

　他方，少なからず，臨床診査の観察項目である自覚症状の変化は，栄養ケアの遂行を阻害する原因にもなりうる点に注意する．具体的には，発熱や疼痛，嘔吐，下痢，腹部症状の発作または悪化による食欲不振がみられた場合，栄養ケアが予定通りに実施されない原因になる．

　食事摂取量，身体計測値，臨床検査値，臨床診査に関して，一部ではあるがモニタリングをした際の変化を評価するうえでの注意点について述べる．

A. 食事・栄養摂取量

　食事摂取量が減少した場合の原因として，栄養ケアとして適切な栄養量，適切な形態の食事を提供したことにより，患者の嗜好に合わないことがあげられる．例えば，腎臓病患者にたんぱく質制限食を提供したところ，揚げものが苦手で食事量が低下した，胃潰瘍の患者に易消化食を提供したところ，あっさりしすぎて食欲がわかないなど，である．

　他の食事摂取量減少の原因としては，自覚症状の発症，持続，悪化が考えられる．患者は治療すべき疾患を抱えて入院している．主疾患や合併症，依存症に関連する症状が食欲に影響することは少なくない．疼痛，倦怠感，悪心，嘔吐，腹部不快感，咀嚼・嚥下困難感などの自覚症状の訴えがある場合，食事が十分に摂取できない原因の1つと考え，それぞれの愁訴にあった栄養ケア計画の変更を検討する．

B. 食事・栄養摂取量以外の項目

　臨床診査として確認する自・他覚症状のなかには，前述したような食事・栄養摂取量の増加を図るためだけではなく，治療上対応が必要なものもある．例えば，肝硬変患者において，モニタリング中，新たに早朝の低血糖や肝性脳症の進展が観察された場合，それぞれ就寝前補食療法（late evening snack：LES），脳症の程度に合わせたたんぱく質制限を検討しなければならない．

　身体計測値や臨床検査値については，モニタリング項目の増減が実施した栄養ケアを反映しているのか，直ちに対応する必要があるのか，経過観察でよいのかについて，丁寧に評価する必要がある．

　身体計測のなかでも，体重はモニタリング項目として最も頻繁に用いられるが，栄養状態が反映されるには少なくとも1週間は要する．体重が減少したとしても，エネルギー摂取量の不足以外に，例えばCOPDでは呼吸数の増加や，クローン病では炎症による安静時のエネルギー消費量の増加，糖尿病では耐糖能の低下，利尿剤の服用中であれば脱水なども原因として念頭に置く必要がある．他方，体重の増加がみられる場合にも，栄養状態の改善のみならず，例えば心疾患や腎疾

患，肝疾患などのある患者で栄養ケア開始後2，3日以内に体重増加がみられた際には，浮腫や腹水の程度と合わせて水分貯留を確認する．水分貯留がある場合，エネルギーではなく，塩分や水分の制限が必要となる．

　臨床検査値に関しても，栄養指標として用いられる血清アルブミン値の半減期は2〜3週間であり，2，3日前の栄養ケアは，血清アルブミン値の増加には反映されない．血清アルブミン値は，例えば術後の炎症や脱水時の輸液による水分補正により低下し，水分摂取不足などの脱水で増加する．また，採血時の姿勢も影響し，座位より臥位の方が低値となる．入院前に座位で，入院後に臥位で採血した際には短期間で低下したように見えるが，栄養状態の低下とは無関係と考える．他方，肝硬変では，長期にわたって栄養を十分に摂取していても血清アルブミン値の改善がみられないことがある．その場合，分枝アミノ酸（分岐鎖アミノ酸）の補給を検討する．臨床検査値を適切に評価して，修正の必要性を判断し，栄養ケアの変更を検討することが必要である．

3　栄養投与量と栄養補給法の再評価・修正

　「本章 2．再評価と修正」で述べたように，再評価は，栄養ケアにより栄養改善が図れたのかを確認する工程であるが，特に栄養投与量および栄養補給法が適切であったかを確認することは重要である．ここでは，栄養投与量と栄養補給法について，具体例を挙げて再評価と修正について説明する．

A. 再評価・修正の具体例

1）慢性腎臓病患者の場合

　栄養ケア計画において，栄養必要量がエネルギー1,800 kcal（35 kcal/kg標準体重），たんぱく質50 g（1.0 g/kg標準体重），食塩3 gとした慢性腎臓病患者に，計画通りの食事を提供したとする．食事摂取状況は良好であるが，1週間後に臨床検査値の血清クレアチニン値が1.4 mg/dLから1.6 mg/dLに，血中尿素窒素が20 mg/dLから22 mg/dLに上昇し，推算糸球体濾過量（eGFR）44.5 mL/min/1.73 m^{2}から38.4 mL/min/1.73 m^{2}に低下した．この場合，食事摂取量は良好であるため，栄養補給法は適切であるが，腎機能の

指標となる生化学検査結果の悪化がみられたため，栄養投与量，特にたんぱく質量は過剰であると評価できる．そこで栄養ケア計画の修正が必要となり，たんぱく質40 g（0.8 g/標準体重）とするなどの変更を行う．

仮にこの慢性腎臓病患者が，「味付けが薄くおいしくない」という理由から食事摂取量が必要量の6割まで低下したとする．栄養摂取量はエネルギー1,080 kcal，たんぱく質30 gになり，血清アルブミン値の低下がみられた．十分な食事摂取量の確保ができていないため，栄養補給法が適切ではなかったと評価し，塩分制限食の工夫を検討する．最大限の工夫をしても食事量の増加がみられない場合，食塩制限を6 gに緩和して摂取量の増加を図るなど，栄養ケアの修正を検討する．

2）経腸栄養法導入患者の場合

次に，経鼻胃管により経腸栄養をしている患者（BMI 18.4，血清アルブミン値 3.2 g/dL）の例を用いて説明する．嚥下評価を経て経口摂取を開始する運びとなり，嚥下調整食（姉妹書『臨床栄養学 疾患別編 第3版』第16章参照）コード3（900 kcal）から開始するとともに，経腸栄養を中止することとした．なんとか全量摂取し，むせや発熱もなく安定していたが，3週間後のBMIは18.3，血清アルブミン値 3.2 g/dLと改善がみられない．この場合，栄養補給法は適切であったが，栄養投与量が不足していたと評価できる．現在の食事はなんとか摂取している状態であり，食事量を増やすことはできないため，経腸栄養との併用など栄養ケアの修正を検討する．

また，胃瘻から経腸栄養を開始する患者に，栄養剤を自然滴下で開始したところ，3日間下痢が続いている．この場合，栄養補給法が適切ではなかったと評価し，経腸栄養ポンプを使用して注入速度を遅くする，経腸栄養剤を半固形のものへ変更するなどの栄養ケアの修正を検討する．

B. 医師と連携した栄養ケアのポイント

なお，管理栄養士・栄養士は，医師からの指示に沿って栄養ケアを実施する．したがって決して医師の許可なしに栄養投与量や栄養補給法の変更をしてはいけない．しかしながら，栄養投与量や栄養補給法について医師に提言することは重要な業務の1つである．科学的に根拠のある提言ができるように，日頃から知識の収集に努めるとともに，医療専門用語を用いたコミュニケーション力，わかりやすく理論的に伝えるプレゼンテーション力を養う必要がある．

4 栄養ケア・マネジメントの評価

栄養ケア・マネジメントの評価では，栄養スクリーニング，栄養アセスメント，栄養ケア計画，実施，モニタリングの栄養ケア・マネジメントの一連の流れを評価する．これにより，実施した栄養ケア・マネジメントの問題点が明確になり，その対策を検討することで，より適切な栄養ケア・ケアマネジメントを展開することができる．さらに評価を積み重ねることで，効果的な栄養ケア・マネジメントの開発につなげること

Column

ニュートンに学ぶ

アイザック・ニュートンは，言わずと知れた万有引力の発見者である．ニュートン氏は，万有引力をどのようにして思い付いたか問われたときに，「私が遠くを見ることができたのは，巨人たちの肩に乗っていたから」と答えたそうだ．自身の偉業を先人たちのおかげと言っているようで，とても謙虚な応答である．他にも，「もし私が価値ある発見をしたのであれば，それは才能ではなく忍耐強く注意を払っていたことによるものだ」など，才能のない筆者には励ましになる言葉も残してくれている．

現在の臨床栄養に関する知見も先人たちが築き上げた研究結果や経験の上に成り立ち，私たちはそれを活用させてもらっている．もっともっと知見を増やし，後輩たちがより遠くをみられるようにするには，現代のわれわれが新たな研究結果や症例報告を残さないといけない．ニュートン氏流に言うと，こつこつデータを集める忍耐強さが必要ということになるだろう．よく考えたら忍耐強さも才能ではないだろうか……．

も可能である.

栄養ケア・マネジメントの評価は，多方面からの検討を加える（**概略図および表1**）.①栄養スクリーニング，栄養アセスメント，栄養ケア計画立案までを対象とする**企画評価**，②栄養ケア実施中に行われる**経過評価**，③モニタリング，再評価において行われる短期の行動・学習目標に対する**影響評価**，④中期・長期の結果（アウトカム）を評価する**結果評価**，⑤一見，栄養改善とは無縁に思える**経済評価**も，医療費削減の効果が期待でき，適切で持続可能な医療につながる一歩と

なる.⑥さらに最終的に対象が栄養ケア・マネジメントの実施によりどの程度変容できたかを総合的に判断する**総合評価**などがある.

栄養ケア・マネジメントの実施による最終的な効果をより客観的に評価するためには，実施前から評価（研究）デザインを考えておく必要がある.その評価デザインには，疫学的手法を用いたさまざまな方法，例えば**症例対照研究，コホート研究，ランダム化割付比較試験，非ランダム化割付比較試験**などがある（**表2**）.得られた結果を，他の栄養ケア・マネジメントと比較し，有効性，効率性，一般化の可能性などについて科学的に正しい評価を行うためには，信頼性の高い研究デザインが必要になる.

表1 栄養ケア・マネジメントの評価の種類

名称	評価内容
企画評価	計画が実施される前に企画が適切であるか，また，その後の評価の手順が明らかであるかを評価する
経過評価	栄養ケア継続中に，患者の病態，栄養状態の改善目標に対する達成状況，医療チームの稼働状況，計画の進行状況，資源活用状況などを評価する
影響評価	栄養ケアを実施し，病態，栄養状態に影響を及ぼす項目（栄養摂取量，食生活状況，栄養食事療法に関する知識，態度，行動，スキルなど）がどの程度変化したか，特に，短期目標の達成を評価する
結果評価	栄養ケアを実施し，病態，栄養状態の改善目標がどの程度達成したか，有効性（中期，長期目標の達成状況）を評価する
経済評価	栄養ケアを実施し，費やした人員や物品，資金に見合った効果（栄養改善やQOLの維持など）があったのか，費用対効果について経済的視点で評価する
総合評価	実施した栄養ケアに対し，患者の目標の達成度，身体的変化，心理的変化，メディカルスタッフの管理・指導の達成度や内容の評価，かかわった物的，人的，財的資源の妥当性など総合して評価する

表2 研究デザインの種類

名称	特徴
症例対照研究	観察研究方法の1つ.目的とする栄養障害の集団とその栄養障害になったことのない人の集団を選定し，仮説が設定された要因に曝露された者の割合を両群で比較する観察研究方法
コホート研究	観察研究方法の1つ.調査時点である要因をもつ集団（曝露群）ともたない集団（非曝露群）を追跡し，両群の疾患の発症率または死亡率を比較する方法
ランダム化割付比較試験	介入研究方法の1つ.研究参加者を，目的とした栄養介入や栄養指導をした群と，していない群に無作為に割り付け，その効果を比較する
非ランダム化割付比較試験	介入研究方法の1つ.研究参加者の選択などで，目的とした栄養介入や栄養指導をした群と，していない群に割り付け，その効果を比較する

Advanced 数値だけを見るのではなく，病態に臨む

呼吸器科病棟に，以前，幽門側胃切除術を受けたCOPD患者が入院となった．男性，70歳，身長160cm，体重52 kg，血清アルブミン 3.9 g/dL，看護師によるSGA（主観的包括的評価）判定は「A判定（食欲あり）」であった．

管理栄養士は血清アルブミン値と体重，SGAから判断し，「特別な栄養管理，食種変更の必要なし」との内容で計画書を作成した．しかし，その後，この患者は病院食（普通食）が摂取できず，低栄養に至り，輸液管理が必要となった．実際には咀嚼が難しく，普通食はほとんど摂取できなかったのである．このように記録上の「数値」だけを見て判断してしまうと，思いもよらぬ結果になることがある．「数値」だけではなく，積極的に患者や家族，多職種と接し，管理栄養士からみた栄養評価を行うことが大切である．

NSTは多職種が集まるチーム医療である．欧米では，多職種が専門性を発揮し医療を遂行することは，特別なことではなく，日常，自然に行われている．しかし，日本の大規模病院では従来指摘されていたように，各診療科の壁が大きく，チーム医療が育ちにくい土壌があった．また，治療の一環として栄養管理は軽んじられていた．そのなかでNST加算が新設されたことは，患者の利益面から考えると大変喜ばしいことである．

このような大きな変化のなか，管理栄養士の果たす役割とは何か．栄養管理実施計画書は，多職種共同で作成するものである．しかし，現状では管理栄養士のみがカルテあるいは電子カルテのモニターで客観的数値から判断し，作成しているケースもみられる．

栄養評価や個々の必要栄養量の算出などはNSTを構成するメンバー共通のスキルでもある．管理栄養士は現状の把握や栄養評価に終始することが役割ではなく，実践に結びつける工夫や提言ができること，常に病床に臨み「数値だけを見るのでなく，患者を診る」こと，臨床試験について理解し実践することなどが求められる．これからの管理栄養士の役割は大きな責任を伴うものであると同時に大きな期待も寄せられている．

（鞍田三貴）

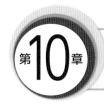

問 題

□ □ **Q1** モニタリングとは何をすることか．どのようなことに注意する必要があるか説明しなさい．

□ □ **Q2** 再評価と修正は何をすることか説明しなさい．

□ □ **Q3** モニタリング，再評価，修正の一連の工程が，なぜ重要なのか説明しなさい．

□ □ **Q4** 栄養ケア・マネジメント自体を評価する方法にはどんなものがあるか説明しなさい．

解答&解説

A1 モニタリングとは栄養ケア開始後も対象者の臨床症状，栄養状態を確認することである．モニタリングする項目，期間，情報源に関して注意が必要である．

A2 再評価は，観察したモニタリング項目の変化から，栄養ケアが適切であったのかについて判断する工程を示し，修正は，再評価により栄養ケアが不適切であると判断された場合に，栄養ケア計画を変更する工程を示す．

A3 計画通りに栄養ケアを実施しても，栄養改善の兆しが見えない場合がある．他方，食事を残して十分量が補給できていない，栄養指導時の改善案が実施できていないなど，計画通りに遂行できていない場合もある．このような状況に気づくために，定期的な観察をする必要があるためである．

A4 企画評価，経過評価，影響評価，結果評価，経済評価，総合評価がある．また，より客観的に効果の評価をするためには，コホート研究，症例対照研究，ランダム化割付比較試験，非ランダム化割付比較試験などの評価（研究）スタイルから選択し，検討する必要がある．

付録 1 臨床で役立つ医学用語一覧

日常診療やカルテ（診療録）などでよく使われる知っておきたい医学用語を解説しています．臨床栄養学臨地実習の前に，これらの用語の意味を理解しておきましょう．　　　　　　　　（監修／本田佳子・曽根博仁）

用　語	意　味
ADL （activities of daily living）	日常生活動作．食事や排泄，入浴，移動，起座などの普段の生活において必要な動作のこと．どの程度自立的な生活が可能かを評価する指標としても使われる．
AED （automated external defibrillator）	自動体外式除細動器．心室細動を起こした人に電気ショックを与えることで，正常なリズムに戻すための医療機器．動作が自動化されているため一般市民でも使える．
CCU （coronary care unit）	冠動脈疾患集中治療室．急性心筋梗塞などの重症心臓疾患の患者を対象に治療を行う特殊な集中治療室を指す．
CPR （cardiopulmonary resuscitation）	心肺蘇生法．気道確保，人工呼吸，心臓マッサージなどを指す．一般市民も行える一次救命処置（basic life support：BLS）と，救急車内や病院などで救急救命士や医療者が行う二次救命処置（advanced cardio-vascular life support：ACLS）に分けられる．
CV （central vein）	中心静脈．心臓に最も近い上大静脈と下大静脈を指す．経口摂取が困難な患者に末梢静脈では炎症を起こすような高濃度の栄養剤を投与する場合は中心静脈にカテーテルを挿入する（CVC）．
ECG （electrocardiogram）	心電図．心臓の電気的活動を記録した曲線．その検査のこと．ドイツ語の「エーカーゲー」（elektrokardiogramm：EKG）ともいう．不整脈や虚血性心疾患などの診断に重要である．
FPG （fasting plasma glucose）	空腹時血糖．糖尿病の判定に用いられる，空腹時に測定した血糖値．食後8〜12時間後の血糖値．
OGTT （oral glucose tolerance test）	経口ブドウ糖負荷試験．糖尿病が疑われる患者を対象に行う鑑別診断をするための検査．空腹時（食後8〜12時間後）に75gのグルコースを経口摂取し，30分ごと2時間にわたり採血し，血糖値や血中インスリン値を測定することで糖代謝能をみる．
PEG （percutaneous endoscopic gastrostomy）	経皮内視鏡的胃瘻造設術．造設した胃瘻のことを指す場合もある．
アカシジア （akathisia）	静座不能，静止不能．そわそわとして落ち着かず，じっとしていることが不可能な身体症状を指す．主に抗精神病薬の副作用で起こる．

用　語	意　味
悪液質 （cachexia）	「カヘキシー」ともいう．体力の激しい消耗などで著しい栄養不良になり，やせて衰弱した状態．がんや結核などの末期にみられ，貧血，浮腫などが現れる．
アシドーシス （acidosis）	動脈血がpH 7.4未満となり酸性に傾いた状態のこと．肺機能の低下や呼吸が十分にできないために血液中に二酸化炭素が蓄積する（呼吸性アシドーシス）と何らかの理由により血液中の酸性物質が排泄されない（代謝性アシドーシス）ことで起こる．
アテローマ，アテローム （atheroma）	粉瘤．皮膚の中に生じた角質が充満したもの．皮下にできる良性腫瘍（できもの・おでき）の一種．または動脈血管内での蓄積物，固まりである粥腫のこと．動脈硬化症を引き起こす原因となる．
アノレキシア （anorexia）	食欲不振，神経性やせ症
アペタイト （appetite）	食欲
閾値 （threshold value）	身体が反応を引き起こすのに必要な刺激の強さの境界値のこと．「しきい値」ともいう．
胃瘻 （gastrostomy）	経口摂取が困難な場合に，人為的に体表と胃に瘻孔をつくり，水分・栄養を流入させるための処置．直接栄養を送るために体表に設けた瘻孔（外瘻）．また，その手術．
うっ滞 （retention）	血液，組織液，リンパ液が正常に循環したり流れたりすることができず，一定の場所にとどまっている状態．
運動負荷心電図 （exercise electrocardiogram）	運動による負荷を加えることで，安静時には発見しにくい狭心症や不整脈などを発見するための心電図検査．負荷試験の方法として，マスター2階段試験，自転車エルゴメーター，トレッドミル負荷試験などがある．
エコー （echography）	超音波検査．超音波を身体にあて，音波の反響を捉えて身体の内部を画像化し観察することができる検査法．胆嚢や腎臓の結石，脂肪肝や各種の腫瘤の診断に重要である．
悪阻 （morning sickness）	つわり．悪心，嘔吐，食欲不振，食事への嗜好の変化といった妊娠4カ月くらいまでにみられる妊婦特有の症状．
臥位 （decubitus）	寝る姿勢．上を向いて寝る仰臥位（背臥位），横を向いて寝る側臥位，うつぶせになった伏臥位（腹臥位）などがある．
化学療法 （chemotherapy）	抗がん薬を用いてがんを治療すること．「化療」ともいう．化学療法中は副作用として嘔吐や食欲不振がみられることもある．
家族歴 （family history）	血のつながった家族や親戚の病気・健康状態のこと．遺伝的・体質的な疾患について患者の背景を知ることで，適切な診断や治療方針を立てることができる．

用　語	意　味
寛解 （remission）	症状が一時的に軽くなったり，なくなったりして安定している状態．そのまま完全に治る可能性もあるが，再発する可能性もある状態で完全に治った状態ではない．
間欠 （intermittent）	ある一定の時間をおいて，物事が繰り返し起こったりやんだりすること．「間欠性跛行」「間欠熱」「間欠性陽圧呼吸」など，ほかの用語と一緒に使われる．
緩和ケア （palliative care）	身体的・精神的な苦痛を和らげるための医療．命を脅かす病気の患者とその家族に対して，全人的なサポートを行いQOLの改善を目指す医療．「ホスピスケア」ともいう．
既往歴 （past history）	これまでにかかったことのある病気や手術などの履歴．診断や治療法の選択に重要な手掛かりとなる．
起座呼吸 （orthopnea）	横臥位では呼吸困難が増強するため，座位で努力呼吸している状態．気管支喘息，左心不全，慢性閉塞性肺疾患（COPD）などでみられる呼吸．
キャリア （carrier）	保菌者．病原体に感染してるが症状は顕われていない者．感染源となる可能性もある．抗体があるため，ウイルス検査では陽性反応が出る．
空腸瘻（腸瘻） （enterostomy）	経口摂取が困難な場合に，人為的に体表と空腸に瘻孔（トライツ靭帯から約30〜40 cm肛門側の空腸に造設）をつくり，水分・栄養を流入させるための処置．直接栄養を送るために体表に設けた瘻孔（外瘻）．
躯幹 （body）	身体．頭部と四肢を除いた胴体部分．
クリティカルケア （critical care）	重篤な状態にある患者への集中ケア．最新の知識と技術，機器によって集中的に行う治療・ケア．診療科を問わず，24時間・365日体制で薬剤・医療機器を用いて管理し，より効果的な治療を施す．
原発性 （primary）	その疾患自体が原因となっていること．他の疾患が原因で起こっているのではないという意味．続発性と反対の意．
現病歴 （present illness）	主訴について，なにが，いつから，どこに，どのように具合が悪いのか，という症状の経過．
誤飲 （accidental ingestion）	有害なもの，食べものではないものを誤って飲み込んでしまうこと．
咬合 （occlusion）	噛み合わせのこと．噛み合わせが悪いことを不正咬合といい，顎関節症，開口障害，歯周病など多岐にわたる症状の原因となる．
誤嚥 （aspiration）	飲食物を飲み込もうとしたときに，食道ではなく気管に入ってしまうこと（誤飲と混同しやすいので注意）．
再燃 （exacerbation）	安定した状態にあった症状が再び悪化すること．主に炎症系の疾患に用いる．

用　語	意　味
シャント (shunt)	短絡，バイパス．血液や体液が本来，通る流路とは別の流路を通ること．また，その流路のこと．血液透析のための人工血管が代表的．
主訴 (chief complaint)	患者にとって受診に至った主要な症状，最も重要な訴え．
褥瘡 (じょくそう) (decubitus ulcer)	床ずれ．長時間の圧迫により皮膚が血管循環障害を起こし，皮膚・皮下組織が傷害された状態．仙骨，腸骨，肩甲骨などによくみられる．
ショック (shock)	何らかの原因によって血圧が低下し，十分な血液循環が得られず，末梢組織と臓器の循環不全により，生体機能異常を呈する重篤な状態．
処方箋 (prescription)	医師および歯科医師が，各患者に投与が必要な薬剤名，服用量，投与方法，使用期間を記載し，薬剤師に指示する文書．
人工肛門造設 (colostomy)	便の排泄のために腸管の一部を腹壁から体外に出し，瘻孔と呼ばれる人工肛門（ストーマ）を造設する手術．大腸がんなどに対して行われることが多い．
滲出液 (しんしゅつえき) (effusion)	炎症や損傷によって血管外へ滲み出した液状成分．血清たんぱくやリンパ球などの血液成分，組織由来の細胞を多く含んでいる．性状によって炎症の大まかな原因がわかる．
垂直感染 (vertical infection)	母子感染．母体から胎盤を通して胎児感染すること．あるいは分娩時の産道感染や母乳を介した感染などがある．B型肝炎やAIDSなど．これに対し，その他の感染様式を水平感染という（空気感染，飛沫感染，接触感染など）．
ストーマ (stoma)	消化管や尿路の疾患の治療で，腹壁にあけた排泄口のこと．大きくわけて，消化器ストーマ（人工肛門）と尿路系ストーマ（人工膀胱）がある．ストーマをもつ患者を「オストメイト」という．
セルフメディケーション (self-medication)	自分自身の健康に責任をもち，軽度な身体の不調は自分で手当てすること．自己管理をし，軽い症状であれば市販医薬品を活用し治療すること．
続発性 (secondary)	ある疾患を煩っている場合，それに関連して発生した疾患や症状のこと．「二次性」ともいう．原発性と反対の意．
チアノーゼ (cyanosis)	血液中の酸素濃度低下と二酸化炭素濃度増加によって，四肢の先端，唇，粘膜などが青紫色を帯びること．呼吸器疾患や，循環器疾患が原因となる．
バイオリズム (biorhythm)	生体の活動周期．生体の恒常性を維持するメカニズムの1つ．睡眠と覚醒，血圧の日内変動など，約24時間周期で変動する生理現象を「概日（サーカディアン）リズム」という．
バイタルサイン (vital sign：VS)	人間の生命の基本的な徴候．脈拍，呼吸，体温，血圧を指す．
高血糖 (hyperglycemia)	血液中に含まれるグルコース濃度（血糖値）が過剰になった状態．糖尿病が原因となることが多い．

用　語	意　味
頻脈 （tachycardia）	脈拍数が，100/分を超える状態（通常は成人で60〜80/分）．運動や発熱のほか不整脈などのときにみられる．心電図で鑑別を行う．
フィジカルアセスメント （physical assessment）	聴診や打診・触診など患者の身体状態に関するあらゆる情報により，症状や状態を分析すること．看護の視点からのアセスメント．
不整脈 （arrhythmia）	何らかの原因によって，脈拍が遅くなる，速くなる，乱れる，といった不規則になった状態．「アリスミア」ともいう．
不定愁訴 （indefinite complaint）	原因がはっきりしない不調のこと．頭重感，倦怠感，疲労感，微熱感などさまざまな自覚症状を訴えるが，客観的所見に乏しいのが特徴．
プラシーボ／プラセボ （placebo）	偽薬．有効成分を含まない薬で，心因性疾患の患者への投与や新薬の効果を調べる治験の際に用いられる．
腫瘍マーカー （tumor marker）	がん細胞によってつくり出される，がんの目印となる特定の物質，その値．これを検査し，診断・治療に役立てる．がんの種類によってその物質は異なる．
ラポール （rapport）	精神科の治療，心理療法などで，医師と患者，セラピストとクライアントが互いに信頼し合い，心の通い合っている状態．
罹患 （incidence）	病気にかかること．一定期間内における罹患患者の，対応する人口に対しての割合を「罹患率」という．
リスクマネジメント （risk management）	危機管理．医療の安全の確保のため，さまざまな危険（リスク）に対し，事故の発生や被害の拡大を予防するための対策．
リハビリテーション （rehabilitation）	疾病や外傷により失われた身体的・精神的機能を回復させること．またそのための作業療法や理学療法．患者が社会生活に復帰できるよう支援すること．「リハ」ともいう．
リビング・ウィル （living will）	医療ケアに関する意思を生前に表明しておくこと．おもに延命治療の受け入れについて，希望を表明しておくこと．ほかに最期の迎え方の選択や臓器提供の可否など．法的効力はないが「尊厳死」を望む場合には有効．

付録 2

診療報酬・介護報酬の栄養関連の詳細一覧

表1 管理栄養士・栄養士の業務に関連する診療報酬

	診療報酬			概要	
食事提供	入院時食事療養（Ⅰ）1		640円/食	1日3食を限度とする．一定の要件を満たす保険医療機関（第2章 表4, p.24）での加算が認められる	
	入院時食事療養（Ⅰ）2		575円/食	上記条件で，流動食（市販されているものに限る）のみを経管栄養法により提供している場合に認められる	
	入院時食事療養（Ⅱ）1		506円/食	入院時食事療養（Ⅰ）以外の保険医療機関で算定される．1日3食を限度とする	
	入院時食事療養（Ⅱ）2		460円/食	上記条件で，流動食（市販されているものに限る）のみを経管栄養法により提供している場合に認められる	
	入院時生活療養（Ⅰ）1		554円/食	食事提供の療養として，一定の要件を満たす長期療養を行う保険医療機関（第2章 表4, p.24）での加算が認められる．1日3食を限度とする	
	入院時生活療養（Ⅰ）2		500円/食	上記条件で，流動食（市販されているものに限る）のみを経管栄養法により提供している場合に認められる	
	入院時生活療養（Ⅱ）		420円/食	入院時生活療養（Ⅰ）以外の保険医療機関で算定される．1日3食を限度とする	
	特別食加算		76円/食	1日3食を限度とし，対象とする治療食に限る〔ただし，栄養食事指導の対象となる治療食（第2章 表5, p.25）とは若干異なる．また，流動食（市販されているものに限る）のみを経管栄養法により提供している場合は算定できない〕	
	食堂加算		50円/日	食堂床面積は病床1床あたり0.5 m²以上を確保する	
栄養食事指導料	外来栄養食事指導料1[*1]			食事計画案等を交付し，具体的な献立等によって指導を行った場合に，初回の月は月2回，その他の月は月1回算定する．初回は**30分以上**，2回目以降は**20分以上**の指導が必要． 2. は管理栄養士が電話または情報通信機器によって必要な指導を行った場合に算定する．また，外来化学療法実施時の栄養食事指導では，以下の算定ができる． A）外来化学療法を実施するための専用のベッドを有する治療室を保有し，専任の常勤管理栄養士が1名以上配置されている施設では，管理栄養士が具体的な献立等によって月2回以上の指導をした場合に限り，2回目に200点を算定する（ただし，外来化学療法加算を算定した日と同日であること） B）悪性腫瘍の栄養管理に関する研修を修了し，かつ栄養管理（悪性腫瘍患者に対するものを含む）にかかる3年以上の経験を有する専任の常勤管理栄養士が配置されている施設では，専門的な知識を有する管理栄養士が具体的な献立等によって指導を行った場合に限り，月1回に限り260点を算定する	（共通）指導後に患者ごとに栄養指導記録を作成し，指導内容の要点と指導時間をカルテ（診療録）に記載する
	初回	1. 対面で行った場合	260点		
		2. 情報通信機器等を用いた場合	235点		
	2回目以降	1. 対面で行った場合	200点		
		2. 情報通信機器等を用いた場合	180点		
	外来栄養食事指導料2[*1,2]				
	初回	1. 対面で行った場合	250点		
		2. 情報通信機器等を用いた場合	225点		
	2回目以降	1. 対面で行った場合	190点		
		2. 情報通信機器等を用いた場合	170点		
	入院栄養食事指導料1[*1]		初回 260点 2回目 200点	食事計画案等を交付し，具体的な献立等によって指導を行った場合に，週1回かつ入院中は2回を限度に算定する．初回は**30分以上**，2回目は**20分以上**の指導が必要	
	入院栄養食事指導料2[*1,2]		初回 250点 2回目 190点		
	集団栄養食事指導料		80点/回	複数の患者を対象に指導を行った場合に，月1回かつ入院中は2回を限度に算定する．指導時の患者人数は**15人以下**，1回の指導時間は**40分以上**． 外来患者と入院患者が混在した場合でも，算定できる	

（次ページへつづく）

162 ● 栄養科学イラストレイテッド

（表1のつづき）

栄養食事指導料	在宅患者訪問栄養食事指導料1 [*1]			管理栄養士が患者を訪問し，食事計画案や具体的な献立等を示した栄養食事指導箋を交付し，その指導箋に従う食事の用意や摂取等に関する栄養管理についての指導を**30分以上**行った場合に算定する．交通費は患者負担
	1. 単一建物診療患者が1人の場合		530点/回	
	2. 単一建物診療患者が2～9人以下の場合		480点/回	
	3. 1. および2. 以外の場合		440点/回	
	在宅患者訪問栄養食事指導料2 [*1, 2]			
	1. 単一建物診療患者が1人の場合		510点/回	
	2. 単一建物診療患者が2～9人以下の場合		460点/回	
	3. 1. および2. 以外の場合		420点/回	
栄養管理	栄養管理計画の策定		入院基本料および特定入院料にて包括	当該保険医療機関では1名以上の常勤の管理栄養士の配置（有床診療所の管理栄養士は常勤でなくてもよい）．医師，管理栄養士，薬剤師，看護師その他の医療従事者共同による栄養管理計画の策定，それに基づく栄養管理の実施・記録・必要に応じた見直しがなされていること [*3]
	入院栄養管理体制加算		270点/回	管理栄養士が栄養スクリーニング，多職種とのカンファレンス等による栄養管理を行った場合に，入院初日と退院時にそれぞれ1回算定する．栄養サポートチーム加算および入院栄養食事指導料は別に算定できない
	栄養情報提供加算		50点	入院栄養管理体制加算を算定する患者に対し，退院後の栄養食事管理に関する指導を行い，入院中の栄養管理に関する情報を他の医療機関等に提供した場合に，退院時1回に限り加算する．入院栄養食事指導料は別に算定できない
	早期栄養介入管理加算		250点または400点	特定集中治療室の入室患者全員に栄養スクリーニングを実施し，抽出された患者に対し，栄養アセスメント・栄養管理にかかる早期介入計画の作成・腸管機能評価を48時間以内に実施する．入室した日から起算して7日を限度として250点（アセスメント等実施後すみやかに経腸栄養を開始した場合，開始日以降は400点）を加算する．1日あたりの算定患者数は，管理栄養士1名につき10名以内とする．なお，入院栄養食事指導料は別に算定できない
	周術期栄養管理実施加算		270点/回	専任の管理栄養士が医師と連携し，周術期の患者の日々変化する栄養状態を把握したうえで，術前・術後の栄養管理を適切に実施した場合に，1手術につき1回算定する．入院栄養管理体制加算および早期栄養介入管理加算は別に算定できない
	栄養サポートチーム加算		200点/週または/月	栄養障害の状態やその状態になることが見込まれる栄養管理が必要な患者に対して，医師，看護師，薬剤師，管理栄養士等が共同して必要な診療を行った場合に，週1回に限り算定する．結核病棟または精神病棟では，入院日以後1カ月以内は週1回，入院日以後1カ月から6カ月以内は月1回，障害者病棟などの療養病棟では月1回に限り加算する．なお，この場合，入院栄養食事指導料，集団栄養食事指導料および乳幼児育児栄養指導料 [*4] は別に算定できない
	糖尿病透析予防指導管理料		350点/月	糖尿病の患者であって，医師が透析予防に関する指導の必要性があると認めた入院中の患者以外の患者に対して，医師，看護師または保健師および管理栄養士等が共同して必要な指導を行った場合に，月1回に限り算定する
			175点/月（特定地域）	厚生労働大臣が定める地域における保健医療機関 [*5] では，糖尿病透析予防指導管理料（特定地域）として175点を加算する
	個別栄養食事管理加算（緩和ケア診療加算の算定患者）		70点/回	緩和ケア診療加算を算定している患者について，緩和ケアチームに管理栄養士が参加し，個別の患者の状態や希望に応じた栄養食事管理を行った場合に70点加算する．緩和ケア診療実施計画に基づき実施した栄養管理内容を，カルテに記載または記録を添付する

（2022年4月現在）診療報酬についての最新の情報は厚生労働省ホームページを参照
＊1 栄養食事指導料の対象者は特別食を必要とする患者だけでなく，がん患者，摂食機能または嚥下機能が低下した患者，低栄養状態にある患者も含まれる．なお，摂食機能または嚥下機能が低下した患者とは，医師が，硬さ，付着性，凝集性などに配慮した嚥下調整食（日本摂食嚥下リハビリテーション学会の分類に基づく）に相当する食事を要すると判断した患者をいう．また，低栄養状態にある患者とは，血中アルブミンが3.0 g/dL以下である患者，もしくは，医師が栄養管理により低栄養状態の改善を要すると判断した患者のことをいう
＊2 有床診療所において，当該保険医療機関以外の管理栄養士が栄養指導を行った場合に算定する
＊3 この基準を満たすことができない当該保険医療機関では入院基本料および特定入院料から1日40点を減算する．また，常勤の管理栄養士を配置している有床診療所は「栄養管理実施加算」（12点/1日）を算定し，入院栄養食事指導料は算定できない
＊4 130点．小児科を担当する医師が3歳未満の乳幼児に対し，初診時に育児，栄養その他療養上必要な指導を行ったときに算定する
＊5 41の地域および複数の離島における医療従事者の確保等が困難かつ医療機関が少ない二次医療圏や離島にある病院をいう

表2 栄養サポートチーム（NST）加算の算定要件

栄養サポートチームは，以下の診療を通じ，栄養状態を改善させ，また，必要に応じて経口摂取への円滑な移行を促進することが必要である
（1）栄養状態の改善にかかわるカンファレンスおよび回診が週1回程度開催されており，栄養サポートチームの構成員および必要に応じて，当該患者の診療を担当する医師，看護師が参加している
（2）カンファレンスおよび回診の結果をふまえて，当該患者の診療を担当する医師，看護師と共同のうえで栄養治療計画を作成し，その内容を患者等に説明のうえ，交付するとともに，その写しをカルテに添付する
（3）栄養治療実施計画にもとづいて適切な治療を実施し，適宜フォローアップを行う
（4）治療終了時または退院・転院時に，治療結果の評価を行い，それをふまえてチームで終了時指導またはこれに準じた栄養治療実施報告書として記録し，その写しを患者等に交付するとともにカルテに添付する
（5）当該患者の退院・転院時に，紹介先保険医療機関等に対して診療情報提供書を作成した場合は，当該報告書を添付する
栄養サポートチームは，以下の診療を通じ，栄養管理体制を充実させるとともに，さまざまなチーム医療の連携を図ることが必要である
（1）栄養サポートチーム加算の算定対象ではない患者の担当医師や看護師等からの相談にすみやかに応じ，必要に応じて栄養評価等を実施する
（2）褥瘡対策チーム，感染制御チーム，緩和ケアチーム，摂食嚥下支援チーム等の他チームとの合同カンファレンスを必要に応じて開催し，患者に対する治療およびケアの連携に努める

表3 栄養サポートチーム（NST）加算の対象患者および施設基準

対象患者
（1）栄養障害の状態にある患者または栄養管理を行わなければ栄養障害の状態になることが見込まれる患者であって，栄養管理計画が策定されているもののうち，次に当てはまる者について算定できる 　①栄養管理計画の策定にかかわる栄養スクリーニングの結果，血中アルブミン値が3.0 g/dL以下であって，栄養障害を有すると判定されたもの 　②経口摂取または経腸栄養への移行を目的として，現に静脈栄養法を実施している患者 　③経口摂取への移行を目的として，現に経腸栄養法を実施している患者 　④栄養サポートチームが栄養治療により改善が見込めると判断した患者
（2）1日あたりの算定患者数は，1チームにつき概ね30人以内とする．ただし，特定地域における保険医療機関においては1チームにつき概ね15人以内とする

施設基準
（1）栄養管理にかかわる診療を行うにつき，十分な体制が整備されていること
（2）対象患者について栄養治療実施計画を作成するとともに，当該患者に対して当該計画が文書により交付され，説明がなされるものであること
（3）栄養管理にかかわる診療の終了時に栄養治療実施報告書を作成するとともに，当該患者に対して当該報告書が文書により交付され，説明がなされるものであること
（4）以下から構成される栄養サポートチームが設置されていること．また，いずれか1名は専従であること．ただし，当該チームが診療する患者数が1日に15人以内である場合は，いずれも専任で差支えない 　①栄養管理にかかわる所定の研修を修了した常勤医師 　②栄養管理にかかわる所定の研修を修了した常勤看護師 　③栄養管理にかかわる所定の研修を修了した常勤薬剤師 　④栄養管理にかかわる所定の研修を修了した常勤管理栄養士 このほか，歯科医師，歯科衛生士，臨床検査技師，理学療法士，社会福祉士，言語聴覚士が配置されていることが望ましい
（5）栄養サポートチームが組織上明確に位置づけられていること
（6）算定対象となる病棟の見やすい場所に，栄養サポートチームによる診療が行われている旨を掲示する等，患者に対して必要な情報提供がなされていること
特定地域では上記に「一般病棟入院基本料（7対1*入院基本料を除く）を算定する病棟であること」が加わり，栄養サポートチームは以下の構成になる 　①栄養管理にかかわる所定の研修を修了した常勤医師 　②栄養管理にかかわる所定の研修を修了した看護師 　③栄養管理にかかわる所定の研修を修了した薬剤師 　④栄養管理にかかわる所定の研修を修了した管理栄養士

* 一般病棟における入院患者数に対する看護師数の割合を示す．この割合に応じて，病院に支払われる入院基本料が決定する

表4　糖尿病透析予防指導管理料

算定要件
（1）当該指導管理料は，専任の医師，当該医師の指示を受けた専任の看護師（または保健師）および管理栄養士（以下「透析予防診療チーム」という）が，当該患者に対し，日本糖尿病学会の「糖尿病治療ガイド」等にもとづき，患者の病期分類，食塩制限およびたんぱく制限等の食事指導，運動指導，その他の生活習慣に関する指導等を必要に応じて個別に実施した場合に算定する
（2）当該指導管理料を算定すべき指導の実施にあたっては，透析予防診療チームは，糖尿病性腎症のリスク要因に関する評価を行い，その結果にもとづいて，指導計画を作成する
（3）当該管理を実施する透析予防診療チームは，糖尿病性腎症のリスク要因に関する評価結果，指導計画および実施した指導内容をカルテ，療養指導記録および栄養指導記録に記載する
（4）1年間に算定した患者の人数，状態の変化等について報告を行う

対象患者
入院中の患者以外の糖尿病患者（通院する患者であって，在宅での療養を行う患者を除く）のうち，ヘモグロビンA1c（HbA1c）がNGSP値で6.5％以上または内服薬やインスリン製剤を使用している者であって，糖尿病性腎症第2期以上の患者（透析療法を行っている者を除く）

施設基準
（1）当該診療を行うにつき，十分な体制が整備されていること
（2）当該保険医療機関内に糖尿病に関する指導について十分な経験を有する専任の医師および看護師または保健師ならびに管理栄養士が適切に配置されていること
（3）当該保険医療機関内に，以下から構成される透析予防診療チームが設置されていること ① 糖尿病指導の経験を有する専任の医師 ② 糖尿病指導の経験を有する専任の看護師または保健師 ③ 糖尿病指導の経験を有する専任の管理栄養士[*1]
特定地域の保険医療機関においては，以下の内容になる
（1）一般病棟入院基本料（7対1[*2]入院基本料を除く）を算定する病棟
（2）当該診療を行うにつき，十分な体制が整備されていること
（3）以下から構成される透析予防診療チームにより，透析予防にかかわる専門的な診療が行われていること ① 糖尿病指導の経験を有する医師 ② 糖尿病指導の経験を有する看護師または保健師 ③ 糖尿病指導の経験を有する管理栄養士[*1]

[*1] 糖尿病および糖尿病性腎症の栄養指導に従事した経験を5年以上有する者であること
[*2] 一般病棟における入院患者数に対する看護師数の割合を示す．この割合に応じて，病院に支払われる入院基本料が決定する

表5 居宅サービス（居宅，通所施設，短期入所施設）における栄養管理と食事療養

栄養管理	管理栄養士が行う居宅療養管理指導費	（Ⅰ） ① 単一建物居住者1人に対して行う場合：544単位 ② 単一建物居住者2人以上9人以下に対して行う場合：486単位 ③ ①および②以外の場合：443単位	（Ⅰ）1回につき指導や助言を**30分以上**行った場合に2回/月を限度とする．高血圧の患者への減塩食（食塩相当量6 g/日未満），嚥下困難者のための流動食も対象となる．また，心臓疾患などの患者への減塩食（食塩相当量6 g/日未満），十二指腸潰瘍時および消化管術後の患者への潰瘍食，クローン病などの患者への低残渣食，高度肥満症（肥満度が＋40％以上またはBMIが30以上）への治療食を含む
		（Ⅱ） ① 単一建物居住者1人に対して行う場合：524単位 ② 単一建物居住者2人以上9人以下に対して行う場合：466単位 ③ ①および②以外の場合：423単位	（Ⅱ）は，栄養士会が運営する栄養ケア・ステーション等との連携により確保した管理栄養士が，医師の指示に基づき，栄養管理の指導や助言を行った場合に，単一建物居住者の人数に応じて，月2回を限度として算定する
	栄養アセスメント加算	50単位/月	利用者に対して管理栄養士が介護職員等と共同して栄養アセスメントを行った場合，1カ月につき50単位を加算する．利用者ごとに，管理栄養士，看護職員，介護職員，生活相談員その他の職種の者が共同して栄養アセスメントを実施し，利用者またはその家族に対してその結果を説明し，相談等に必要に応じて対応する．事業者は，職員または外部（ほかの介護事業所，医療機関，栄養士会が運営する栄養ケア・ステーション等）との連携により管理栄養士を1名以上配置していること
	栄養改善加算	200単位/月	低栄養状態（そのおそれのある場合を含む）の利用者に対して，低栄養状態の改善を目的とした個別の栄養管理を行った場合，3カ月以内に月2回を限度として200単位を加算する．利用者ごとの栄養ケア計画の作成，必要に応じた居宅訪問と定期的な記録，利用者ごとの栄養ケア計画の進捗状況の定期的な評価を行う．事業者は，職員または外部（ほかの介護事業所，医療機関，栄養士会が運営する栄養ケア・ステーション等）との連携により管理栄養士を1名以上配置していること
	口腔・栄養スクリーニング加算	（Ⅰ）20単位/回	（Ⅰ）は，事業者の従業者が，利用開始時および利用中6カ月ごとに，利用者の口腔の健康状態のスクリーニングと栄養状態のスクリーニングを行い，担当の介護支援職員に情報提供を行った場合に加算される
		（Ⅱ）5単位/回	（Ⅱ）は，健康状態のスクリーニングまたは栄養状態のスクリーニングのいずれかを行った場合に加算される
食事療養	療養食加算	8単位/回	疾病治療の直接手段として医師により発行された食事箋に基づき，食事の提供が管理栄養士または栄養士によって管理され，利用者の年齢や心身の状況によって適切な栄養量および内容の治療食（糖尿病食，腎臓病食，肝臓病食，胃潰瘍食，貧血食，膵臓病食，脂質異常症食，痛風食）や検査食が提供された場合，1日3回を限度として所定単位数を加算する

表6 施設サービス（介護老人福祉施設，介護老人保健施設，介護療養型医療施設，介護医療院）における栄養管理と食事療養

栄養管理	再入所時栄養連携加算	200単位/回	入所者一人につき1回を限度として所定単位数を加算する．栄養ケア・マネジメント加算を算定していない場合は，算定できない
	栄養マネジメント	栄養ケア・マネジメントの未実施14単位・1日減算	3年の経過措置期間を設ける
		栄養マネジメント強化加算11単位/日	低栄養状態のリスクが高い入所者に対し，以下の2点の実施により算定できる． ①医師，管理栄養士，看護師等が共同して作成した栄養ケア計画に従い，食事の観察（ミールラウンド）を週3回以上行い，入所者ごとの栄養状態，嗜好等をふまえた食事の調整等を実施すること ②入所者が退所する場合において，管理栄養士が退所後の食事に関する相談支援をすること なお，管理栄養士を常勤換算方式で入所者の数を50（施設に常勤栄養士を1人以上配置し，給食管理を行っている場合は70）で除して得た数以上配置することが要件に含まれる
	低栄養リスク改善加算	300単位/月	3年間の経過措置期間を設けて廃止された
	経口移行加算	28単位/日	医師の指示に基づき，医師，歯科医師，管理栄養士，看護師，介護支援専門員その他の職種が共同して，経管により食事を摂取している入所者ごとに，経口による食事の摂取を進めるための経口移行計画書を作成する．経口移行計画が作成された日から180日以内に限り，1日につき所定単位数を加算する．180日を超えても，経口による食事の摂取が一部可能であり，医師が栄養管理および支援の必要性を認めた場合には，引き続き算定できるが，この場合は医師の指示をおおむね2週間ごとに受けること
	経口維持加算	経口維持加算（Ⅰ）400単位/月	経口により食事を摂取し，摂食機能障害を有して誤嚥が認められる入所者に対して，医師または歯科医師の指示に基づき，医師，歯科医師，管理栄養士，看護師，介護支援専門員その他の職種が共同して，入所者の栄養管理をするための食事の観察および会議等を行い，入所者ごとに経口による継続的な食事の摂取を進めるための経口維持計画を作成する．経口維持計画に基づき，医師または歯科医師の指示を受けた管理栄養士または栄養士が栄養管理を行った場合に月1回，算定できる
		経口維持加算（Ⅱ）100単位/月	協力歯科医療機関を定める指定介護老人福祉施設が，経口維持加算（Ⅰ）を算定し，入所者の食事の観察および会議等に，医師，歯科医師，歯科衛生士または言語聴覚士が加わった場合は，所定単位数を加算する
食事療養	療養食加算	6単位/回	疾病治療の直接手段として医師により発行された食事箋に基づき，食事の提供が管理栄養士または栄養士によって管理され，入所者の年齢や心身の状況によって適切な栄養量および内容の治療食（糖尿病食，腎臓病食，肝臓病食，胃潰瘍食，貧血食，膵臓病食，脂質異常症食，痛風食）や検査食が提供された場合，1日3回を限度として所定単位数を加算する

臨床検査の基準範囲一覧

表1 臨床検査の基準値と病態の指標

	検査項目	略語	基準範囲	高値	低値
肝・胆道系	アスパラギン酸アミノトランスフェラーゼ	AST（GOT）	13〜30 U/L	AST・ALTともに高値：肝疾患（急性肝炎，慢性肝炎，肝硬変，肝がん，脂肪肝） ASTのみが高値：心筋梗塞，筋肉疾患，溶血性貧血	−
	アラニンアミノトランスフェラーゼ	ALT（GPT）	男性：10〜42 U/L 女性：7〜23 U/L		
	γ-グルタミントランスペプチダーゼ	γ-GTP（γ-GT）	男性：13〜64 U/L 女性：9〜32 U/L	急性肝炎，慢性肝炎，アルコール性肝障害，薬物性肝炎，胆汁うっ滞	−
	乳酸脱水素酵素	LDH（LD）	124〜222 U/L	溶血性貧血，白血病，心筋梗塞，肝障害，悪性リンパ腫	−
	総ビリルビン	TB	0.4〜1.5 mg/dL	胆石症，胆管がん，閉塞性黄疸，急性膵炎，肝硬変，肝不全，溶血性黄疸	−
	アルカリホスファターゼ	ALP	38〜113 U/L	肝・胆道疾患（閉塞性黄疸，胆管炎，脂肪肝），骨疾患（くる病，骨腫瘍），甲状腺機能亢進症	遺伝性低ALP血症，クレチン症，壊血病，CKD
	コリンエステラーゼ	ChE	男性：240〜486 U/L 女性：201〜421 U/L	ネフローゼ症候群，肥満，脂肪肝，糖尿病，高コレステロール血症	肝硬変，慢性消耗性疾患，栄養障害，有機リン中毒
	アンモニア	NH_3	比色法：15〜86 μg/dL 酵素法：12〜66 μg/dL	重症肝疾患（劇症肝炎，重症肝硬変，進行性肝炎），アミノ酸代謝異常症，尿毒症，ショック，消化管出血	低たんぱく食摂取時
膵機能	アミラーゼ	AMY	44〜132 U/L	急性膵炎，慢性膵炎急性増悪期，腸管疾患（腸閉塞，胃・十二指腸穿孔），耳下腺炎	慢性膵炎末期，膵がん末期，肝硬変
	リパーゼ	LIP	13〜55 U/L	急性膵炎，慢性膵炎，膵がん，消化管穿孔，腸閉塞	膵機能の荒廃（慢性膵炎末期，膵がん末期）
電解質	ナトリウム	Na	138〜145 mEq/L	高張性脱水，浸透圧利尿薬の投与，尿崩症，過剰な高張性輸液，アルドステロン症，クッシング症候群，水分摂取不足	低張性脱水，ナトリウム喪失（嘔吐，下痢，過度の発汗），抗利尿ホルモン分泌過剰症（SIADH），水分過剰（ネフローゼ症候群，肝硬変，うっ血性心不全，腎不全），ナトリウム摂取量の減少
	クロール	Cl	101〜108 mEq/L	尿崩症，食塩補液，副甲状腺機能亢進症，過換気症候群（呼吸性アルカローシス），代謝性アシドーシス，	嘔吐，下痢，慢性閉塞性肺疾患，過度の発汗，SIADH，摂取量の減少，代謝性アルカローシス，呼吸性アシドーシス
	カリウム	K	3.6〜4.8 mEq/L	腎不全，アジソン病，アシドーシス，重度の熱傷，過度の溶血，カリウムの過剰摂取，保存血の大量輸血	嘔吐，下痢，下剤の乱用，低栄養，アルドステロン症，サイアザイド系利尿薬の投与，インスリンの投与，アルカローシス
	カルシウム	Ca	8.8〜10.1 mg/dL	原発性副甲状腺機能亢進症，多発性骨髄腫，ビタミンD過剰	慢性腎不全，副甲状腺機能低下症，摂取量の減少，ビタミンD欠乏
	無機リン	IP	2.7〜4.6 mg/dL	急性腎不全，CKD，副甲状腺機能低下症	副甲状腺機能亢進症，ビタミンD欠乏，吸収不良症候群
腎機能	クレアチニン	Cr	男性：0.65〜1.07 mg/dL 女性：0.46〜0.79 mg/dL	腎糸球体濾過機能低下（糸球体腎炎，腎不全，尿管閉塞），先端肥大症，甲状腺機能亢進症	筋萎縮性疾患

（次ページへつづく）

表1 臨床検査の基準値と病態の指標（つづき）

	検査項目	略語	基準範囲	高値	低値
腎機能	血中尿素窒素	UN（BUN）	8～20 mg/dL	糸球体腎炎，循環不全，消化管出血，脱水	劇症肝炎，低栄養，尿崩症，尿素生成障害
	尿酸	UA	男性：3.7～7.8 mg/dL 女性：2.6～5.5 mg/dL	痛風，腎不全，過度の飲酒，プリン体過剰摂取，脱水	低栄養，末期がん，肝不全，慢性消耗性疾患
	クレアチニンクレアランス	Ccr	70～130 mL/分（性・年齢差あり）	—	腎疾患，尿路閉塞，心不全，肝不全，脱水
	β_2-マイクログロブリン	β_2-MG	血中：0.8～2.0 mg/dL 尿中：11～253 μg/dL	慢性腎炎，慢性腎不全，糖尿病性腎症，悪性腫瘍，肝疾患，感染症	—
	尿たんぱく	UP	（−）～（±）	陽性：急性腎炎，慢性腎炎，慢性腎盂腎炎，ネフローゼ症候群，糖尿病性腎症，全身性エリテマトーデス（SLE），尿路感染症，多発性骨髄腫	—
	尿中微量アルブミン	—	5.7 ± 2.6 mg/日	糖尿病性腎症の病期判定	
糖・耐糖能	血糖（グルコース）空腹時 糖負荷試験	PG FPG GTT	73～109 mg/dL 140 mg/dL 未満（2h）	1型糖尿病，2型糖尿病，慢性膵炎，熱傷，外傷，肝硬変，褐色細胞腫，甲状腺機能亢進症，クッシング症候群	インスリン産生腫瘍，ダンピング症候群，インスリン・経口血糖降下薬使用中など
	ヘモグロビンA1c	HbA1c	4.9～6.0 %	糖尿病のコントロール不良	溶血性貧血，異常ヘモグロビン血症
	グリコアルブミン	GA	11～16 %	糖尿病のコントロール不良	ネフローゼ症候群，甲状腺機能亢進症，高度の火傷
	1,5-アンヒドログリシトール	1,5-AG	14 μg/mL 以上	—	糖尿病，腎性糖尿，慢性腎不全，長期間の高カロリー輸液（TPN）
	Cペプチド	CPR	1.0～3.0 ng/dL（空腹時）	肥満，インスリノーマ，異常インスリン血症，甲状腺機能亢進症，腎不全	糖尿病，膵がん，膵炎，副腎不全
	インスリン	IRI	2～10 μU/mL（空腹時）	肥満，先端巨大症，インスリノーマ，クッシング症候群，甲状腺機能亢進症，腎不全	糖尿病，膵がん，膵炎，副腎不全
	尿糖	UG	（−）	陽性：糖尿病，膵炎，過食，胃切除後，腎性糖尿，慢性腎炎	—
脂質	トリグリセリド（中性脂肪）	TG	男性：40～234 mg/dL 女性：30～117 mg/dL（空腹時）	肥満症，糖尿病，アルコール多飲，家族性高リポたんぱく血症，ネフローゼ症候群，甲状腺機能低下症	甲状腺機能亢進症，副腎不全，肝硬変，栄養障害
	低比重リポたんぱくコレステロール	LDL-C	65～163 mg/dL	高リポたんぱく血症Ⅱa・Ⅱb型，甲状腺機能低下症	無βリポたんぱく血症，甲状腺機能亢進症，肝硬変
	高比重リポたんぱくコレステロール	HDL-C	男性：38～90 mg/dL 女性：48～103 mg/dL	家族性高HDL血症，コレステリルエステル転送たんぱく（CETP）欠損症	肥満，糖尿病，HDL欠損症，レシチンコレステロールアシルトランスフェラーゼ（LCAT）欠損症
内分泌	甲状腺刺激ホルモン	TSH	0.35～4.94 μU/mL	甲状腺機能低下症，慢性甲状腺炎，視床下部・下垂体疾患	バセドウ病，亜急性甲状腺炎
	トリヨードサイロニン	T₃	0.79～1.95 ng/dL	TSHが低値：甲状腺機能亢進症，亜急性甲状腺炎	TSHが高値：甲状腺機能低下症（慢性甲状腺炎，粘膜水腫）
	遊離トリヨードサイロニン	FT₃	2.4～4.5 pg/dL		
	サイロキシン	T₄	5.6～12.0 μg/dL	TSHが低値：甲状腺機能亢進症，亜急性甲状腺炎	TSHが高値：甲状腺機能亢進症（慢性甲状腺炎，粘膜水腫）
	遊離サイロキシン	FT₄	0.81～2.13 ng/dL		
その他	C反応性たんぱく質	CRP	0.14 mg/dL 以下	感染症（ウイルス性の場合：陰性～弱陽性），膠原病（SLE，リウマチ熱，関節リウマチなど），悪性腫瘍，梗塞，炎症	合成障害（重症肝疾患）
	クレアチンキナーゼ	CK	男性：59～248 U/L 女性：41～153 U/L	心筋梗塞，心筋炎，多発性心筋炎，骨格筋障害，甲状腺機能低下症	重症筋無力症，甲状腺機能亢進症，廃用性筋萎縮症

基準範囲は，一定の基準を満たす健常者の測定値の中央95％の区間を指す．正常・異常を区別したり，特定の病態の有無を判断する値でないことに留意されたい．
〔「臨床検査法提要 改訂第35版」（金井正光/監，奥村伸生，他/編，下澤達雄，他/編集協力），金原出版，2020[7]）をもとに作成〕

栄養診断および栄養介入の
コードと用語一覧

表1 栄養診断コード

NI：摂取量（nutrition intake） 経口摂取や栄養補給を通して摂取する，エネルギー・栄養素・液体・生理活性物質に関することがら			
NI-1	エネルギー出納 （実測または推定エネルギー出納の変動）	NI-5	栄養素 （適切量と比較した，ある栄養素群または単一栄養素の実測または推定摂取量）
NI-1.1	エネルギー消費の亢進	NI-5.1	栄養素必要量の増大
NI-1.2	エネルギー摂取量不足	NI-5.2	栄養失調
NI-1.3	エネルギー摂取量過剰	NI-5.3	たんぱく質・エネルギー摂取量不足
NI-1.4	エネルギー摂取量不足の予測	NI-5.4	栄養素必要量の減少
NI-1.5	エネルギー摂取量過剰の予測	NI-5.5	栄養素摂取のインバランス
NI-2	経口・静脈栄養素補給 （患者の摂取目標量と比較した，実測または推定経口・非経口栄養素補給量）	NI-5.6	脂質とコレステロール
		NI-5.6.1	脂質摂取量不足
		NI-5.6.2	脂質摂取量過剰
		NI-5.6.3	脂質の不適切な摂取
NI-2.1	経口摂取量不足	NI-5.7	たんぱく質
NI-2.2	経口摂取量過剰	NI-5.7.1	たんぱく質摂取量不足
NI-2.3	経腸栄養量不足	NI-5.7.2	たんぱく質摂取量過剰
NI-2.4	経腸栄養量過剰	NI-5.7.3	たんぱく質やアミノ酸の不適切な摂取
NI-2.5	最適に満たない経腸栄養量	NI-5.8	炭水化物と食物繊維
NI-2.6	静脈栄養量不足	NI-5.8.1	炭水化物摂取量不足
NI-2.7	静脈栄養量過剰	NI-5.8.2	炭水化物摂取量過剰
NI-2.8	最適に満たない静脈栄養量	NI-5.8.3	炭水化物の不適切な摂取
NI-2.9	限られた食物摂取	NI-5.8.4	不規則な炭水化物摂取
		NI-5.8.5	食物繊維摂取量不足
NI-3	水分摂取 （患者の摂取目標量と比較した，実測または推定水分摂取量）	NI-5.8.6	食物繊維摂取量過剰
		NI-5.9	ビタミン
		NI-5.9.1	ビタミン摂取量不足 [A，C，D，E，K，チアミン（B$_1$），リボフラビン（B$_2$），ナイアシン，葉酸，B$_6$，B$_{12}$，その他]
NI-3.1	水分摂取量不足	NI-5.9.2	ビタミン摂取量過剰 [A，C，D，E，K，チアミン（B$_1$），リボフラビン（B$_2$），ナイアシン，葉酸，B$_6$，B$_{12}$，その他]
NI-3.2	水分摂取量過剰		
NI-4	生物活性物質 （単一または複数の機能的食物成分，含有物，栄養補助食品，アルコールを含む生物活性物質の実測は推定摂取量）	NI-5.10	ミネラル
		NI-5.10.1	ミネラル摂取量不足 [カルシウム，クロール，鉄，マグネシウム，カリウム，リン，ナトリウム，亜鉛，その他]
NI-4.1	生物活性物質不足	NI-5.10.2	ミネラル摂取量過剰 [カルシウム，クロール，鉄，マグネシウム，カリウム，リン，ナトリウム（ナトリウム摂取量過剰），亜鉛，その他]
NI-4.2	生物活性物質過剰		
NI-4.3	アルコール摂取量過剰		
		NI-5.11	すべての栄養素
		NI-5.11.1	最適量に満たない栄養素摂取量の予測
		NI-5.11.2	栄養素摂取量過剰の予測

（次ページへつづく）

表1 栄養診断コード（つづき）

NC：臨床栄養（nutrition clinical） 　　医学的または身体的状況に関連する栄養の所見・問題			
NC-1	機能的項目（栄養要求を阻害・妨害したりする身体的または機械的機能の変化）	NC-3	体重 （通常体重または理想体重と比較した，長期間にわたる体重あるいは体重変化）
NC-1.1 NC-1.2 NC-1.3 NC-1.4	嚥下障害 噛み砕き・咀嚼障害 授乳困難 消化管機能異常	NC-3.1 NC-3.2 NC-3.3 NC-3.4	低体重 意図しない体重減少 過体重・肥満症 意図しない体重増加
NC-2	生化学的項目（治療薬や外科療法による栄養素の代謝速度の変化あるいは検査値の変化で示されること）		
NC-2.1 NC-2.2 NC-2.3 NC-2.4	栄養素代謝異常 栄養関連の臨床検査値異常 食物・薬剤の相互作用 食物・薬剤の相互作用の予測		
NB：行動と生活環境（nutrition behavioral/environmental） 　　知識，態度，信念，物理的環境，食物の入手や食の安全に関連して認識される栄養所見・問題			
NB-1	知識と信念 （関連して観察・記録された実際の知識と信念）	NB-2	身体の活動と機能 （報告・観察・記録された身体活動・セルフケア・食生活の質などの実際の問題点）
NB-1.1 NB-1.2 NB-1.3 NB-1.4 NB-1.5 NB-1.6 NB-1.7	食物・栄養関連の知識不足 食物・栄養関連の話題に対する誤った信念（主義）や態度（使用上の注意） 食事・ライフスタイル改善への心がまえ不足 セルフモニタリングの欠如 不規則な食事パターン（摂食障害：過食・拒食） 栄養関連の提言に対する遵守の限界 不適切な食物選択	NB-2.1 NB-2.2 NB-2.3 NB-2.4 NB-2.5 NB-2.6	身体活動不足 身体活動過多 セルフケアの管理不能や熱意の不足 食物や食事を準備する能力の障害 栄養不良における生活の質（QOL） 自発的摂取困難
		NB-3	食の安全と入手 （食の安全や食物・水と栄養関連用品入手の現実問題）
		NB-3.1 NB-3.2 NB-3.3	安全でない食物の摂取 食物や水の供給の節約 栄養関連用品の入手困難

〔「国際標準化のための栄養ケアプロセス用語マニュアル」（日本栄養士会/監訳），第一出版，2012をもとに作成〕

表2 栄養介入の用語

ND：食物・栄養提供			
ND-1	食事・間食 （食事は正しく食べること，間食は定時的な食事の間に提供される食べものである）	ND-4	食事摂取支援 （食事の設備や支援）
	・一般食・健康食 ・食事中または特定の時間に食物や栄養の種類・量・配分を変更 ・具体的な食物・飲料，食品群 ・その他		・補装具 ・摂食姿勢 ・食事の用意 ・口腔ケア ・その他
ND-2	経腸・静脈栄養 〔経腸栄養はチューブ，カテーテル，瘻孔経由で消化管を通した栄養補給，静脈栄養は静脈（中心静脈や末梢静脈）からの栄養補給である〕	ND-5	食事摂取環境 （食事摂取に影響する食事の提供場所での要因の調整）
ND-2.1	経腸栄養 （消化管経由での栄養補給） ・製剤・溶剤 ・経腸栄養チューブの挿入 ・挿入部位のケア ・栄養チューブの洗浄		・照明 ・におい ・気を散らすもの ・テーブルの高さ ・テーブルサービスと食器の配置 ・室内温度 ・その他
ND-2.2	静脈栄養・輸液 （静脈経由での栄養や水分補給） ・製剤・溶剤 ・穿刺部位のケア ・静脈輸液		
ND-3	補助食品	ND-6	栄養に関連した薬物療法管理 （患者クライアントの栄養状態や健康状態を最適化するための薬物や生薬の加工）
ND-3.1	医療用補助食品 （エネルギー・たんぱく質・炭水化物・繊維・脂質の摂取を補給するための市販または調整された食品や飲料） ・市販飲料 ・市販食品 ・調整飲料 ・調整食品		・薬剤（特定の処方薬，市販薬） ・生薬・補完剤
ND-3.2	ビタミン・ミネラル補助食品 （ビタミン・ミネラルの補給） ・マルチビタミン・ミネラル ・マルチ微量元素 ・調整食品 ・ビタミン 　［A，C，D，E，K，チアミン（B_1），リボフラビン（B_2），ナイアシン，葉酸，B_6，B_{12}，その他］ ・ミネラル 　［カルシウム，クロール，鉄，マグネシウム，カリウム，リン，ナトリウム，亜鉛，その他］		
ND-3.3	生物活性物質管理 （生活活性物質の添加や変更） ・植物ステロールエステル，植物スタノールエステル ・大豆たんぱく質 ・サイリウム（オオバコ），β-グルカン ・食品添加物 ・その他		

（次ページへつづく）

表2 栄養介入の用語（つづき）

E：栄養教育			
E-1	栄養教育―内容― （栄養に関連した知識を習得する訓練や指導）	E-2	栄養教育―応用― （栄養に関連した結果の解釈と技術の向上につながる意図した指導と訓練）
	・栄養教育の目的 ・優先順位の変更 ・生きていくための情報 ・栄養・健康・病気の関連 ・修正の推奨 ・その他の関連した話題 ・その他		・結果の解釈 ・技術の開発 ・その他
C：栄養カウンセリング			
C-1	理論的基礎・アプローチ （介入を計画・実施するための理論やモデル）	C-2	具体的方法 （具体的な目標を達成するために計画された行動の科学的根拠を基礎とした手法や経過を選択的に応用する）
	・認知・行動理論（CBT） ・健康信念モデル（HBM） ・社会的学習理論 ・汎理論モデル・行動変容段階モデル ・その他		・動機づけ面接（MI） ・目標設定 ・セルフモニタリング ・問題解決能力 ・社会サポート ・ストレス管理 ・刺激統制法 ・認知再構成法 ・再発防止 ・随伴性報酬管理（オペラント強化法） ・その他
RC：栄養ケアの調整			
RC-1	栄養ケア施行中の他のケアとの関連 （栄養ケアについて他の専門家・組織・仲介者によるサービスの促進）	RC-2	退院あるいは新しい環境や支援機関に栄養ケアを移すこと （退院を計画すること，あるレベル・施設における栄養ケアを他のレベル・施設へ移すこと）
	・チーム会議 ・他の専門知識をもつ管理栄養士への紹介 ・他の医療従事者への紹介・協調 ・地域の機関やプログラムへの紹介		・他のケア提供者への紹介・協働 ・地域社会機関・プログラムへの紹介

〔「国際標準化のための栄養ケアプロセス用語マニュアル」（日本栄養士会／監訳），第一出版，2012をもとに作成〕

付録5 経腸栄養剤一覧

表1 経腸栄養剤一覧 医薬品

分類	成分栄養剤		消化態栄養剤		半消化態栄養剤					
業剤名	エレンタール® 配合内用剤	肝不全用 ヘパンED® 配合内用剤	ツインライン®NF 配合経腸用液	肝不全用 アミノレバンEN®配合散	エネーボ® 配合経腸用液	エンシュア®・H	エンシュア・リキッド®	イノラス® 配合経腸用液	ラコール®NF 配合経腸用液	半固形状 ラコール® 配合経腸用液 NF半固形剤
販売元	EAファーマ社	EAファーマ社	イーエヌ大塚製薬社	大塚製薬社	アボットジャパン社	アボットジャパン社	アボットジャパン社	イーエヌ大塚製薬社	イーエヌ大塚製薬社	イーエヌ大塚製薬社
性状	粉末	粉末	液体	粉末	液体	液体	液体	液体	液体	液体
包装	80 gパウチ	80 gパウチ	A液+B液 400 mL	50 gパウチ	250 mL缶	250 mL缶	250 mL缶	187.5 mLパウチ	200 mLパウチ/ 400 mLパウチ	300 mLパウチ
エネルギー (kcal/包装)	300	310	400	213	300	375	250	300	200/400	300
たんぱく質 (g/100 kcal)	4.37	3.61	4.05	6.34	4.50	3.52	3.52	4.00	4.38	4.38
脂質 (g/100 kcal)	0.17	0.90	2.78	1.74	3.20	3.52	3.52	3.22	2.23	2.23
糖質 (g/100 kcal)	21.1	19.9	14.7	14.8	13.2	13.7	13.7	13.26	15.6	15.6
水分 (g/100 kcal)	−	−	85 %	−	68	52	85 g	47	85 %	76 %
ビタミン (/100 kcal) A (IU)[※1]	216	232	207	219	63 (μgRE)	250	250	94.4 (μgRE)[※2]	207	207
ビタミン D (IU)[※3]	17.1	49.0	13.5	21.9	0.93	20.0	20	1.67 (μg)	13.6	13.6
ビタミン E (mg)	1.1	5.4	0.67	4.0	3.7	3.0	3.0	2.5	0.65	0.65
ビタミン K (μg)	3.0	14.2	6.3	2.6	9.7	7.0	7.0	8.3	6.3	6.3
ビタミン B_1 (mg)	0.06	0.23	0.20	0.05	0.17	0.15	0.15	0.18	0.38	0.38
ビタミン B_2 (mg)	0.08	0.30	0.22	0.08	0.27	0.17	0.17	0.18	0.25	0.25
ビタミン B_6 (mg)	0.08	0.19	0.25	0.09	0.26	0.20	0.20	0.16	0.38	0.38
ビタミン B_{12} (μg)	0.23	0.71	0.32	0.23	0.29	0.61	0.60	0.50	0.32	0.32
ビタミン C (mg)	2.6	7.6	23	2.9	21	15	15	22	28	28
ナイアシン (mg)	0.73	1.1	2.5	0.71	1.5	2.0	2.0	1.7	2.5	2.5
パントテン酸 (mg)	0.37	0.48	0.94	0.51	0.83	0.50	0.50	0.67	0.96	0.96
葉酸 (μg)	14.7	42.6	25.0	23.5	22.7	20.0	20.0	26.7	37.5	37.5

※1 ビタミンA効力：生物学的効果を表す単位「IU（国際単位）」が使用される
※2 レチノール当量は量を表す単位「μg」が使用される。レチノール当量（μg）÷0.3＝ビタミンA効力（IU）、ビタミンA：1 IU＝0.3 μg
※3 ビタミンD：1 IU＝0.025 μg

（表1のつづき）

分類	成分栄養剤		消化態栄養剤		半消化態栄養剤					
製剤名	エレンタール® 配合内用剤	肝不全用 ヘパンED® 配合内用剤	ツインライン®NF 配合経腸用液	肝不全用 アミノレバン EN®配合散	エネーボ® 配合経腸用液	エンシュア®・H	エンシュア・リキッド®	イノラス® 配合経腸用液	ラコール®NF	半固形状 ラコール® 配合経腸用液 NF半固形剤
ミネラル（/100 kcal）										
ナトリウム（mg）	86.7	59.4	69.0	18.3	76.7	80.0	80.0	90.0	73.8	73.8
クロール（mg）	172	121	107	103	83.0	136	136	139	117	117
カリウム（mg）	72.5	70.3	118	99.6	100	149	148	184	138	138
マグネシウム（mg）	13.3	12.9	14.0	9.49	17.3	20.0	20.0	41.1	19.3	19.3
カルシウム（mg）	52.5	79.0	44.0	27.4	96.7	53.3	52.0	88.9	44.0	44.0
リン（mg）	40.5	61.0	53.0	43.4	83.0	53.3	52.0	111	44.0	44.0
鉄（mg）	0.60	0.34	0.63	0.62	1.5	0.90	0.90	1.2	0.63	0.63
マンガン（mg）	0.10	0.094	0.16	0.089	0.47	0.20	0.20	0.44	0.13	0.13
銅（mg）	0.067	0.068	0.023	0.061	0.16	0.10	0.10	0.10	0.13	0.13
亜鉛（mg）	0.60	1.2	0.95	0.40	1.5	1.5	1.5	1.3	0.64	0.64
ヨウ素（μg）	5.1	8.0	-	4.5	-	-	-	14	-	-
クロム（μg）	-	-	-	-	10.3	-	-	4.37	-	-
モリブデン（μg）	-	-	-	-	11.3	-	-	3.30	-	-
セレン（μg）	-	-	1.2	-	6.7	-	-	5.6	2.5	2.7
食物繊維（g/100 kcal）	-	-	-	-	-	-	-	1.00	-	-
浸透圧（mOsm/L）	755	633	470～510	616	350	540	330	670	330～360	330～360
pH	6	6.1	6.3～6.7	5.5～7.0	6.1～7.0	6.5	6.6	6.1	6.0～7.2	5.8～6.3
窒素源	アミノ酸（フィッシャー比1）	アミノ酸（フィッシャー比61）	低分子ペプチド、アミノ酸	アミノ酸（フィッシャー比38）	たんぱく質	たんぱく質	たんぱく質	たんぱく質	たんぱく質	たんぱく質
粘度（mPa・s, 20℃）（約）	不明	不明	2.45～2.68 （25℃, mPa・s）	不明	16	17	9	17	5.51～6.52 （25℃, mPa・s）	6,500～ 12,500
使用期限	1年3カ月、調製後12時間以内	1年3カ月、調製後6時間以内、冷蔵庫で24時間以内	12カ月、開封後A液12時間、B液8時間、混合後12時間以内	3年、調製後10時間以内	12カ月、開缶後48時間以内	12カ月、開缶後48時間以内	12カ月、開栓後48時間以内	12カ月、開栓後24時間以内	13カ月、開栓後24時間以内	13カ月、開封後24時間以内

表2 **経腸栄養剤一覧 食品①**

分類	肝不全用	腎不全用			病態別経腸栄養剤					
					糖尿病（耐糖能異常）用			呼吸不全用	免疫賦活型	
製品名	ヘパス	リーナレン®LP	リーナレン®MP	グルセルナ®-REX	ディムス	リソース®グルコパル	明治インスロー®	プルモケア®-Ex	明治メイン	インパクト®
販売元	クリニコ社	明治社	明治社	アボットジャパン社	クリニコ社	ネスレ日本社	明治社	アボットジャパン社	明治社	ネスレ日本社
性状	液体	液体	液体	液体	液体	液体	液体	液体	液体	液体
包装	125 mLパック	125 mLパック/250 mLソフトパック	125 mLパック/250 mLソフトパック	200 mLパウチ/400 mLパウチ	200 mLパック/300/400 mLアセプバッグ	125 mLパック	200 mLパック/300/400 mLソフトバッグ	250 mL缶	200 mLパック	125 mLパック
エネルギー（kcal/包装）	200	200/400	200/400	200/400	200/300/400	160	200/300/400	375	200	110
たんぱく質(g/100 kcal)	3.3	1.0	3.5	4.2	4.0	5.0	5.0	4.2	5.0	9.5
脂質 (g/100 kcal)	3.4	2.8	2.8	5.6	2.8	3.3	3.3	6.1	2.8	3.7
糖質 (g/100 kcal)	13.3	17.5	15.0	8.80	14.3	12.1	12.4	7.04 (炭水化物)	13.2	6.2 (炭水化物)
水分 (g/100 kcal)	47	47.4	46.8	85	84	62	84.2	52.5	84.1	86
A (μgRE)	63.0	60	60	104	75	86	75	106	150	73.6
D (μg)	0.50	0.13	0.13	0.85	1.0	1.3	0.75	0.69	0.75	4.5
E (mg)	37.5	1.0	1.0	2.7	10	10.8	8.0	3.7	5.0	2.3
K (μg)	15	2.1	1.4	3.0	8.0	4.0	5.0	–	1.4	–
ビタミン (/100 kcal) B_1 (mg)	37.5	0.12	0.12	0.12	0.60	0.65	0.60	0.32	0.25	0.16
B_2 (mg)	0.15	0.13	0.13	0.18	0.18	0.65	0.50	0.32	0.30	0.27
B_6 (mg)	0.25	1.0	1.0	0.21	0.62	0.65	0.30	0.32	0.30	0.32
B_{12} (μg)	[0.5]※1	0.24	0.24	0.30	0.70	1.08	0.90	0.64	0.60	0.35
C (mg)	50	9.0	9.0	11	100	43	40	21	50	13.6
ナイアシン (mg)	2.2	1.8	2.3	1.7	5.2	3.6	1.6	3.2	4.0	5.0
パントテン酸(mg)	0.50	0.50	0.50	0.7	1.3	1.7	1.0	1.4	1.2	1.6
葉酸 (μg)	25	63	63	20	70	54	50	44	50	45

※1 [ ] 参考値

（次ページへつづく）

（表2のつづき）

分類	肝不全用	腎不全用		病態別経腸栄養剤 糖尿病（耐糖能異常）用				呼吸不全用	免疫賦活型	
製品名	ヘパス	リーナレン®LP	リーナレン®MP	グルセルナ®-REX	ディムス	リソース®グルコパル	明治インスロー®	プルモケア®-Ex	明治メイン	インパクト®
ミネラル（/100 kcal）										
ナトリウム (mg)	69	30	60	94	85	75	70	87	80	148
クロール (mg)	13	7.5	10	100	85	100	60	100	80	80
カリウム (mg)	27	30	30	100	75	125	80	116	120	171
マグネシウム (mg)	20	15	15	21	35	35	25	24	20	23
カルシウム (mg)	38	30	30	70	70	70	80	64	100	109
リン (mg)	33	20	35	65	70	78	80	64	90	91
鉄 (mg)	<0.15	1.5	1.5	1.4	1.0	1.3	1.0	1.4	1.0	1.7
マンガン (mg)	–	0.23	0.23	–	0.18	0.60	0.23	–	0.012	0.68
銅 (mg)	–	0.075	0.075	0.16	0.10	0.19	0.050	0.14	0.050	0.14
亜鉛 (mg)	3.8	1.5	1.5	1.2	1.2	1.9	1.0	11	1.0	1.9
ヨウ素 (µg)	–	15	15	–	15	33	15	–	6.2	22
クロム (µg)	–	3.0	3.0	0.7	4.0	6.0	3.0	–	1.29	6.4
モリブデン (µg)	–	2.5	2.5	3.0	3.0	4	2.5	–	4.5	4.5
セレン (µg)	–	9.0	9.0	2.0	4.0	5	6.0	–	5.0	7.3
食物繊維 (g/100 kcal)	2.5	1.0	1.0	0.9	2.4	1.3	1.5	–	1.8	–
浸透圧 (mOsm/L)	650	720	730	560	280	580	500	不明	640	410
pH	6.7	6.2（ソフトパック5.7）	7.1（ソフトパック6.2）	不明	6.9	6.8	6.8	不明	4	–
窒素源	たんぱく質（フィッシャー比12）	たんぱく質	たんぱく質	たんぱく質	たんぱく質	たんぱく質	たんぱく質	不明	低分子ペプチド、たんぱく質	たんぱく質
粘度 (mPa·s, 20℃)（約）	22	15	25	不明	14	13	10（ソフトパック15）	不明	70	不明
使用期限	製造後210日、開封後冷蔵庫で24時間以内	製造後180日、開封後冷蔵庫で24時間以内	製造後180日、開封後冷蔵庫で24時間以内	製造後9カ月、開封後24時間以内	製造後180日、開封後冷蔵庫で24時間以内	製造後6カ月、開封後冷蔵庫で保管し、できるだけ早く使用	製造後180日、開封後冷蔵庫で24時間以内	開缶後密閉し冷蔵庫で24時間以内	製造後180日、開封後冷蔵庫で24時間以内	製造日より6カ月、開封後冷蔵庫で保管し、できるだけ早く使用

表3　経腸栄養剤一覧　食品②

分類	消化態栄養剤				粘度調整栄養剤							
	早期集中的栄養管理用			粘度可変型（胃酸で半固形に変化）	半固形状			とろみ状			粘度可変型（胃酸で半固形に変化）	
製品名	ペプタメン® AF	ペプタメン® インテンス	ペプチーノ®（プレーン）	ハイネックス® イーゲル	カームソリッド 300・400・500	メイグッド®	PGソフト エース™	クリミール エコフロー	クリミールエコ フローアクア	F2ショット EJ™	マーメッドワン	マーメッド プラス™
販売元	ネスレ日本社	ネスレ日本社	テルモ社	大塚製薬工場社	ニュートリー社	明治社	テルモ社	クリニコ社	クリニコ社	テルモ社	テルモ社	テルモ社
性状	液体	液体	液体	液体	半固形状	半固形状	半固形	とろみ状	とろみ状	とろみ状	液体	液体
包装	200 mLパック	200 mLパック	200 mLパック	375 mLパック/500 mLパック	400 mLパック	300 mL/312 mLパック	377 mL/503 mL EJ容器	400 g（水分量 328 g·304 g）/500 gパウチ	472 gパウチ/546 gパウチ	187 mL/280 mL/374 mL EJ容器	300 mL/500 mLパック	400 mL/533 mLパック
エネルギー（kcal/包装）	300	200	200	300/400	300/400/500	300/400	300/400	300/400/500	300/400	200/300/400	300/400/500	300/400
たんぱく質（g/100 kcal）	6.3	9.2	3.6	4.0	3.8	4.0	4.0	4.0	4.0	4.0	4.0	4.0
脂質（g/100 kcal）	4.4	3.7	—	2.2	2.2	2.8	2.2	2.8	2.8	2.2	3.8	3.8
糖質（g/100 kcal）	8.8（炭水化物）	7.5（炭水化物）	21.4（炭水化物）	15.4	15.7	14.2	15.7	14.4	14.4	15.5	12.5	12.5
水分（g/100 kcal）	52	85	85	110	116/83/63	83.3/62.5	110	109/76/76	133/150	77	84	118
ビタミン（/100 kcal） A（μgRE）	111	140	85	67.5	88	75	85	95	95	85	105	105
D（μg）	1.5	2.4	0.55	1.3	0.63	0.63	0.55	0.70	0.70	0.55	0.80	0.80
E（mg）	1.1	2.0	0.70	2.4	1.1	3.8	0.90	1.4	1.4	0.90	1.0	1.0
K（μg）	9	12	7.5	6.3	17	6.3	15	9.0	9.0	15	15	11
B_1（mg）	0.25	0.50	0.50	0.23	0.33	0.19	0.25	0.30	0.30	0.25	0.21	0.21
B_2（mg）	0.33	0.50	0.25	0.24	0.18	0.25	0.20	0.37	0.37	0.20	0.22	0.22
B_6（mg）	0.43	0.60	0.25	0.30	0.18	0.38	0.30	0.30	0.30	0.30	0.30	0.30
B_{12}（μg）	0.90	1.2	0.60	0.30	0.30	0.75	0.90	0.70	0.70	0.90	2.2	2.2
C（mg）	27	40	50	53	13	20	15	50	50	15	16	16
ナイアシン（mg）	5.3	10	2.5	2.3	1.8	3.3	2.1	3.5	3.5	2.1	3.3	3.3
パントテン酸（mg）	2.0	3.0	1.2	1.3	0.75	0.75	0.90	1.0	1.0	0.90	0.85	0.85
葉酸（μg）	31	60	50	30	30	63	30	40	40	30	34	34

（次ページへつづく）

(表3のつづき)

| 分類 | 消化態栄養剤 | | | | 半固形状 | | 粘度調整栄養剤 | | | | | |
| | 早期集中的栄養管理用 | | | 粘度可変型(胃酸で半固形に変化) | | | 半固形状 | とろみ状 | | | 粘度可変型(胃酸で半固形に変化) | |
製品名	ペプタメン® AF	ペプタメン® インテンス	ペプチーノ® (プレーン)	ハイネックス® イーゲル	カームソリッド 300・400・500	メイグッド®	PGソフト™ エース™	クリミールエコ フローアクア	クリミールエコ フローアクア	F2ショット EJ™	マーメッドワン®	マーメッド™ プラス™
ミネラル (/100 kcal)												
ナトリウム (mg)	175	150	70	166	196	197/148	165	180	180	136	140	180
クロール (mg)	54	60	105	151	178	140/109	150	210	210	150	115	115
カリウム (mg)	155	180	77	156	156	100	129	150	150	129	165	165
マグネシウム (mg)	21	21	18	23	33	20	35	38	38	35	39	39
カルシウム (mg)	67	60	75	59	67	60	60	75	75	60	102	85
リン (mg)	57	50	40	83	70	75	75	75	75	75	110	110
鉄 (mg)	1.1	1.8	0.70	0.59	0.83	1.0	1.0	1.1	1.1	1.0	1.1	1.1
マンガン (mg)	0.50	0.50	–	0.34	0.40	0.20	0.40	0.18	0.18	0.40	0.44	0.44
銅 (mg)	0.10	0.11	0.10	0.12	0.080	0.13	0.10	0.10	0.10	0.10	0.10	0.10
亜鉛 (mg)	1.5	1.3	1.2	1.2	1.1	1.5	1.2	1.4	1.4	1.2	1.3	1.3
ヨウ素 (μg)	30	22	–	14	15	14	25	15	15	25	21	28
クロム (μg)	5.8	6.0	1.0	2.9	4.4	4.6	6.0	4.3	4.3	6.0	4.5	4.5
モリブデン (μg)	16	24	4.0	5.0	2.5	6.5/6.2	6.0	[2.8]	[2.8]	6.0	6.5	6.5
セレン (μg)	4.0	6.0	1.0	3.3	5.6	6.0	6.0	4.0	4.0	6.0	6.6	6.6
食物繊維 (g/100 kcal)	–	–	–	1.4	1.3	1.5	1.4	2.0	2.0	1.5	1.3	1.1
浸透圧 (mOsm/L)	440	310	470	360	496/685/857	–	360	–	–	470	353	283
pH	6.9	6.8	6	5.5~7.5	6.6	3.9	4.0未満	6.6/6.5/6.5	6.9	4.0未満	6.9	6.8
窒素源	低分子ペプチド	低分子ペプチド	低分子ペプチド	アミノ酸、低分子ペプチド	たんぱく質	たんぱく質	たんぱく質	たんぱく質	たんぱく質	たんぱく質	たんぱく質	たんぱく質
粘度 (mPa・s,20℃)(約)	13	7	6	10 (25℃)	20,000	10,000~30,000	20,000	約1,800	約1,400	2,000	40	35
使用期限	製造日より6カ月、開封後すぐ使用	製造日より9カ月、開封後すぐ使用	製造後6カ月、開封後冷蔵庫で24時間以内	製造日より9カ月、開封後すぐ使用	製造日より210日、開封後冷蔵庫で使用	製造日より240日、開封後冷蔵庫で24時間以内	製造日より6カ月、開封後冷蔵庫で24時間以内	製造日より6カ月、開封後冷蔵庫で24時間以内	製造日より6カ月、開封後冷蔵庫で24時間以内	製造日より6カ月、開封後冷蔵庫で24時間以内	製造日より9カ月、開封後すみやかに使用	製造日より9カ月、開封後すみやかに使用

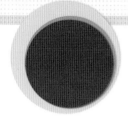

文献一覧

第1章　臨床栄養学の基礎

1)「生命医学倫理」（Beauchamp TL, 他／著, 永安幸正, 立木教夫／監訳）, 成文堂, 1997

2)「医学概論 〜医学と医療　総括と展望（改訂・改題）」（後藤由夫／著）, 文光堂, 2004

3)「Present Knowledge in Nutrition 8th Edition」（Bowman BA, et al）, International Life Sciences Institute, 2011

4)「クリニカル・エビデンス ISSUE9 日本語版」（日本クリニカルエビデンス編集委員会／編）, 日経BP社, 2004

5)「International Classification of Impairments, Disabilities, and Handicaps」, World Health Organization, 1980

第2章　チーム医療, 在宅医療

1) Bistrian BR, et al：Protein status of general surgical patients. JAMA, 230：858-860, 1974

2) 鞍田三貴, 他：入院患者に占める低栄養患者の割合. 静脈経腸栄養, 17（4）：77-82, 2002

3) Charlette GA：National pressure ulcer long term care study. JAGS, 50：1816-1825, 2002

4) 東口髙志：伝統は革新の上に建つ！-JSPENの過去と現在から未来を想う-. 日本静脈経腸栄養学会雑誌, 34：320-328, 2019

5) 東口髙志：Grand Rounds Nutrition Support Team. 消化器の臨床, 12（2）：125-133, 2009

6)「診療点数早見表 2022年4月増補版」, 医学通信社, 2021

7)「妊娠高血圧症候群（PIH）管理ガイドライン2009」（日本妊娠高血圧学会／編）, メジカルビュー社, 2009

8)「管理栄養士・栄養士必携―データ・資料集2022年度版」（日本栄養士会／編）, 第一出版, 2022
https://daiichi-shuppan.co.jp/product/b033

9)「平成24年度診療報酬改定の概要」（厚生労働省保険局医療課）, p22, 2012
https://www.mhlw.go.jp/bunya/iryouhoken/iryouhoken15/dl/gaiyou.pdf

10)「ジュネーブ宣言」（世界医師会）, 2006
https://www.med.or.jp/doctor/international/wma/geneva.html

11)「ヘルシンキ宣言」（世界医師会）, 2008
https://www.med.or.jp/doctor/international/wma/helsinki.html

12)「リスボン宣言」（世界医師会）, 2005
https://www.med.or.jp/doctor/international/wma/lisbon.html

13)「医の倫理綱領」（日本医師会）, 2000
https://www.med.or.jp/nichikara/kairin11.pdf

14)「管理栄養士・栄養士倫理綱領」（日本栄養士会）, 2014
https://www.dietitian.or.jp/career/guidelines/

15) 後藤清恵：患者ケアと心理的援助. 厚生労働省 難病患者地域ケアガイドライン, 2000

16)「診療情報の提供等に関する指針」（厚生労働省）, 2010
https://www.mhlw.go.jp/shingi/2004/06/s0623-15m.html

17)「リスクマネージメントマニュアル作成指針」（厚生労働省保健医療局国立病院部政策医療課）, 2000
https://www.mhlw.go.jp/www1/topics/sisin/tp1102-1_12.html

18)「疾病, 傷害及び死因分類の正しい理解と普及に向けて〔ICD-10（2003年版）準拠〕」（厚生労働省大臣官房統計情報部）, 2007
https://dl.ndl.go.jp/view/download/digidepo_11125634_po_fukyuubon.pdf?contentNo=1&alternativeNo=

19) 上田 敏：WHO国際障害分類改定の経過と今後の課題 〜ICIDHからICFへ. 理学療法ジャーナル, 36（1）：5-11, 2002

20)「国際生活機能分類 〜国際障害分類改訂版」（厚生労働省）, 2002
日本語版：https://www.mhlw.go.jp/houdou/2002/08/h0805-1.html

21)「令和2年度診療報酬改定について」（厚生労働省）, 2020
https://www.mhlw.go.jp/stf/seisakunitsuite/bunya/0000188411_00027.html

22)「栄養管理情報書（大阪版）について」（大阪府）, 2019
https://www.pref.osaka.lg.jp/kenkozukuri/zaitakueiyou/index.html

23) 日本摂食・嚥下リハビリテーション学会医療検討委員会：日本摂食・嚥下リハビリテーション学会嚥下調整食分類2013. 日本摂食嚥下リハ会誌, 17：255-267, 2013

24)「介護のしごとの基礎 第3版 介護職員初任者テキスト第1巻」（介護職員関係養成研修テキスト作成委員会／編）, 長寿社会開発センター, 2020

25)「介護報酬について」（厚生労働省）
https://www.mhlw.go.jp/topics/kaigo/housyu/housyu.html

26)「介護保険制度の概要」（厚生労働省）, 令和3年5月
https://www.mhlw.go.jp/content/000801559.pdf

27)「介護報酬パーフェクトガイド 2022-2023年版 〜算定・請求の全知識とケアプラン別算定事例」, 医学通信社, 2022

28)「介護報酬早見表 2021年4月版 〜介護報酬単位から関連通知まで」, 医学通信社, 2021

29)「診療点数早見表 2022年4月」, 医学通信社, 2022

第3章　栄養ケアマネジメント

1) 「施設及び居宅高齢者に対する栄養・食事サービスのマネジメントに関する研究会」報告書：要介護者における低栄養状態を改善するために（施設及び居宅高齢者に対する栄養・食事サービスのマネジメントに関する研究会／編），日本健康・栄養システム学会，2005

2) 「国際標準化のための栄養ケアプロセス用語マニュアル」（日本栄養士会／監訳），第一出版，2012

3) 「Abridged Nutrition Care Process Terminology（NCPT）Reference Manual: Standardized Terminology for the Nutrition Care Process」（Academy of Nutrition and Dietetics），Academy of Nutrition and Dietetics，2017

4) 中村丁次：国際的標準化をめざした Nutrition Care Process（NCP）の取り組み．日本栄養士会雑誌，58：4-6，2015

5) 「よくわかる「栄養ケア・マネジメント」ハンドブック　第3版」（西堀すき江／編），中央法規，2013

6) Ignacio de Ulíbarri J, et al：CONUT: a tool for controlling nutritional status. First validation in a hospital population. Nutr Hosp, 20：38-45, 2005

7) 栄養改善マニュアル（改訂版）．「介護予防マニュアル」分担研究班，厚生労働省，2009

8) 「日本静脈経腸栄養学会 静脈経腸栄養ハンドブック」（日本静脈経腸栄養学会／編），南江堂，2011

9) 「地域連携栄養ケア体制における栄養管理情報提供書運用実施要領」（延岡保健所），2011

10) Cederholm T, et al：GLIM criteria for the diagnosis of malnutrition-A consensus report from the global clinical nutrition community. Clin Nutr, 38：1-9, 2019

第4章　栄養アセスメント

1) 「栄養科学イラストレイテッド 臨床栄養学 基礎編 改訂第2版」（本田佳子，他／編），羊土社，2016

2) Bouillanne O, et al：Am J Clin Nutr, 82：777-783, 2005

3) 早川麻理子，他：栄養アセスメントツールの対象患者と効果的な活用．静脈経腸栄養，25：581-584，2010

4) 「トレーニーガイド 栄養食事療法の実習 第13版　栄養ケアマネジメント」（本田佳子／編），医歯薬出版，2022

5) 排泄ケアナビホームページ：排便のメカニズム．https://www.carenavi.jp/ja/jissen/ben_care/shouka/shouka_03.html

6) 「健康の地図帳」（大久保昭行／監），講談社，1997

7) 「臨床検査法提要 改訂第35版」（金井正光／監，奥村伸生，他／編，下澤達雄，他／編集協力），金原出版，2020

8) 「Patient Profile 理解のための カルテの読み方と基礎知識 第4版」（長澤紘一，村田正弘／監，吉岡ゆうこ，塚田弥生／編著），じほう，2007

9) 「栄養アセスメントに役立つ 臨床検査値の読み方考え方 ケーススタディ 第2版」（奈良信雄／著），医歯薬出版，2014

10) 「栄養アセスメントの実施」（杉山みち子／監），医科学出版社，2002

11) 宮澤 靖：各種病態におけるエネルギー，基礎代謝の特徴と，至適エネルギー投与量．静脈経腸栄養，24：1065-1070，2009

12) 「栄養アセスメントの実施－身体計測の手技－」（株式会社ファーマインターナショナル／制作），ダイナボット，1999

13) 日本アセスメント研究会 身体計測基準値検討委員会：日本人の新身体計測基準 JARD2001．栄養評価と治療，19，2002

14) 「日本人の食事摂取基準（2020年版）」（伊藤貞嘉，佐々木敏／監），第一出版，2020

15) 「国際標準化のための栄養ケアプロセス用語マニュアル」（日本栄養士会／監訳），第一出版，2012

16) 「ステップアップ臨床栄養管理演習 第2版－基本症例で学ぶ栄養管理プロセスの実際」（永井 徹，長谷川輝美／編著），建帛社，2020

第5章　栄養ケア計画のプロセス

1) 「日本人の食事摂取基準（2020年版）（厚生労働省「日本人の食事摂取基準」策定検討会報告書）」，第一出版，2020

2) 「NST臨床栄養療法スタッフマニュアル」（清野 裕，他／編），医学書院，2009

3) 「静脈経腸栄養ガイドライン第3版」（日本静脈経腸栄養学会／編），照林社，2013

4) 「臨床病態栄養学第4版」（武田英二，竹谷 豊／編），文光堂，2021

5) 「認定 病態栄養専門師のための病態栄養ガイドブック（改訂第4版）」（日本病態栄養学会／編），メディカルレビュー社，2013

6) 「診療点数早見表　2022年4月版」，医学通信社，2022

7) 消費者庁ホームページ
https://www.caa.go.jp/policies/policy/food_labeling/health_promotion/pdf/food_labeling_cms206_200602_02.pdf
https://www.caa.go.jp/policies/policy/food_labeling/health_promotion/pdf/food_labeling_cms206_20200730_03.pdf
https://www.caa.go.jp/policies/policy/food_labeling/foods_with_function_claims/pdf/150810_1.pdf

第6章　栄養・食事療法，栄養補給法の方法

1) 「医療・介護老人保健施設における臨地実習マニュアル―臨床栄養学（第6版）」（寺本房子，他／編），建帛社，2020

2) 「日本臨床栄養代謝学会JSPENテキストブック」（日本臨床栄養代謝学会／編），南江堂，2021

3) 「エッセンシャル臨床栄養学（第9版）」（佐藤和人，他／編），医歯薬出版，2022

4) 「栄養改善マニュアル 改訂版」（厚生労働省），2009

5) 「新臨床栄養学 第4版 栄養ケアマネジメント」（本田佳子／編），医歯薬出版，2020

6) Gauderer MWL, et al：Gastrostomy without laparotomy: A percutaneous technique. J Pediatr Surg, 15：872-875, 1980

7) 蟹江治郎：経腸栄養剤固形化・半固形化の意義と効果．「栄養 ～評価と治療」，27（1）：43-47，2010

8) 「嚥下障害食のつくりかた」（金谷節子，他／編），日本医療企画，2000

9) 大熊利忠：経腸栄養の適応・利点と選択基準.「NST完全ガイド・改訂版—経腸栄養・静脈栄養の基礎と実践」（東口高志/編），照林社，2009

10)「病態栄養専門管理栄養士のための病態栄養ガイドブック 改訂第7版」（日本病態栄養学会/編），南江堂，2022

11) 株式会社大塚製薬工場ホームページ.「経腸栄養（EN）」https://www.otsukakj.jp/healthcare/iv/en/

12) NPO法人PDN（Patient Doctors Network）ホームページ. https://www.peg.or.jp/pdn/index.html

13) 株式会社大塚製薬工場 医療関係者向け情報サイト.「エルネオパ NF1号輸液」https://www.otsukakj.jp/med_nutrition/dikj/menu1/hoso/000213.php

14)「臨床栄養別冊 はじめてとりくむ水・電解質の管理 応用編 輸液と酸‐塩基平衡」（谷口英喜/著），医歯薬出版，2021

15)「臨床栄養別冊 はじめてとりくむ水・電解質の管理 基礎編 水分管理の基礎と経口補水療法」（谷口英喜/著），医歯薬出版，2021

第7章 薬と栄養・食物の相互作用

1)「今日の治療薬2022」（島田和幸，他/編），南江堂，2022

2)「やさしくわかりやすい食品と薬の相互作用—基礎と活用」（城西大学薬学部医療薬学科/著），カザン，2007

3)「医薬品‐栄養素の相互作用—人間栄養に必要な医薬品の知識」（Yvonne Coleman/著，細谷憲政/翻訳），第一出版，2007

4)「一目でわかる医薬品と飲食物・サプリメントの相互作用とマネジメント 改訂版」（奥村勝彦/監，大西憲明/編著），フジメディカル出版，2010

第8章 栄養ケアの記録

1)「日本人の食事摂取基準（2020年版）（厚生労働省「日本人の食事摂取基準」策定検討会報告書）」，第一出版，2020

2)「臨床栄養学1 基礎編 第3版」（近藤和雄，中村丁次/編），第一出版，2012

3)「認定 病態栄養専門師のための病態栄養ガイドブック（改訂第4版）」（日本病態栄養学会/編），メディカルレビュー社，2013

4)「NST活動のための栄養療法データブック」（東口髙志/編），中山書店，2008

5)「新しい臨床栄養管理 第3版」（渡邉早苗，他/編），医歯薬出版，2010

6)「新臨床栄養学 第4版〜栄養ケアマネジメント」（本田佳子/編），医歯薬出版，2011

7)「トレーニーガイド 栄養食事療法の実習 第12版 栄養ケアマネジメント」（本田佳子/編），医歯薬出版，2020

8)「チーム医療のための実践POS入門」（松崎政三，他/著），医歯薬出版，2003

9) 厚生労働省保健局医療課：個別事項（その4：有床診療所について），平成25年12月4日，p39
https://www.mhlw.go.jp/file/05-Shingikai-12404000-Hokenkyoku-Iryouka/0000031311.pdf

10) 厚生労働省保健局医療課：入院基本料等加算の簡素化①，2012
https://www.mhlw.go.jp/bunya/iryouhoken/iryouhoken15/dl/h24_04-27-23.pdf

11)「栄養ケアプロセス用語マニュアル（第2刷）」（日本栄養士会/監訳），第一出版，2015

第9章 栄養教育の実施

1)「糖尿病療養指導ガイドブック2021—糖尿病療養指導士の学習目標と課題」（日本糖尿病療養指導士認定機構/編著），メディカルレビュー社，2021

2) 土江節子，他：心理的アプローチによる栄養指導の効果（第一報）〜患者の理解度の変化．日本病態栄養学会誌，4（1）：49-56，2001

3)「認定 病態栄養専門師のための病態栄養ガイドブック（改訂第5版）」（日本病態栄養学会/編），メディカルレビュー社，2021

4)「認知行動療法の技法と臨床」（内山喜久雄，坂野雄二/編），日本評論社，2008

5)「カウンセリングの話（朝日選書）」（平木典子/著），朝日新聞社，1989

6)「糖尿病療養指導ガイドブック2016—糖尿病療養指導士の学習目標と課題」（日本糖尿病療養指導士認定機構/編著），メディカルレビュー社，2016

7)「セルフ・エフィカシーの臨床心理学」（坂野雄二，前田基成/編著），北大路書房，2002

8)「食物と栄養学基礎シリーズ 栄養教育論 第7版」（吉田 勉/監，土江節子/編），学文社，2022

9)「ロジャーズ クライエント中心療法」（佐治守夫，飯長喜一郎/編），有斐閣，2001

10) 土江節子：エンカウンターを用いた糖尿病教室．糖尿病ケア，8（2）：38-39，2011

第10章 モニタリングと再評価，栄養ケアの修正

1)「管理栄養士養成のための栄養学教育モデル・コア・カリキュラム準拠 第4巻 栄養管理の基本—栄養ケア・マネジメントと食事摂取基準の理解」（日本栄養改善学会/監，小切間美保，木戸康博/編），p9，医歯薬出版，2021

2)「トレーニーガイド 栄養食事療法の実習 第13版 栄養ケアマネジメント」（本田佳子/編），医歯薬出版，2022

3)「エッセンシャル臨床栄養学 第9版」（佐藤和人，他/編），p399-402，医歯薬出版，2022

4)「健康・栄養科学シリーズ 臨床栄養学（改訂第3版）」（国立研究開発法人 医薬基盤・健康・栄養研究所/監，中村丁次，他/編），p80-81，南江堂，2019

5)「はじめて学ぶやさしい疫学 改訂第3版」（日本疫学会/監，磯 博康，祖父江友孝/編），p54-78，南江堂，2018

索 引

栄養科学イラストレイテッド シリーズ

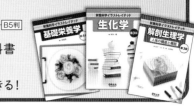

シリーズの特徴
B5判

● 国試ガイドラインに準拠！基礎からよくわかるオールカラーの教科書
● 章の冒頭にポイントと概略図を明示. 最初に概要が理解できる！
● 章末コラムでは, 学んだ内容を実践でどう活かすかがイメージできる！

■ 編者プロフィール

本田佳子（ほんだ けいこ）**女子栄養大学栄養学部実践栄養学科 教授**

1983年 女子栄養大学卒業，2002年 東北大学大学院医学系研究科修士課程修了，'07年 同研究科 博士課程修了．
1986年 虎の門病院栄養部第5科長，'92年 同 副部長，'96年 同 部長，2004年 女子栄養大学栄養学部・女子栄養大学大学院栄養学研究科 教授（医療栄養学）．
管理栄養士，糖尿病療養指導士，病態栄養専門師．日本病態栄養学会常任理事，日本臨床栄養学会評議委員，日本栄養改善学会評議委員，日本糖尿病学会食事療法に関する検討委員会委員．
主な編著，共著に『糖尿病診療マニュアル』（日本医師会），『新臨床栄養学 – 栄養ケアマネジメント』（医歯薬出版），『栄養食事療法の実習』（医歯薬出版），『糖尿病の生活指導ガイドライン』（金原出版）など

曽根博仁（そね ひろひと）**新潟大学大学院医歯学総合研究科血液・内分泌・代謝内科学分野 教授**

1990年 筑波大学医学群卒業．同大学附属病院内科を経て，'97年より米国ミシガン大学内科研究員，'99年より筑波大学内科講師．2006年 お茶の水女子大学食物栄養学科准教授，'09年より筑波大学水戸地域医療教育センター内科教授を経て'12年より現職．日本内科学会・日本糖尿病学会・日本内分泌学会・日本動脈硬化学会・日本成人病（生活習慣病）学会の各専門医・指導医・評議員，日本栄養・食糧学会・日本臨床栄養学会理事などを兼務．アジア糖尿病学会賞，日本医師会学術奨励賞，日本糖尿病学会賞などを受賞．
共著に『医科栄養学』（建帛社），『糖尿病運動療法指導マニュアル』（南江堂），『今日の治療指針』（医学書院），『日本臨牀増刊 – 身体活動・運動と生活習慣病』（日本臨牀社）など

栄養科学イラストレイテッド（えいようかがく）

臨床栄養学（りんしょうえいようがく）　基礎編（きそへん）　第3版（だいはん）

2012年 2月15日	第1版 第1刷発行	編　集	本田佳子，曽根博仁（ほんだけいこ　そねひろひと）
2015年 2月20日	第1版 第4刷発行	発行人	一戸敦子
2016年 3月15日	第2版 第1刷発行	発行所	株式会社　羊　土　社
2022年 2月15日	第2版 第7刷発行		〒101-0052
2022年11月15日	第3版 第1刷発行		東京都千代田区神田小川町2-5-1
2024年 2月20日	第3版 第2刷発行		TEL　03（5282）1211
			FAX　03（5282）1212
			E-mail　eigyo@yodosha.co.jp
ⓒ YODOSHA CO., LTD. 2022			URL　www.yodosha.co.jp/
Printed in Japan		装　幀	堀　直子（ホリディ デザイン事務所）
ISBN978-4-7581-1369-4		印刷所	株式会社加藤文明社印刷所